FLENSBURGER HEFTE

Zucker

Lebensmittel und Droge

Lizenzangaben für die Bilder in diesem Buch:

FH: FLENSBURGER HEFTE VERLAG
OTRS: Open-source Ticket Request System (Rechte freigegeben)
CC-By-SA: Creative Commons Attribution ShareAlike 1.2 License oder höher
CC0 1.0: Verzicht auf das Copyright
gemeinfrei: Rechte abgelaufen
GNU: GNU General Public License
http://de.wikipedia.org/wiki/GNU_General_Public_License
PD: public domain: Rechte vom Autor/Fotograf/Zeichner freigegeben
® Symbol für eingetragene Marke

Die Quelle der Bilder ist www.wikipedia.de oder http://commons. wikipedia.org mit Ausnahme der Bilder mit eigener Quellenangabe!

Zu den Steiner-Zitatangaben in den FLENSBURGER HEFTEN: Die GA-Nummern beziehen sich auf die jeweilige Bibliographie-Nummer der Rudolf Steiner Gesamtausgabe im Rudolf Steiner Verlag, Dornach/Schweiz. Danach sind in der Regel das Erscheinungsjahr der benutzten Ausgabe, das Vortragsdatum bzw. Kapitel und die Seitenzahl angegeben, von der Autor-, Titel- und Ortsnennung wird abgesehen. Nach Bibliographie-Nummern geordnet ist die Rudolf Steiner Gesamtausgabe im Katalog des Rudolf Steiner Verlags aufgeführt. Der Katalog ist durch den Buchhandel erhältlich.

Aus dem Inhalt

Liebe Leserinnen und Leser!

Einst galt Coca-Cola vielen noch als das coolste Getränk, als das Getränk des Aufbruchs, der Freiheit, der Sehnsucht nach dem Westen. Aber das war einmal. Die zuckrige Kapitalistenbrause ist nicht mehr cool. Auch der Umsatz sinkt. Neuerdings gibt es Coca-Cola Life in grüner Dose mit 5 % weniger Zucker. Die Londoner Regierung hat vor allem den Softdrink-Herstellern den Kampf angesagt. Weil Coca-Cola eine Zuckersteuer fürchtet, wird jetzt Stevia beigemischt, und der Kaloriengehalt aller Coca-Cola-Getränke wird durchschnittlich um 5 % gesenkt. Ist das der verzweifelte Versuch, sich dem wacheren Zeitgeist anzupassen?

Denn immer mehr Menschen erkennen die Gefahren ungesunder Nahrung, erkennen, wie industriell hergestellter Zucker unsere Nahrung überschwemmt und zur größten Gesundheitsgefahr und Droge der Moderne wird. Nicht nur Fett, sondern vor allem Zucker macht uns fett und krank. Verflochtene Interessen von Industrie und Politik verhindern aber oft die notwendige Aufklärung.

Zucker ist aber nicht gleich Zucker. Wir erklären in diesem Flensburger Heft die Unterschiede der Zucker in der natürlichen und industriell hergestellten Nahrung, zwischen den Zuckern, die der Mensch lebensnotwendig braucht, und denjenigen, die ihn krank machen, wie z.B. der industriell hergestellte Fruchtzucker.

Aber: Ohne Zucker kann man nicht leben! Nur durch Zucker wird der Mensch zum Ich-Menschen. Wir berichten deshalb auch ausführlich über die molekulare Struktur der Zucker, die biochemischen Verdauungsvorgänge und die Gefahren des Zuckers für den Organismus und beschreiben, wie man durch die Anthroposophie ein Verständnis für die geistig-physischen Zusammenhänge mit den Zuckern entwickeln kann. Auch werfen wir einen Blick in die Geschichte des industriellen Zuckers – mit den Millionen Toten auf den Zuckerrohrplantagen, früher wie heute – und betrachten die zerstörerischen Folgen des Zuckerrohranbaus für Natur und Umwelt.

Es grüßt Sie
Ihre Flensburger Hefte – Redaktion

Das Phänomen Zucker

von Tomas Götz

Dieser Artikel versucht einen Überblick über das Phänomen Zucker zu geben. Es liegt in der Natur der Sache, daß dieses Ziel nicht einmal annähernd auf den wenigen Seiten, die hier dafür zur Verfügung stehen, erreicht werden kann. Dazu ist Zucker als Nahrungsmittel, als Luxusgut und als kultureller Faktor zu eng mit der modernen Welt, ihrer Geschichte und Eigendynamik verknüpft. Trotzdem hoffe ich, daß die Leserinnen und Leser wenigstens dazu inspiriert werden, über Zucker, Eßkultur und den Zusammenhang von Verbraucher bzw. Verbraucherin und Weltwirtschaft nachzudenken. In diesem Sinne bitte ich Ungenauigkeiten und Simplifizierungen zu verzeihen und verweise auf die wachsende Fachliteratur zu den angesprochenen Themen.

Wenn wir heutzutage von Zucker hören oder lesen, so meist im Rahmen der seit Jahren anhaltenden Debatte um seine Auswirkungen auf die Gesundheit. Waren es im letzten Drittel des 20. Jahrhunderts nur wenige Stimmen, die auf die Gefahren von Zucker hinwiesen, und warnten damals vor allem Zahnärzte davor, das Zähneputzen nach dem Genuß von zuckerhaltigen Speisen nicht zu vergessen, so steht Zucker heute im Zentrum der Diskussion über die sogenannten Dickmacher. Übergewicht und Diabetes, beides immer häufiger auch bei Kindern zu finden, alarmieren die Politik; man fordert Gesetze gegen den übermäßigen Verbrauch von Zucker sowie höhere Steuern auf zuckerhaltige Lebensmittel. Doch ist die Übergewichtsepidemie längst nicht mehr das einzige, wofür Zucker verantwortlich gemacht wird. Manche Forscher sehen auch eine direkte Verbindung zwischen übermäßigem Zuckerkonsum und Volkskrankheiten wie Alzheimer und Krebs.

Doch wovon sprechen wir eigentlich, wenn wir über Zucker reden, und wie kam es dazu, daß heute Europäer im Durchschnitt ca. 36 Kilogramm Zucker pro Jahr zu sich nehmen?

Weit mehr als nur ein Nahrungsmittel

Zucker ist die Sammelbezeichnung für Monosaccharide und Disaccharide, d.h. für Einfach- und Zweifachzucker, darunter Saccharose, also der gewöhnliche Haushaltszucker. Damit bezeichnet das Wort aber eben nicht nur die weißen oder braunen Kristalle, mit denen wir beispielsweise unseren Tee oder Kaffee süßen, sondern eine ganze Palette verschiedener Produkte, die in ihrer Reinform den wenigsten Verbrauchern bekannt sein dürften.

Zucker ist in unserer Kultur nicht nur ein bedeutendes Grundnahrungsmittel, sondern auch ein Symbol, das seinen Eingang nicht nur in unsere Mägen, sondern auch in unser Sprechen und Denken gefunden hat. Das Wort *śarkarā,* von dem sich das deutsche Wort Zucker herleitet, entstammt dem Sanskrit und meint „süß"; und tatsächlich ist Zucker längst ein Synonym für alles Süße in unserer Kultur geworden und hat spätestens seit dem 18. Jahrhundert seinen festen Platz in Literatur, Liedgut und Volksmund gefunden.

Als Handelsprodukt ist Zucker eines der wichtigsten Güter der beginnenden Neuzeit und maßgeblich beteiligt an der Entwicklung vieler Staaten der Moderne. Kaum ein Nahrungsmittel hat die Welt so sehr verändert und den Menschen in solchem Maße geformt (im wahrsten Sinne des Wortes) wie Zucker. Neben der Frage, was unser Umgang mit Zucker über unsere Gesellschaft aussagt, ist von Interesse, inwiefern die gesellschaftliche Entwicklung historisch mit der Verwandlung des Zuckers vom Luxusgut zur Alltagsware zusammenhängt.

Saccharose

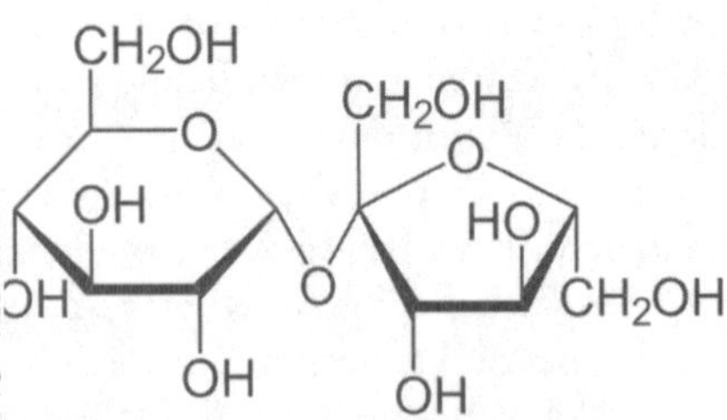

Strukturformel Saccharose

Wenn wir über die Geschichte des Zuckers sprechen, dann ist damit größtenteils Saccharose gemeint, da die Herstellungsverfahren der vielen anderen Arten von Süßstoffen, die heute ebenfalls unter dem Namen Zucker zusammengefaßt werden, erst in jüngerer Zeit erfunden wurden. Saccharose läßt sich aus einer Vielzahl von pflanzlichen Quellen gewinnen, sie kommt in allen Grünpflanzen vor. Es handelt sich bei ihr um einen pflanzlichen Nährstoff, der mittels Photosynthese aus Kohlendioxid und Wasser erzeugt wird.

In wirtschaftlich verwertbaren Mengen kommt Saccharose in Zuckerrohr, Zuckerrüben und Zuckerpalmen (am unbedeutendsten) vor. Die Zuckerrübe fällt, wirtschaftlich gesehen, bis zur Mitte des 19. Jahrhunderts nicht ins Gewicht, und so ist das Zuckerrohr bis zu diesem Zeitpunkt die einzige Quelle für die Herstellung von Saccharose. Unter Zuckerrohr versteht man meist die Zuckerrohrart *Saccharum officinarum*, die, obwohl es auch andere Arten des Zuckerrohrs gibt, vom Beginn der Zuckerherstellung an bis heute die wichtigste geblieben ist.

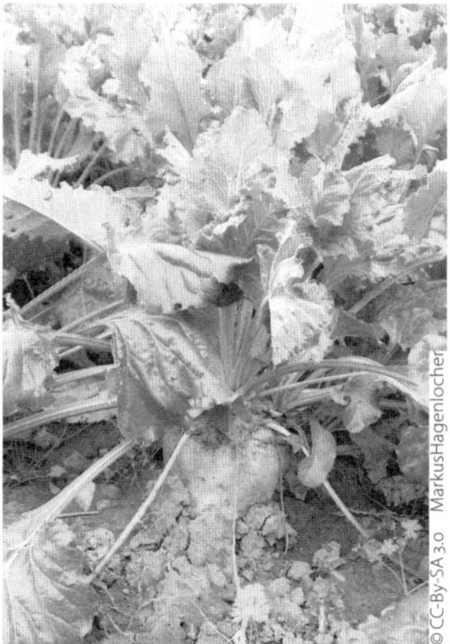

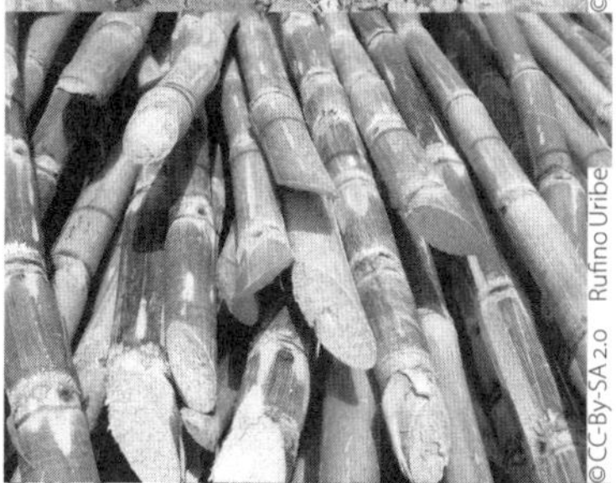

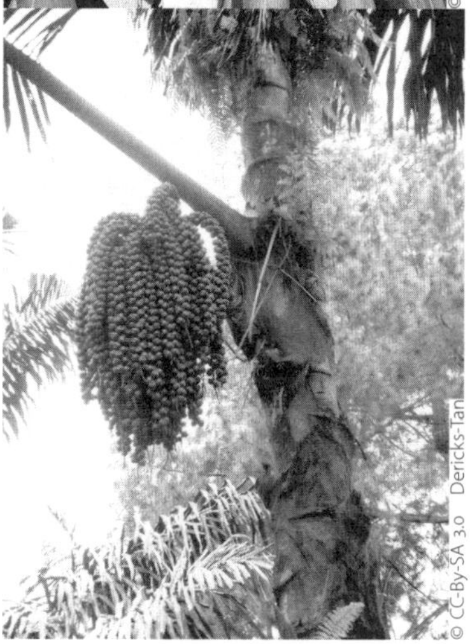

Die Entdeckung der Süße

Der Ursprung des Zuckers, oder besser gesagt, des Zuckerrohrs, liegt vermutlich ca. 15.000 Jahre zurück, in Papua Neuguinea, wo es erstmals als Kulturpflanze angebaut wurde. Von dort verbreitete es sich ungefähr von 8000 v. Chr. an in die Welt. Vermutlich gelangte es von dort etwa um 6000 v.Chr. nach Indien und Indonesien, wobei manche Experten der Meinung sind, daß in Indonesien Zuckerrohr unabhängig von Neuguinea zur Kulturpflanze gemacht worden sei.

Hinweise auf die Herstellung von Zucker und die Herstellungsmethoden finden sich aus vorchristlicher Zeit keine, lediglich einige Quellen erwähnen seine Existenz. Nearchus, der Heerführer Alexander des Großen, schreibt über seine Reisen auf dem Indus im Jahre 327 v.Chr.: *„In Indien gibt es ein Schilfrohr, das ohne die Mithilfe von Bienen einen Honig hervorbringt, aus dem sich ein berauschendes Ge-*

tränk herstellen läßt, obwohl die Pflanze keinerlei Früchte trägt.“ (zitiert nach Mintz, 1987)

Daß es sich dabei tatsächlich um Zucker handelte, war lange Zeit nicht klar, doch geben weitere Quellen aus dem antiken Griechenland und Rom Aufschluß darüber, daß es Zucker in seiner kristallinen Form in Indien zu diesem Zeitpunkt tatsächlich bereits gegeben hat. Der berühmte Arzt Dioskurides schrieb im ersten Jahrhundert von einen *„kompakten Honig“*, der eine *„ähnliche Konsistenz wie Salz“* (Mintz, 1987) habe. Aus diesen Belegen ist zu schließen, daß Zucker in Indien bereits damals, wenn auch wahrscheinlich in sehr geringen Mengen und exklusiv für die herrschende Klasse, produziert worden ist. Auch im römischen Imperium kannte man Zucker als äußerst seltenes Luxusgut, das sich nur die reichsten Patrizier leisten konnten. Mit dem Zusammenbruch des Römischen Reichs und dem Abreißen der Handelsrouten nach Asien verschwand der Zucker bis zum Mittelalter vollständig aus Europa.

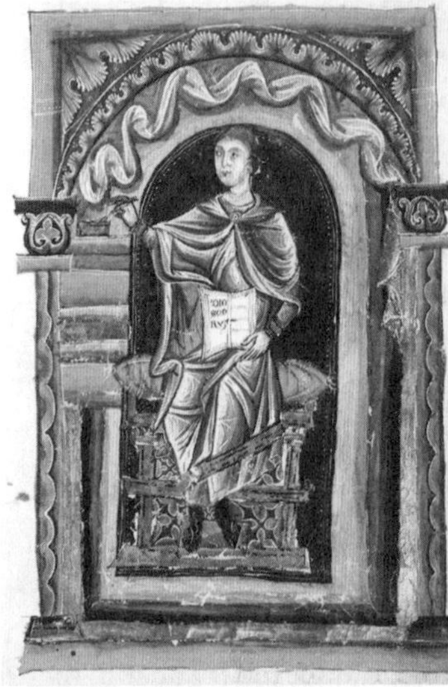
© Gemeinfrei Scan aus: Hans Biedermann – Medicina Magica

Von Indien aus fand das Zuckerrohr um 600 n. Chr. seinen Weg nach Persien, zusammen mit den Techniken seiner Weiterverarbeitung. Erste Berichte über die Herstellung von Zucker aus Zuckerrohr finden sich erst um 500 n. Chr. in der *Buddhagosa,* einem religiösen Hindu-Dokument über moralisches Bewußtsein. Dort wird das Kochen von Zuckerrohrsaft, die Herstellung von Melasse und das Rollen von Zuckerklumpen beschrieben. Wahrscheinlich in Persien wurde die Zuckerverarbeitung weiterentwickelt; man schüttete heißen, mit Eiweiß und Kalk geklärten Zuckerrohrsaft in hölzerne oder tönerne Kegel, in deren Spitze der Zucker kristallisierte, so daß man, wenn das Ganze erkaltet war, einen Zuckerhut erhielt.

Zwischen dem 4. und 8. Jahrhundert waren die Zentren der Zuckerherstellung an der Küste, westlich des Indusdeltas sowie im Delta von Euphrat und Tigris gelegen. Etwa aus den Jahren um 800 n. Chr. finden sich auch Hinweise auf den Anbau von Zuckerrohr im östlichen

Mittelmeerraum. Die europäische Zuckererfahrung findet mit der arabischen Expansion ihren Wendepunkt.

Im Zuge der arabisch-islamischen Ausbreitung wurden u.a. weite Teile Nordafrikas erobert. Die Araber waren es, die das Zuckerrohr in Sizilien, Zypern, Kreta, Malta, Marokko und später in Spanien einführten und die jeweilige Bevölkerung den Anbau und die Weiterverarbeitung lehrten. Im 10. Jahrhundert, mit dem Aufstieg Venedigs zur Handelsmetropole, wurde Zucker in geringen Mengen in Europa gehandelt und war besonders in den europäischen Städten im Mittelmeerraum verfügbar.

Das Weiße Gold

Mit den Kreuzfahrern fand der Zucker um das Jahr 1100 endgültig seinen Weg zurück nach Europa und wurde nun auch in Nordeuropa bekannt. Doch stießen die Kreuzfahrer im Vorderen Orient nicht nur auf den Zucker und brachten ihn mit nach Hause, sie begannen bald selbst den Zuckerhandel in den von ihnen besetzten Gebieten zu kontrollieren, so etwa im Königreich Jerusalem (1099-1187), bis dieses an Saladin fiel. Auch in Akka, bis dieses 1291 an die Sarazenen fiel, bauten sie Zuckerrohr an. Zeitgleich begannen die Venezianer Zuckerunternehmen in Tyrus, Kreta und auf Zypern zu installieren.

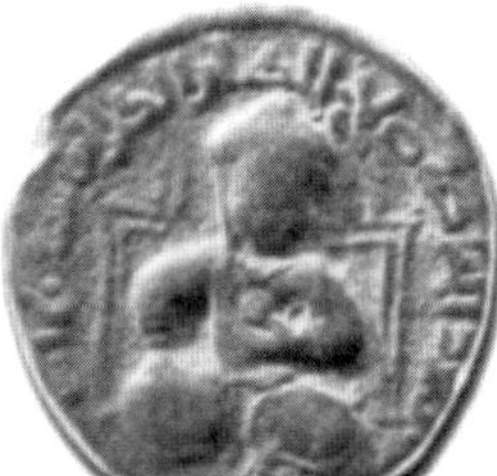

Saladin

Interessant ist, daß es diese von Kaufleuten aus Venedig, Genua, Amalfi und anderen italienischen Staaten und den Kreuzrittern geführten Unternehmen waren, die nun begannen, Sklaven zur Bewirtschaftung der Zuckerrohrfelder einzusetzen. Als Vorbild dienten ihnen die arabischen Zuckerproduzenten, die schon lange zuvor, wenn auch in geringerem Maße, Sklaven auf ihren Feldern arbeiten ließen. Das war darin begründet, daß durch die Pest Arbeitskräfte immer teurer geworden waren und man auf die wachsende Konkurrenz aus Spanien und Marokko reagieren mußte. Damit war der Grundstein für die über Jahrhunderte anhaltende Verknüpfung von Zucker und Sklaverei gelegt.

In dieser Zeit gelangte der Zucker auch langsam nach Nordeuropa und erreichte England schon im 12. Jahrhundert; nach Schweden und Dänemark kam er erst am Ende des 14. Jahrhunderts. Doch blieb er weiterhin ein kostspieliges Luxusgut, das sich nur die Reichsten der Reichen leisten konnten: Er wurde daher auch als das Weiße Gold bezeichnet.

Der Beginn des Kolonialismus – Zucker in der Neuen Welt

Am Beginn des 15. Jahrhunderts gaben sich Portugal und Spanien nicht mehr damit zufrieden, auf den heimischen Ackerflächen mit dem Zuckeranbau zu experimentieren, und suchten nach neuen Anbaumöglichkeiten. Die Portugiesen begannen ihre Produktion nach Madeira, den Kapverdischen Inseln und auf die Azoren zu verlagern, während Spanien Zuckerrohr auf den Kanaren anzubauen begann. Diese ersten Auslagerungen des Zuckerrohranbaus waren das Sprungbrett, von dem aus die Zuckerindustrie von der Alten in die Neue Welt übersprang. Auf den Atlantischen Inseln hatte die technisch vollendete Form des Zuckerrohranbaus, wie sie später in Amerika betrieben werden sollte, ihren Prototyp. Dabei wurde die Produktion auf diesen Inseln bereits, in Fortführung der mediterranen Tradition, mit Sklaven betrieben. Mit diesen neuen Produktionsstätten verschlechterte sich die Situation für die Zuckerproduzenten des Mittelmeerraums erheblich, bis sie schließlich gänzlich in die wirtschaftliche Belanglosigkeit zurücksanken.

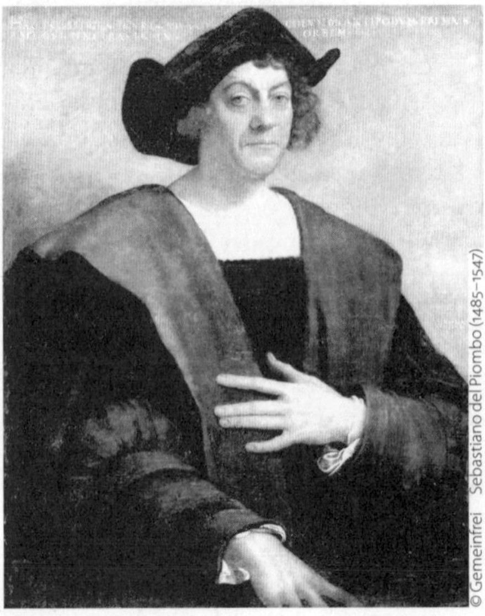
 Sebastiano del Piombo (1485–1547)

Christoph Kolumbus war es, der auf seiner zweiten Reise 1493 das Zuckerrohr in die Neue Welt einführte. In Santo Domingo wurden die ersten Pflanzen gezogen und 1516 das erste Mal Zucker nach Europa verschifft. Dabei wurden schon von Anfang an afrikanische Sklaven eingesetzt, d.h. es war Spanien, das der Sklavenarbeit in Amerika ihren Weg bahnte. Vom Jahr 1526 an lieferte auch Brasilien große Mengen Zucker nach Lissabon, und so stand der Zuckerhandel des 16. Jahrhunderts ganz im Zeichen des brasilianischen Zuckers. Die ersten spanischen Erfolge in der Karibik wurden bald von den Zuckerproduzenten auf dem Festland übertroffen. Zucker kam bald auch aus Mexiko, Paraguay und von der Pazifikküste Südamerikas.

Im weiteren Verlauf konzentrierten die Spanier und in geringerem Ausmaß auch die Portugiesen ihre Bemühungen auf die Gewinnung von Edelmetallen; eine Möglichkeit, die sich den Nordeuropäern, die nun auch in die Neue Welt drängten, nicht bot. Franzosen, Holländer und Engländer investierten daher in den Handel und die Produktion von marktfähigen Gütern und begannen nun ebenfalls, u.a. Zucker auf den Karibischen Inseln zu produzieren. Andere Handelsgüter waren Kakao, Indigo, Baumwolle, Kaffee und Tabak. Die erste Kulturpflanze, die sich in Europa einen eigenen Markt erobern konnte, war der Tabak. Er wurde bereits zu Beginn des 17. Jahrhunderts ein fester Bestandteil des Konsums der breiten Bevölkerungsmasse. Doch gegen Ende des Jahrhunderts hatte der Zucker den Tabak überholt, und 1700 war sein Handelswert doppelt so hoch wie der von Tabak.

Wenn England auch nicht das einzige Land war, das die Chancen, die im Handel mit den Gütern der Neuen Welt lagen, sah, so begriff man dieses Potential dort doch am frühesten. Schon im ausgehenden 16. Jahrhundert diskutierte man in England die Möglichkeiten des Zuckerhandels. Mit der Besiedlung von Barbados 1627 begann die Erfolgsgeschichte des englischen Zuckers. Bis zum 17. Jahrhundert blieb zwar die Vormachtstellung Spaniens in der Karibik unangetastet, doch nun begann die unaufhaltsame territoriale Expansion Englands.

Zahlenmäßig wurden in dieser Zeit deutlich mehr englische Kolonien errichtet als französische oder holländische: England führte die meisten Kriege, eroberte die meisten Kolonien und importierte die meisten Sklaven – das Hauptprodukt war Zucker. Ab 1660 konnte der englische Zucker bereits mit dem portugiesischen konkurrieren und beherrschte den nordeuropäischen Markt. Er kontrollierte zeitweise 80 Prozent des Handels, bis sich 1740 die französische Konkurrenz durchsetzte.

Baustein der Neuzeit

Um die Jahrhundertwende vom 18. zum 19. Jahrhundert setzte ein entscheidender Wandel in der Zuckerindustrie ein. Zum Ende des 18. Jahrhunderts hin wurde langsam damit begonnen, die Sklaverei weltweit abzuschaffen, was zu enormen Problemen für die Plantagen in den Kolonien führte. Der Mangel an Arbeitskräften zwang die

Plantagenbesitzer dazu, neue Wege zu finden, um die Produktion in Gang zu halten. Dies führte zu einem schier endlosen Strom von Wanderarbeitern, die aus allen Teilen der Welt kamen. Europäer, Inder und Afrikaner: Im Laufe des 19. Jahrhunderts waren es um die 100 Millionen Menschen, die in der gesamten Welt aus- und einwanderten.

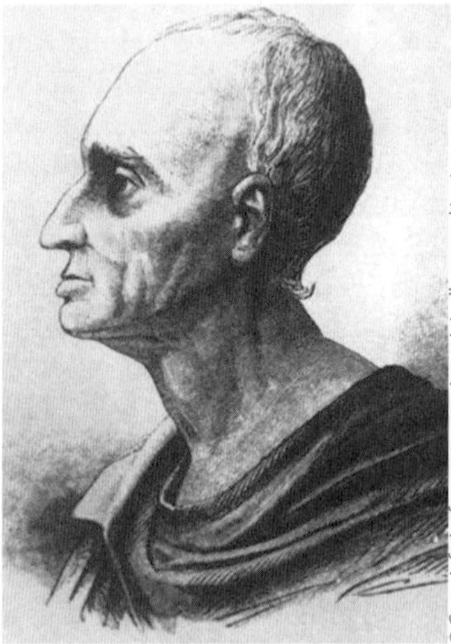

© Gemeinfrei from an engraving originally created in circa 1770

Der Sklavenaufstand 1791 in der französischen Kolonie Saint Dominique, dem heutigen Haiti, ließ die Zuckerpreise abrupt in die Höhe schnellen. In Europa aber gab der Anstieg des Zuckerpreises den Startschuß für eine Revolution in der Zuckerproduktion. Daß die Runkelrübe, wie die Zuckerrübe vormals hieß, Saccharose enthält, war seit 1747 durch die Forschungen Andreas Sigismund Marggrafs bekannt. Nun war der Zeitpunkt gekommen, daraus Nutzen zu ziehen. 1801 baute Marggraf, mit Unterstützung des preußischen Königs, die erste Rübenzuckerfabrik der Welt. Zunächst war das Projekt nicht rentabel, doch das sollte sich bald ändern. 1806 trat die napoleonische Kontinentalsperre in Kraft, die England vom Handel mit dem Festland abschnitt, was zu einem großflächigen Versorgungseinbruch von Zucker führte und der Zuckerrübenindustrie zum Aufstieg verhalf.

Die amerikanische Revolution, die Sklavenaufstände und letztlich auch die Zuckerrübenindustrie waren Faktoren, die langsam zum endgültigen Ende der Sklaverei führten, und damit begann auch der endgültige Siegeszug des Rübenzuckers. Bis 1885 hatte er den Kolonial-Zucker in seinem Produktionsumfang überholt und das jahrhundertelang herrschende Monopol des Rohrzuckers gebrochen.

Industrie und Aufstieg der Moderne

Der Beginn der Industrialisierung wirkte sich gewaltig auf alle Bereiche der Wirtschaft aus; auch die Zuckerindustrie profitierte davon. Neue Maschinen, der Ausbau des Eisenbahnnetzes und neue Dünge-

und Schädlingsbekämpfungsmethoden ließen die Zuckerproduktion weiter rasant ansteigen. Dank des Rübenzuckers konnten sich nun auch die nördlichen Regionen Europas selbst mit Zucker versorgen und trugen zur Weltproduktion bei. Um 1890 erholte sich auch die koloniale Zuckerindustrie und half, den ständig steigenden Zuckerbedarf zu befriedigen.

Zucker in Zahlen

Zucker war und blieb für lange Zeit ein Luxusgut, und doch nahm der Verbrauch beständig zu. Bis 1750 war er in England, dem Land mit dem größten Zuckerverbrauch, schneller gestiegen als der Verbrauch von Brot, Fleisch und Milchprodukten. So verbrauchten die Engländer in den Jahren von 1700 bis 1709 noch durchschnittlich etwa 4 Pfund Zucker pro Kopf, doch schon hundert Jahre später stieg der Verbrauch auf 18 Pfund Zucker pro Kopf und Jahr. Noch immer war die Bevölkerung an Zucker nur in verhältnismäßig kleinen Mengen gewöhnt, doch verlangten kommende Generationen nach mehr, und die Industrie wuchs weiter.

Im Jahr 1800 wurden weltweit etwa 245.000 Tonnen Zucker produziert. 1830, also noch ehe der Rübenzucker den Weltmarkt erreichte, lag diese Zahl bereits bei 572.000 Tonnen. Weitere dreißig Jahre später, als die Rübenzuckerproduktion bereits erheblich expandierte, lag die Gesamtproduktion von Saccharose bei geschätzten 1,4 Millionen Tonnen. 1890 stieg die Weltproduktion auf 6 Millionen Tonnen an. Heute liegt die Weltproduktion von Rohzucker bei etwa 175 Millionen Tonnen jährlich.

Zucker – Baustein der Moderne

Wie bereits angesprochen, veränderte der Zucker die Welt, vor allem die westliche, grundlegend. Wie und warum dies geschah, soll nun im folgenden dargestellt werden, wobei der kurze Überblick keinerlei Ansprüche stellt, die komplizierten wirtschaftlichen, gesellschaftlichen und psychologischen Prozesse erschöpfend zu erklären. Er soll vielmehr als Anregung dienen zu einer weiteren Beschäftigung mit den angesprochenen Themen.

Zunächst einmal hatte der Zuckerhandel einen enormen Einfluß auf die Entwicklung der europäischen Wirtschaft. Kapitalismus und Industrialisierung sind ohne ihn schlichtweg nicht denkbar. Zucker war das mit Abstand erfolgreichste Produkt aus den Kolonien der Neuen

Welt, und damit hatte der Handel mit ihm auch enormen Einfluß auf die Bildung von Finanzeliten.

Bis ins 18. Jahrhundert stand die europäische Wirtschaft im Zeichen des Merkantilismus, d.h. die Staaten übten größtmögliche Kontrolle auf den Handel und die wirtschaftliche Entwicklung in Europa und in den Kolonien aus. Geprägt durch den Absolutismus, versuchten die einzelnen Staaten jeweils soviel Gewinn wie möglich für die Staatskasse aus den Kolonien zu ziehen. Dazu wurden Gesetze erlassen, die den Handel mit Kolonialwaren eng an das jeweilige Mutterland banden.

So wurde der Zucker zwar in den Kolonien angebaut und weiterverarbeitet, doch die letzten Produktionsschritte fanden ausschließlich in den europäischen Handelszentren statt. Die Handelsgesetze dieser Zeit legten fest, daß die Produkte eines Landes ausschließlich auf Schiffen der nationalen Handelsflotte transportiert werden durften und die Weiterverarbeitung der Handelsgüter ausschließlich im Mutterland stattfinden durfte. Die großen Raffinerien in dieser Zeit befanden sich in Antwerpen, Bristol, Bordeaux und London.

Zugleich war der Zucker ein wichtiger Faktor des sogenannten Dreieckshandels, in dessen Rahmen Waffen, Rum, Textilien und andere Produkte nach Afrika verfrachtet wurden, um sie gegen Sklaven einzutauschen, die man dann wiederum in die Neue Welt verschiffte, wo sie auf den Plantagen Gewinne für die europäischen Staaten erarbeiteten. Somit wurde der Handel mit Kolonialwaren, vor allem der Handel mit Zucker, zu einem Motor für eine ganze Reihe anderer Industrien, die von diesem Dreieckshandel profitierten.

Für die Nationalwirtschaften war der Handel mit Zucker jedoch eher ein Verlustgeschäft, da der Merkantilismus keine Vorwegnahme der vielzitierten Bereicherung kapitalistischer Länder mittels ihrer Kolonialreiche war, sondern eher dazu diente, dem Staat Einnahmen zu verschaffen und bestimmte Interessengruppen zu bereichern.

Diese massive Bereicherung einzelner, vor allem in den Jahren von 1660 bis 1760, war es jedoch, was den Kapitalismus überhaupt erst ermöglichte. Erst durch die Kolonien, die Sklaverei und den daraus resultierenden Welthandel wurden auch die Industrialisierung und alles, was folgte, überhaupt möglich.

Die wahrhaft schwarze Geschichte des Weißen Goldes

Dieses Handelskonzept, das zu einer enormen Entwicklung der europäischen Wirtschaft führte, trug gleichzeitig auch dazu bei, daß sich die Teilung der Welt in Erst-, Zweit- und Drittweltländer ergab, da die

Kolonien und die afrikanischen Länder, aus denen die Sklaven kamen, an diesem technischen und wirtschaftlichen Aufschwung nicht beteiligt waren. Sie waren lediglich Absatzmärkte für europäische Waren. Im Falle Afrikas führte die massive Einfuhr solcher Produkte nur zu einer Verstärkung des Sklavenhandels und damit zu einer nachhaltigen Zerrüttung der afrikanischen Gesellschaften.

Es wurden in den Jahrhunderten der Kolonialisierung bis zur Abschaffung der Sklaverei – von 1444 bis 1869 – etwa 12 Millionen Sklaven in die Neue Welt verkauft, nach Asien und auf die Inseln im Indischen Ozean zwischen dem 9. Jahrhundert und 1900 noch mehr. Wenn man bedenkt, daß die Sterblichkeit auf den Schiffen wegen der katastrophalen Bedingungen bis zu 30 % lag und daß viele Afrikaner auch schon bei den Kämpfen in Afrika starben, ist die Gesamtzahl aller versklavten Afrikaner wesentlich höher; insgesamt kann man von 50 bis 100 Millionen versklavter Afrikanerinnen und Afrikaner ausgehen, auch wenn es keine genauen Zahlen gibt.

Wie kam es nun aber dazu, daß der Sklavenhandel abgeschafft wurde? Die Gründe dafür sind weniger in einem Aufstieg neuer Menschlichkeit zu suchen, die Abschaffung war vielmehr durch die wirtschaftlichen Entwicklungen in Europa, vor allem in England, bedingt. Zum einen bot die Industrialisierung einer neuen Generation von Unternehmern bessere Investitionsmöglichkeiten als den Dreieckshandel, zum anderen stellte man bald fest, daß die Plantagen mit Lohnarbeitern und Lohnarbeiterinnen sogar noch billiger zu bewirtschaften waren als mit Sklaven. Einen kranken Lohnarbeiter konnte man einfach entlassen, er war also eine kurzfristige Investition, wohingegen ein kranker Sklave bzw. eine kranke Sklavin schlecht weiterzuverkaufen war. Erst die neuen technischen Entwicklungen machten es also möglich, die Sklaverei als ein Übel zu betrachten.

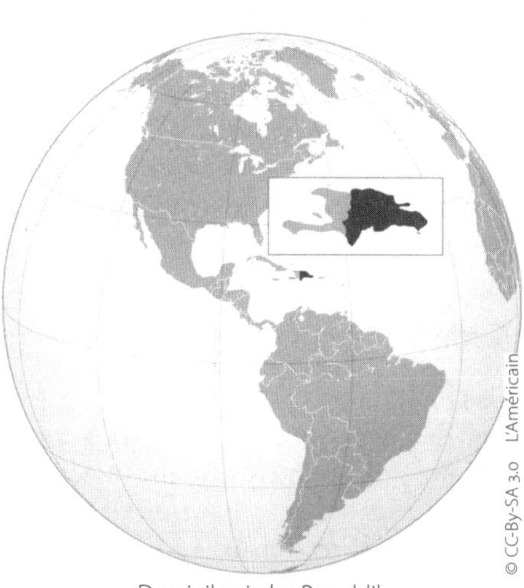
Dominikanische Republik

Doch das bedeutete keineswegs, daß die Sklaverei tatsächlich verschwand. Sie wechselte lediglich ihren Namen und ihr Gesicht. Noch bis heute sind die Zustände auf vielen großen Zuckerplantagen, vor allem in der Dominikanischen Republik, kaum zu unterscheiden von jenen, die zu Zeiten der Sklavenwirtschaft geherrscht haben.

Zucker heute

Auch heute noch – und mehr als je zuvor – ist Zucker eines der wichtigsten Handelsprodukte der Agrarwirtschaft. In den subtropischen und tropischen Ländern wird er aus Zuckerrohr, in den gemäßigten Klimazonen aus Zuckerrüben gewonnen.

Doch wenn wir heute über Zucker reden, dann sprechen wir, wie eingangs erwähnt, nicht mehr nur von Saccharose, dem Zucker aus Zuckerrohr und Zuckerrüben, sondern von einer ganzen Gruppe von Sacchariden, die im Laufe des 20. Jahrhunderts hinzugekommen sind. Von ihnen ist das wohl wichtigste der Maissirup. Er wurde 1972 in den Vereinigten Staaten entwickelt und wird als billigere Alternative zum klassischen Zucker vor allem zur Herstellung von Softdrinks und in Fertiggerichten eingesetzt.

Vom Weißen Gold zur Alltagskost

Will man die Karriere des Zuckers von einem seltenen Gewürz zu einem Hauptnahrungsmittel der Neuzeit erklären, so steht man vor einer Frage, die weit über wirtschaftliche und politische Erwägungen hinausgeht und an das Innerste der soziopsychologischen Verfassung der Gesellschaft rührt. Im folgenden will ich die Faktoren zusammenfassen, die für die Heranbildung unserer Geschmacksvorlieben verantwortlich sind, sie auf die Konsumgeschichte des Zuckers beziehen und eine Erklärung liefern, wie es dazu kommen konnte, daß Zucker eine derart herausragende Stellung in unserer Ernährung einnehmen konnte.

Der Bauch im Zentrum der Geschichte

Für den größten Teil seiner Geschichte war der Mensch mit der Beschaffung von Lebensmitteln und der Sicherung einer stabilen Versorgung beschäftigt. Siedlungen, Städte, Völker und Kulturen entstanden zunächst, damit der Mensch dem Hungertod entgehen und sich selbst und seine Kinder ausreichend mit Nahrung versorgen konnte. Erst als dieses Ziel zu einem gewissen Grad erreicht war, entstanden all die bemerkenswerten Dinge wie Architektur, Schrift, Technik, Kunst und Wissenschaft.

Die ständig nötige Nahrungsaufnahme prägt unser Leben. Zwischen sechs und zehn Jahren seiner Lebenszeit ist der moderne Mensch mit der Zubereitung oder Aufnahme von Nahrungsmitteln beschäftigt. Die Ernährung steht im Zentrum unserer Existenz und ist naturgemäß das erste und letzte, was uns umtreibt. Das Bedürfnis zu essen kommt vor fast jeder Moral oder gesellschaftlichen Verpflichtung.

Doch geht es bei der Ernährung um weit mehr als um die reine Lebenserhaltung: Kaum ein anderer Bereich des Lebens war und ist so sehr Ausdruck unserer Kultur und verrät so viel über unsere Gesellschaft. Darüber hinaus ist Essen ein wichtiger Faktor unserer psychischen Verfassung. Nicht nur die Menge des uns zur Verfügung stehenden Essens ist wichtig, sondern auch seine Vielfalt und sein Geschmack. Die bis weit in die Antike zurückreichende Geschichte des Gewürzhandels ist ein deutliches Zeugnis dafür.

Die Geburt des Geschmacks – warum wir von Süßem nicht genug bekommen

Wollen wir erklären, warum Zucker auf den Speiseplänen der westlichen Welt solch eine atemberaubende Karriere machen konnte, ist zunächst einmal die Frage zu beantworten, warum wir Menschen überhaupt – und scheinbar ohne Ausnahme – zu süßen Speisen hingezogen sind. Der Geschmackssinn ist der erste der menschlichen Sinne, der sich im Mutterbauch entwickelt. Er spielt eine ganz entscheidende Rolle bei unserer späteren Sozialisation in der Gesellschaft, in die hinein wir geboren werden.

Dabei sind gewisse Konstanten allen Menschen gemein: Kinder haben von Geburt an eine Vorliebe für die Geschmacksqualitäten Süß und *umami* (jap. herzhaft, fleischig – fünfte Qualität des Geschmackssinns, die uns proteinreiche Nahrung erkennen läßt). Diese angeborene Disposition des gustatorischen Systems hat die wichtige Funktion, die Nahrung auf ihre Genießbarkeit und ihren Nährwert hin zu überprüfen.

In der Natur vorkommende Giftstoffe schmecken meist bitter; sauer ist der Geschmack von unreifen Früchten oder verdorbenem Essen. Kinder haben bis zum zweiten Lebensjahr eine Abneigung gegen solche Geschmacksrichtungen. Süß dagegen ist in der Natur eine Geschmacksqualität, die an Kohlenhydrate gekoppelt ist, und damit ein Anzeiger wichtiger Energiequellen. Außerdem haben nur wenige

Giftstoffe einen süßen Geschmack, daher vermittelt uns dieser ein Gefühl von Sicherheit.

Die Geschmäcker sind verschieden

Unser Geschmack ist in seinen Grundzügen etwas, das uns von Natur aus mitgegeben ist: Nichtsdestoweniger haben Menschen überall auf der Welt andere Geschmacksvorlieben, und diese unterscheiden sich oft von Kultur zu Kultur ganz beträchtlich. Vor allem in den ersten Jahren unseres Lebens erlernen wir die Regeln des kulinarischen Systems, in dem wir aufwachsen. Dieser grundsätzliche Geschmack, den wir bis zum Alter von sieben Jahren erlernen, bleibt für den Rest unseres Lebens prägend und wird sich kaum mehr verändern.

So bestimmen diese kulturellen Regeln beispielsweise, ob in einer Kultur Hunde gegessen werden oder ob die Geschmacksrichtungen Scharf und Süß als zueinander passend empfunden werden. Der Fakt etwa, daß auf den europäischen Speiseplänen kein Hundefleisch zu finden ist, ist nicht darin begründet, daß es giftig ist, sondern hängt u.a. damit zusammen, daß wir Hunde als Haustiere halten. Diese gesellschaftlichen Übereinkünfte gelten prinzipiell für alle Lebensmittel, womit alle Pflanzen, Tiere und tierischen Produkte gemeint sind, die dem Menschen als ungiftig bekannt sind.

Süße Speisen sind von diesen Regeln jedoch zu einem gewissen Grad auszunehmen.

Darum Zucker?

Essen spielt eine wichtige Rolle für die psychische Verfassung und für unsere Selbstdefinition in der Gesellschaft und als Gesellschaft selbst. Dies geht so weit, daß wir uns von anderen Gruppen dadurch abgrenzen, was wir essen, und diese wiederum ablehnen, weil sie anders essen als wir. Ein bekanntes Beispiel dafür sind abwertende Bezeichnungen für andere als *Kümmelfresser, Nudeltunker* oder auch die Bezeichnung der Amerikaner für Deutsche als *Krauts*.

Was wir essen bzw. typischerweise unter Essen verstehen, sind nicht etwa der gesamte Speiseplan und alle Gewürze, die in unserer Kultur benutzt werden, sondern weltweit kennen alle Kulturen zunächst ein Grundnahrungsmittel. In Asien ist es der Reis, in den frühen Hochkulturen Südamerikas die Kartoffel und in Europa das Brot. Diese Grundnahrungsmittel stehen oft sogar synonym für Essen an sich.

So beten wir *„unser täglich Brot gib uns heute“*, und wenn wir arbeiten gehen, so sprechen wir vom *„Brot verdienen“*.

Diese Beispiele sollen zeigen, daß dasjenige, was wir essen, eng mit unserer Selbstdefinition verknüpft ist. Ernährungstraditionen haben sich oft über Jahrtausende hinweg entwickelt und sind durch ihre direkte Verbindung mit unserem Selbstverständnis etwas, das sich nur schwerfällig verändert. Neue Elemente in ein Ernährungssystem zu integrieren ist ein langwieriger Prozeß, da die neue Speise nicht nur gegessen, sondern auch in das kulturell verankerte Ritual der Nahrungsaufnahme integriert werden muß. In diesem Sinne ist es nicht selbstverständlich, daß Zucker einen solchen Erfolg in Europa hatte. Zur Erklärung desselben bedarf es einer genauen Untersuchung der verschiedenen Faktoren, die daran beteiligt waren.

Ein exotisches Gewürz

Für den größten Teil seiner Geschichte sprechen wir vom Zucker in Europa nicht als Nahrungsmittel. Das wurde er erst im späten 18. Jahrhundert, als man ihn in einem langwierigen, fast tausend Jahre dauernden Prozeß in das alltägliche Leben integriert hatte. Erst nachdem sich die Möglichkeiten zu seiner Verwendung vervielfacht hatten und sein Gebrauch differenzierter geworden war, wurde dies möglich.

Wie eingangs erwähnt, kam der Zucker bereits in der Antike nach Europa und wurde dort in geringen Mengen von der reichen Klasse Roms verzehrt. Danach verschwand er zunächst fast völlig von den europäischen Speiseplänen, bis er mit den Kreuzzügen wieder nach Europa zurückkehrte. Aus der Zeit davor haben wir nahezu keine Quellen, die von einer Verwendung von Zucker zeugen. Die früheste Erwähnung von Zucker vor dieser Zeit ist ein Bericht über den Nachlaß des Heiligen Beda, der seinen Brüdern nach seinem Tod einige Gewürze hinterließ, unter denen sich auch ein wenig Zucker fand.

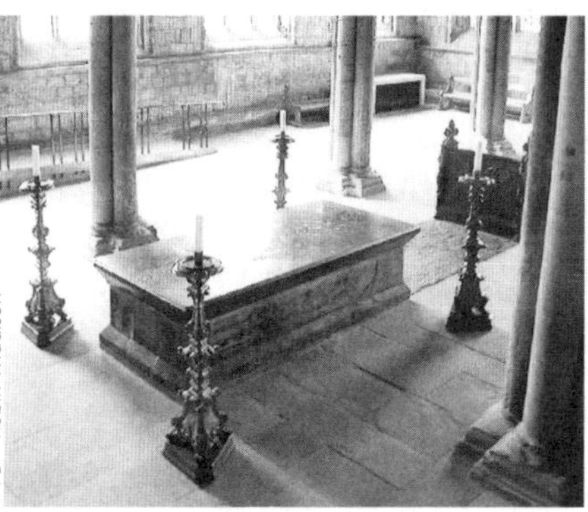

© PD Robin Widdison

Grab des Heiligen Beda

Als der Zucker langsam seinen Weg nach Europa fand, lernten ihn die Europäer zunächst als

Gewürz kennen, denn er kam zu ihnen gemeinsam mit Safran, Pfeffer und anderen kostbaren Gewürzen aus dem Orient. Auch war er zunächst nur in sehr geringen Mengen verfügbar und so kostspielig, daß ihn sich nur die Allerreichsten leisten konnten. Doch mit der Ausweitung der Produktion durch die Kreuzritter und italienischen Kaufleute wuchs das Produktionsvolumen langsam an.

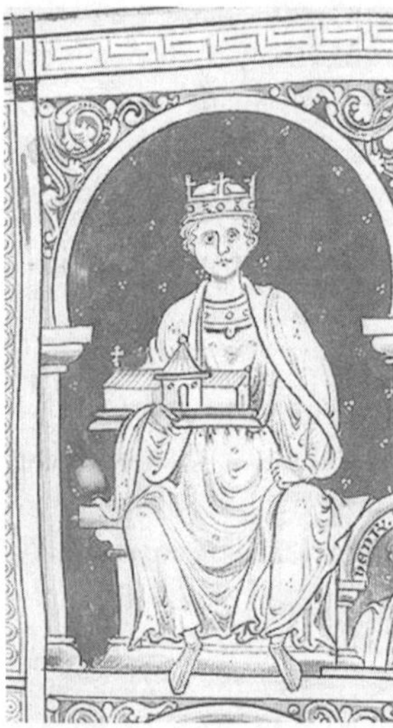

© Gemeinfrei 12. bis 13. Jahrhundert

So bestellte sich der englische König Henry II. (1133–1189) beispielsweise einst drei Pfund Zucker aus Alexandria für seinen persönlichen Gebrauch, doch sind schon etwa hundert Jahre später für das Jahr 1288 um die 6000 Pfund (1 Pfund entspricht hier ca. 453 g) Zukker für das englische Königshaus belegt.

Seit Mitte des 13. Jahrhunderts wurde Zucker von reichen Haushalten regelmäßig verwendet. Dabei wurde er jedoch nicht vorrangig als Süßstoff eingesetzt, sondern fand sich in Speisen, die nicht vorwiegend süß schmeckten. Er diente vor allem dazu, Nahrungsmittel zu konservieren und den Geschmack eines Gerichts zu verändern. Dieser letzte Punkt war besonders wichtig, da man im Mittelalter Speisen oft so stark würzte, daß der Eigengeschmack des zubereiteten Essens meist gar nicht mehr zu erahnen war.

Grund dafür waren u.a. die begrenzten Lagermöglichkeiten des Mittelalters, die oft dazu führten, daß altes oder gar faules Fleisch verzehrt wurde und man sich Mühe geben mußte, den Geschmack zu überdecken. Bis ins Spätmittelalter galt es als eine der ersten Tugenden eines Kochs, dazu in der Lage zu sein, den Geschmack eines Gerichts so zu verändern, daß man das eigentlich Zubereitete gar nicht mehr erkannte oder es für etwas anderes hielt. Daneben galt Zucker auch sehr lange als eine Art Allheilmittel: Er wurde vielen Speisen hinzugegeben, um deren Verdauung zu erleichtern.

Zuckerpuppen und süße Paläste

Mit Beginn des 16. Jahrhunderts und der weiter gestiegenen Verfügbarkeit begann man Zucker vermehrt als Dekor zu verwenden. Dekoration meint an dieser Stelle jedoch nicht ein wenig Puderzucker oder einige Marzipanröschen, sondern bezieht sich auf die Dekoration ganzer Festtafeln mit Zucker. Inspiriert waren die europäischen Herrscher dabei von den Mächtigen der arabischen Welt, wo es diesen Brauch zuvor schon gegeben hatte.

Die Raffinierungsprozesse waren immer ausgereifter geworden, und so erreichte man durch Sieden des Zuckers unter Beigabe chemischer Substanzen immer weißeren, chemisch reineren Zucker. Dieser Zucker erfreute sich besonderer Beliebtheit, da man mit Weißheit Reinheit assoziierte und daher beim Adel dieser Zeit weiße Gerichte mit Rahm oder Huhn besonders in Mode waren. Auch für die Herstellung von Arzneien wählte man bevorzugt weißen Zucker. Tatsächliche Relevanz gewann dieser reinere Zucker aber vor allem, weil Zucker um so leichter konservierbar wird, je stärker er raffiniert ist.

Diesen Zucker begann man nun mit Mandeln (Marzipan war in Europa schon seit dem 12. Jahrhundert bekannt), Mandelöl, Reis, Duftwässern und verschiedenen Gummiharzen zu kombinieren, wodurch man formbare Pasten erhielt, die nun vielfältig zum Einsatz kamen. Man formte aus ihnen Figuren, Bauwerke, Pflanzen – alles, was gerade zur anstehenden Festivität zu passen schien.

Ein Beispiel, das wohl auch die europäischen Herrscher inspirierte, ist ein Bericht aus dem Jahre 1040, als der ägyptische Sultan für den Ramadan 73.300 Kilogramm Zucker verbrauchte, aus denen ein kompletter Baum auf seine Tafel gebaut wurde, zusammen mit anderen riesigen Schaustücken. Da Zucker immer noch sehr teuer war, stellten solche Zucker-Kunstwerke eindrückliche Demonstrationen des Reichtums und der Macht dar. So ließen es sich auch die europäischen Herrscher nicht nehmen, ihre Tafeln ebenfalls damit zu dekorieren.

Reiche Kaufleute zogen bald nach, und am Ende des 16. Jahrhunderts gab es solchen Zucker-Dekor auch in den reichen Familien. Von 1660 an waren diese Kunstwerke aus Zucker für die Reichen Europas obligatorisch. Während Könige und Erzbischöfe riesige Zuckerburgen errichten ließen, die von süßen Rittern und Pferden bevölkert waren, begannen die ambitionierten Oberschichten des aufsteigenden Bürgertums Teigsoldaten mit Marzipangewehren auszustatten. Man bekräftigte seine eigene Position durch Konsum und Zurschaustellung seines Reichtums durch Zucker. Diese eigentümliche Tradition sollte noch bis in den Anfang des 19. Jahrhunderts in abgeschwächter Form andauern, bis sie selbst für die Mittelschichten jeglichen Reiz verlor.

Diese Zurschaustellung des eigenen Reichtums durch Zucker zeigt, daß Zucker zu dieser Zeit im wahrsten Sinne des Wortes das Weiße

Gold war, in seinem Wert und seiner enormen gesellschaftlichen Bedeutung als Statussymbol. Jedoch zeigt sich in dieser Tradition auch, auf geradezu bizarre Weise, wie wenig der Zucker tatsächlich im alltäglichen Leben angekommen war und daß man in erster Linie wußte, daß er süß und teuer war, das tatsächliche Potential des Zuckers aber kaum erahnte. Dieser Brauch mag einen zum Schmunzeln bringen, wenn man bedenkt, daß wir auch heute noch zu Weihnachten und Neujahr Zucker-Dekor auf unsere Tische stellen.

Zucker – Symbol für Macht und Reichtum

Die Qualität des Zuckers als Süßstoff rückte erst mit der Verbreitung anderer Kolonialwaren im letzten Drittel des 17. Jahrhunderts in den Vordergrund: Tee, Kakao und Kaffee. All diese Getränke (Kakao wurde erst zu Beginn des 19. Jahrhunderts zu Schokolade verarbeitet) hatten von Natur aus die Eigenschaft, daß sie bitter waren. Doch wurde keines dieser Getränke in seinem Herkunftsland unbedingt mit einem Süßstoff zu sich genommen. Die Erklärung dafür, wie es dazu kam, daß die Europäer begannen, Tee, Kaffee und Kakao mit Zucker zu süßen, läßt sich vermutlich im überall in Europa üblichen Brauch finden, Getränke zu würzen. Da Zucker als Gewürz galt, lag der Gedanke nahe, ihn auch hier zu verwenden.

Bis in die Mitte des 18. Jahrhunderts jedoch blieben auch diese Kolonialwaren den reichen Schichten vorbehalten. Dann begannen sich alle drei Produkte immer stärker in Europa durchzusetzen. Während der Tee in England seinen bis heute andauernden Siegeszug antrat, waren es in Deutschland Kaffee und Kakao, die reißenden Absatz fanden. Mit ihnen trat Zucker als eigentlicher Sieger hervor, da sie alle in Kombination mit dem Süßstoff konsumiert wurden.

Tee und Kaffee, und mit ihnen um so mehr der Zucker, wurden so bald die Seelentröster der Massen, die sich begierig auf die nun erschwinglichen Produkte stürzten, da sie sich nun den „Luxus" leisten konnten, der zuvor nur den Reichen beschieden war. Zucker fand seinen Weg in die Küchen und wurde nun auch von den unteren Gesellschaftsschichten zum Backen und Kochen verwendet. Immer neue Gerichte wurden entwickelt, und die Bevölkerung begann Torten, Puddings und Pralinen zu essen; und wenn es dazu nicht reichte, so konnten selbst die ärmsten der Armen nun ihr Brot mit Zuckersirup versüßen. Auf diese Weise wurde Zucker fest in die Speisepläne der einfachen Bevölkerung integriert, so daß die Massen nun forderten, beständig mit Zucker versorgt zu werden.

Dabei ist wichtig zu bemerken, daß es nicht nur die großen Zuckerunternehmer waren, die Sorge trugen, daß die Zuckerversorgung verbessert und ausgeweitet wurde, sondern nun auch Kleinanleger, Anwälte, Tuch- und Kolonialwarenhändler, Friseure und Schneider in den Zuckerhandel investierten und sich auch an der Finanzierung von Sklavenschiffen anteilig beteiligten.

Die Gründe für die Zuckerbegeisterung und für den seit 1650 immer stärker ansteigenden Zuckerkonsum in Europa sind vielschichtig: Der Zucker war lange Zeit als Luxusgut der Mächtigen und Reichen zu einem Symbol für Wohlstand und Reichtum geworden, was ihn für die unteren Schichten der Gesellschaft attraktiv machte. Er wurde zudem ein immer wichtigerer Kohlenhydratlieferant, der einen wichtigen Beitrag zur Ernährung der Massen lieferte.

Es bleibt hier zu bedenken, daß es bis in das 20. Jahrhundert hinein auch in Europa für viele Bevölkerungsgruppen nicht immer eine Selbstverständlichkeit war, daß man sich sattessen konnte. Zudem ist Zucker äußerst vielseitig und daher leicht in bestehende Ernährungssysteme zu integrieren. Mit der Entwicklung immer neuer Anwendungsmöglichkeiten wurde es möglich, ihn zu einem integralen Bestandteil der Ernährung zu machen.

Die industrielle Revolution des Lebens

Als sich Mitte des 18. Jahrhunderts die Kolonialwaren unter den Massen zu verbreiteten, begann auch die Industrielle Revolution, die den tiefgreifendsten Einschnitt in der menschlichen Geschichte seit der Seßhaftwerdung darstellt. Sie bedeutete die Umgestaltung aller Lebensbereiche.

Die genauen Ursachen zu bestimmen, die zu dieser Entwicklung führten, ist kaum möglich, doch spielte der Kolonialismus, und mit ihm der Zuckerhandel, mit Sicherheit eine wichtige Rolle. Das riesige Wirtschaftsgebiet, das durch ihn erschlossen worden war, die neuen Absatzmärkte und das damit einhergehende angehäufte Kapital waren ausschlaggebend für den Beginn und die rasante Durchsetzung der Industriellen Revolution. In Deutschland spielte die Zuckerrübenherstellung auf dem Weg zur Industrialisierung eine entscheidende Rolle.

Das Leben für die Arbeit

Die Industrielle Revolution veränderte die Eßgewohnheiten der Massen vor allem insofern, als sie die Arbeiter in ein technologisches

System integrierte, in dem alle Arbeitsschritte genau aufeinander abgestimmt waren, um eine größtmögliche Produktivität und Nutzung der Ressourcen zu erzielen.

Dies führte zunächst dazu, daß die Menschen nun in die Städte zogen, um in den Fabriken zu arbeiten. Damit waren sie für ihre Nahrungsmittelversorgung nicht mehr direkt selbst verantwortlich, d.h. daß sie z.B. ihr Gemüse nicht mehr selbst anbauten und keine Nutztiere mehr hielten, sondern alles, was sie zum Leben brauchten, mit dem verdienten Geld kaufen mußten.

Zu Beginn der Industriellen Revolution waren die Löhne jedoch sehr niedrig, und so war der Umfang dessen, was die Menschen sich leisten konnten, bescheiden. Zucker wurde zu einem der wenigen Produkte, mit denen sich das Versprechen von Wohlstand, Freiheit und Gleichheit einzulösen schien. So entstand gerade in der Klasse der Fabrikarbeiter eine regelrechte Gier nach allen Speisen, die Zucker enthielten.

Ein weiterer Faktor war, daß die Industrielle Revolution zu einer Neudefinition des Zeitbegriffs führte. Die Menschen begannen und beendeten ihre Tage nun nicht mehr mit Sonnenaufgang und -untergang und strukturierten sie nicht mehr über die Mahlzeiten, sondern es waren die technischen Abläufe, die nun die Zeit diktierten. Das bedeutete, daß die Mahlzeiten keine eigene Dauer mehr hatten, sondern ihre Dauer durch den Arbeitsprozeß vorgegeben war. Das Leben mußte sich nach der Arbeit richten und nicht umgekehrt.

Längerfristig und bis heute war immer weniger Zeit vorhanden, um die Nahrung zuzubereiten, und ebenso, um sie zu essen. Außerdem kam hinzu, daß den Staaten und Industrien nun die Verantwortung zufiel, die arbeitenden Massen mit Nahrungsmitteln zu versorgen. Dabei spielte Zucker als Kohlenhydratlieferant eine wichtige Rolle. Dies verhalf der zu Beginn des 19. Jahrhunderts sich langsam entwickelnden Lebensmittelindustrie zum Erfolg. Anfangs handelte es sich dabei um Konserven, Marmelade und Backwaren, doch mit der Entwicklung neuer Technologien erweiterte sich das Spektrum.

Damit wurde die wachsende Zuckerindustrie auf eine seltsame Weise zur Ursache und zur Auswirkung der Industrialisierung. Die Arbeiter wurden in zweierlei Hinsicht zum Motor der Wirtschaft: zum einen durch die Arbeit, die sie in den Fabriken verrichteten, und zum anderen durch ihre anfangs niedrige, doch stetig wachsende Kaufkraft. Kaufkraft, mit der sie bevorzugt Nahrungsmittel erwarben, die symbolisch mit dem guten Leben verbunden waren.

Zucker – Erlebnis modernen Geschmacks

Mit der immer größeren Verfügbarkeit verschiedener Lebensmittel und der steigenden Kaufkraft der Arbeiterklasse trat im 20. Jahrhundert die symbolische Komponente des Zuckers weiter in den Hintergrund. Doch verlor er dadurch keineswegs an Relevanz. Zucker spielte in den neuen Produkten der Lebensmittelindustrie eine entscheidende Rolle, und das nicht nur, weil es sich bei vielen dieser Produkte um Süßspeisen handelte.

Neben der Nutzung von Zucker als Konservierungsmittel diente er zunehmend dazu, jede Art von Speisen schmackhafter zu machen. Der Geschmack von Backwaren wird z.B. danach beurteilt, wie gut sie sich auflösen, wie gut sie „rutschen". Die Verwendung von Zucker und Fett im richtigen Verhältnis macht die Speisen löslich: Zucker verbessert die Geschmeidigkeit von Speisen in erstaunlicher Weise. Ähnliches gilt auch für Getränke. Die Beifügung von Zucker macht die Getränke schwerer, wodurch sie vollmundiger oder „runder" schmecken. Zucker ist von nun an nicht mehr nur ein Faktor des Geschmacks, sondern trägt hauptsächlich zur Verbesserung des Verzehrerlebnisses bei.

Die multinationale Kost der Industrienationen

Zu Beginn des 20. Jahrhunderts waren die nationalen Küchen in Europa noch sehr verschieden. Das galt auch für das Maß und die Art und Weise, in denen Zucker in die Ernährung der Menschen integriert war. Während in England und Amerika das Essen tatsächlich süßer geworden war und sich eine differenzierte Dessert- und Süßspeisenkultur entwickelt hatte, war der Zucker beispielsweise in Frankreich eher in seiner Würzfunktion in die Küche integriert worden. Sicher gab es auch hier Süßspeisen, doch verglichen mit dem anglo-amerikanischen *sweet-tooth* war die französische Küche eher herzhaft geblieben. Das sollte sich durch zwei Weltkriege und den Aufstieg Amerikas zur prägenden Kultur der westlichen Welt gewaltig verändern.

Bitte zum Mitnehmen!

Die beiden Weltkriege hatten großen Einfluß auf die Speisepläne Europas, und hier ist nicht die Rede von Hungersnöten und Lebensmittelknappheit. Ein gutes Beispiel dafür ist die Schokolade. Sie wurde seit Beginn des 19. Jahrhunderts hergestellt, doch blieb sie bis zum Ende desselben ein Luxusprodukt. Erst als England sie als Standardverpfle-

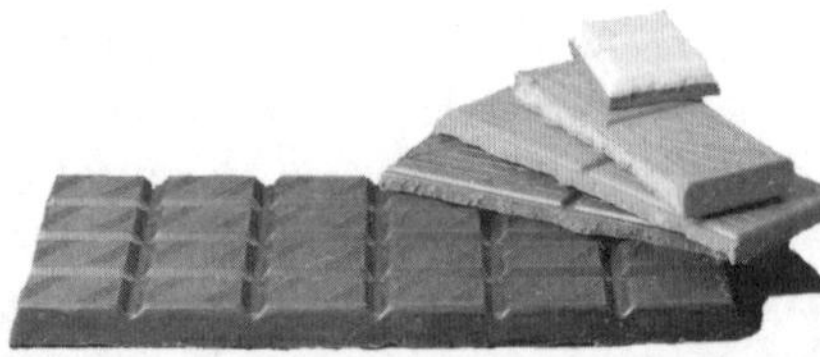
© CC-By-SA 3.0 Simon A. Eugster

gung für seine Truppen einsetzte, wurde sie nach dem 1. Weltkrieg zum Massenprodukt. In erster Linie aber hatten die Weltkriege, vor allem der zweite, ironischerweise zur Folge, daß die Völker des Westens zusammenrückten – und das nicht zuletzt kulinarisch.

Nach der Niederlage Deutschlands 1945 wurde es vorübergehend zur besetzten Zone. Vor allem durch die amerikanischen Soldaten fanden neue Eßgewohnheiten ihren Weg nach Deutschland und bald nach ganz Europa. So war es in Deutschland etwa noch vor dem 2. Weltkrieg undenkbar gewesen, im Stehen zu essen. Doch die amerikanischen Soldaten, die nun überall auf Patrouillengängen zu sehen waren, taten es ständig, und so begann man bald auch in Deutschland im Stehen und Gehen zu essen.

In Amerika und England hatten sich mit der Industrialisierung neue Verzehrsituationen entwickelt (Hirschfelder, 2001), die dem schnellen Wirtschaftsleben angepaßt waren, denn die Industrialisierung brachte es mit sich, daß immer weniger Zeit des Arbeitstages zum Essen zur Verfügung stand. Dies führte zum Ausbau erster Straßenkioske, die Essen an Passanten verkauften. So wurde der Grundstein für eine europäische Fast-Food-Kultur gelegt.

Nach dem 2. Weltkrieg wurde Amerika nun vollends zur Großmacht und mit dem schnell fortschreitenden Ausbau der neuen Medien auch kulturell zur Leitnation des Westens. Dies ist im Hinblick auf den Zucker bedeutend, da die USA und England schon seit dem Beginn der Industrialisierung eine ganz besondere Vorliebe für Zucker entwikkelt hatten. Zum Vergleich: In den USA lag der Pro-Kopf-Verbrauch von Zucker am Vorabend des 2. Weltkriegs bereits bei ca. 45 kg, in Deutschland lediglich bei 18,6 kg.

Nach dem Krieg begann auch die Zeit der massiven Technisierung des Alltags und immer neuer Innovationen in der Wirtschaft. Teilfertiggerichte und Convenience Food gab es zwar bereits seit der Mitte des 19. Jahrhunderts. Doch erst mit der massenhaften Verbreitung von Kühlschränken in den Haushalten Europas und Amerikas war nun die Zeit der Fertiggerichte gekommen. Auf diese Weise veränderte sich das kulinarische Leben. Die Menschen begannen in immer größerem Maß auswärts zu essen oder zu Hause Fertiggerichte zu konsumieren.

Die Fast-Food- und Snack-Kultur, die sich seit Kriegsende schon langsam zu bilden begann, fand in den späten 1970er und 1980er Jahren ihren Durchbruch. Bei all diesen neuen Formen des Essens spielte Zucker immer eine zentrale Rolle, ob als tatsächliches Süßmittel oder als Geschmacksträger. Er wurde nun universell eingesetzt und befand sich bald in nahezu jedem industriell hergestellten Nahrungsmittel.

Ein weiterer wichtiger Schritt in der Industrialisierung des Essens war die Einführung der Supermärkte, die sich in Deutschland langsam in den 1950er Jahren entwickelte. In der Zeit vor dem Krieg war es noch üblich gewesen, daß der Kunde oder die Kundin eines Lebensmittelgeschäfts von dessen Personal bedient und beraten wurde. Nun gingen auch kleine Geschäfte immer mehr dazu über, es der Kundin bzw. dem Kunden zu überlassen, sich die gewünschten Produkte aus den Regalen zu holen. Damit wurde es aber auch immer wichtiger, wie die Produkte aussahen und wie sie beworben wurden.

Die Lebensmittelindustrie machte daher massiv Werbung und entwickelte ansprechende Verpackungen, wobei sie auch die Nahrungsmittel selbst immer mehr auf die Wünsche oder besser Gelüste ihrer Kundschaft zuschnitten. Dabei setzte man alle nur möglichen Mittel ein. Print- und Plakatwerbung hatte es auch schon im 18. Jahrhundert gegeben, jetzt aber kamen mit Radio und Fernsehen neue Medien hinzu. Werbung wurde nun psychologisiert, es reichte nicht mehr aus, die Kundinnen und Kunden mit guten Argumenten von dem jeweiligen Produkt zu überzeugen.

In einem auf Wachstum ausgerichteten Wirtschaftssystem, das ständiges Wachstum fordert, muß der Kreis der Kunden und Kundinnen immer weiter vergrößert werden; und sei es auch mit manipulativen Mitteln. Zur Veranschaulichung: Die Lebensmittelindustrie in Europa gab im Jahr 2008 etwa 1,8 Milliarden Euro für Werbung aus, davon entfielen allein 606 Millionen auf Süßigkeiten.

So kam es, daß der Zuckerkonsum in Deutschland bis heute auf ca. 34 Kilogramm pro Kopf anstieg, in Amerika liegt er bereits seit den 1980er Jahren bei über 50 kg.

Bei diesen Zahlen ist zu bedenken, daß heute auch eine Unmenge von Süßstoffen auf dem Markt ist und Zucker in so vielen Lebensmitteln enthalten ist, daß der tatsächliche Pro-Kopf-Verbrauch wohl ungleich höher liegt. Daher besitzt die Feststellung mehr Aussagekraft, daß heute etwa 20 Prozent der in den Industrienationen verzehrten Kohlenhydrate in Form von Zucker konsumiert werden

„Pour your sugar on me“

Dieses Zitat aus dem berühmten Song der *Archies* von 1969 soll vor allem eines zeigen: Zucker ist für uns mehr als nur ein Süßstoff: Er ist ein Mythos, ein Symbol und eine Universal-Metapher für alles Gute, Schöne, Liebenswerte und so viel mehr. Die Frage, welche Rolle Zukker im kulturellen Bewußtsein der Industrienationen spielt, verdiente ein ganzes Buch, und so soll hier nur auf einige Punkte aufmerksam gemacht werden.

Die ersten Nachweise für Zucker in der Dichtung stammen aus dem späten Mittelalter, doch sollte der Honig noch bis ins 20. Jahrhundert hinein im Zentrum der Metaphorik stehen. Mit der Industrialisierung und der im 20. Jahrhundert beginnenden Amerikanisierung setzte sich der Zucker in der Sprache und im Denken der Menschen durch. Wir sehen das an Redewendungen und Ausdrücken wie *„das Leben ist kein Zuckerschlecken“*, *„sich von seiner Schokoladenseite zeigen“* und *„zuckersüß“*. Deutlich stärker noch erscheint dies im Englischen, wo *„Sugar“* etwa ein geläufiger Kosename ist.

Doch sind es nicht nur die Alltagssprache, Literatur und Musik, in die der Zucker seinen Einzug gefunden hat. Zuckerhaltige Nahrungsmittel stehen heute für ein ganzes Lebensgefühl. Durch aggressive Werbung seitens der Lebensmittelindustrie sind Softdrinks, Eiscreme, Schokolade und dergleichen verbunden mit Freiheitsgefühlen, Individualismus und Erotik. Für viele Menschen ist Zucker Teil einer ganzen Vorstellungswelt geworden, in der Eiscreme zum Sommer, Schokolade zum Glücklichsein und Cola zur Selbstentfaltung gehört.

Vom Allheilmittel zum Gift

Bis in das 20. Jahrhundert hinein galt Zucker als gesund, ja geradezu als Heilmittel. Wie schon beschrieben wurde er gerade im Mittelalter und noch bis ins 18. Jahrhundert als eine Art Allheilmittel gesehen. So ist es nicht verwunderlich, daß die kritische Betrachtung des Zuckers vergleichsweise jung ist. Seit dem 18. Jahrhundert gab es zwar einzelne Stimmen, die die Gesundheit des Zuckers bezweifelten, doch schenkte diesen kaum jemand Beachtung.

Wirklich in die Kritik geriet Zucker erst seit den 1950er Jahren und auf internationaler Ebene erst in den 1970ern. Vor allem das Buch *Pure, White and Deadly* von John Yudkin, das 1972 erschien und auf die schädigende Wirkung des Zuckers auf Herz und Kreislauf aufmerksam machte, sorgte für eine nachhaltige Infragestellung des Zuckerkonsums. Doch vermochte das Buch den weiter anhaltenden Siegeszug des Zuckers nicht zu stoppen, höchstens in Kreisen bewußter Esser zu bremsen. Dies war nicht zuletzt auch dem aktiven Gegensteuern der Zuckerindustrie geschuldet, die die Gefahr bald erkannte, die für sie von solchen Erkenntnissen ausging.

In den letzten Jahren hat die Anti-Zucker-Bewegung neuen Aufschwung erfahren, und mehr und mehr Wissenschaftlerinnen und Wissenschaftler wenden sich der Erforschung des Zuckers zu. So ist Zucker heute vollends von einem Heilmittel zu einem Gift geworden, in dem man den Grund für die sich von Jahr zu Jahr verschlimmernde Fettleibigkeitsepidemie und die steigenden Zahlen Diabeteskranker sieht. Neue Studien bringen Zucker auch in direkte Verbindung mit Krebs, Alzheimer und anderen Krankheiten des Industriezeitalters.

Zucker – eßbare Harmonie

Wie gezeigt, ist die Frage, warum Zucker in der westlichen Welt so erfolgreich war, nicht abschließend zu beantworten. Sicher spielte die natürliche Neigung des Menschen zum Süßen eine gewisse Rolle dabei; doch wie allein die Unterschiede im Konsumverhalten der Menschen in Europa zeigen, reicht diese Erklärung nicht aus. Ein wichtiger Faktor ist die Industrialisierung gewesen, die unser Leben grundlegend verändert hat und es noch heute tut. Ein schnelleres Leben verlangt schnelle Energie, die Zucker als einfaches Kohlenhydrat schnell liefert.

Dieses schnellere Leben hat aber auch zu einer umfassenden Veränderung unserer sozialen Strukturen geführt. Im Zeitalter des Individualismus lösen sich die Familienstrukturen auf. Dabei ist Zucker etwas, das wie ein Stückchen eßbare Harmonie funktioniert. Die Süße erinnert uns an das Kindsein, an Sicherheit und Geborgenheit; etwas, das für manchen heute im seinem tatsächlichen Leben nicht mehr so einfach zu finden ist. Aus der Kindheit kennen die meisten von uns auch die Verbindung von Süßigkeit und Belohnung. So kann der Konsum von Süßigkeiten auch als ein Tröster funktionieren, der uns ein positives Erlebnis simuliert, in einer Welt, in der man schnell das Gefühl haben kann, falsch zu sein oder etwas nicht richtig zu machen.

Ein anderer Punkt ist aber auch die Gier, oder milder gesprochen: der Wunsch nach dem guten Leben, der die Europäer und Eurpäerinnen nach immer mehr von all den Luxusprodukten verlangen ließ, die lange Zeit nur den Reichen vorbehalten waren. Der Mythos Zucker ist zu einem großen Teil gerade in neuerer Zeit entwickelt und weiterentwickelt worden und wird heute bewußt in Verkaufstaktiken eingesetzt. So kann man für die letzten Jahrzehnte sagen, daß die Verbraucher und Verbraucherinnen die Kontrolle über die Inhaltsstoffe ihres Essens verloren haben und daß dies sicher einen weiteren wichtigen Faktor im Hinblick auf den Anstieg des Zuckerkonsums darstellt.

Zucker – Symbol der Moderne

Ich hoffe, daß es mir gelungen ist, aufzuzeigen, daß das Nachdenken über Zucker weit mehr als die Beschäftigung mit einem Nahrungsmittel bedeutet und daß dieses Nachdenken nicht bei der Sorge um die eigene Gesundheit stehenbleiben kann und darf. Zucker hat wie kaum etwas anderes unsere Welt verändert. So steht er auch wie kaum etwas anderes als ein Symbol für unsere westliche Welt und das Leben der Moderne. Durch den Handel mit Zucker sind Europa und Amerika groß geworden: Ohne diesen Handel wäre weder die Industrialisierung noch der Kapitalismus in der Weise, wie wir sie heute kennen, denkbar. Damit wird die Geschichte des Zuckers aber auch zu unserer eigenen Geschichte und der Zucker zu einem der wichtigsten Nahrungsmittel der Moderne; zu etwas, das viel mehr über uns selbst aussagt, als es uns vielleicht lieb ist.

Wir leben heute unter dem Diktat der Freiheit. Wir führen Kriege für die Freiheit, wir wollen gern immer freier werden, und in fast allem, was wir tun, suchen wir die freie Selbstentfaltung. Uns werden heute Produkte und Lebensweisen immer wieder mit dem Argument verkauft, daß sie zum freien Lebensgefühl dazugehören. Hier ist vielleicht die größte Gefahr zu sehen, die uns von seiten der Industrie entgegenkommt. Denn von Zigaretten über Cola bis zum nächstbesten Fertigprodukt werden Produkte an uns herangetragen mit einem großen *„Sei frei!"*. Aber wenn wir diese Produkte dann kaufen, müssen wir feststellen, daß wir nicht freier geworden sind, eher im Gegenteil. Wie könnte es auch funktionieren, das Freisein auf Befehl?

Ich glaube, eine große Befreiung könnte es sein, wenn wir feststellten, daß wir eben doch nicht so frei sind und daß wir Teil von Prozessen, Handlungen und Entscheidungen sind, die wir nur zum Teil selbst fällen und die zum Teil für uns gefällt werden; die sich viel mehr aus unserer Vorgeschichte ergeben, als wir oft meinen.

Gerade in der letzten Zeit hört man immer öfter die mit Empörung vorgebrachten Vorwürfe der Menschen an die Zuckerindustrie, die uns scheinbar ganz ohne unser Wissen und Wollen vom Zucker abhängig gemacht habe und uns damit vergifte. Wenn man es genau betrachtet, so weist der Kampf, der nun immer mehr gegen den Zucker geführt wird, große Ähnlichkeit mit anderen Kämpfen auf, die wir, die Bevölkerung des Westens, gegen das System, in dem wir leben, geführt haben und noch heute führen. Am verblüffendsten ist diese Ähnlichkeit wohl, wenn man sich den Kampf gegen den Tabak betrachtet. Ähnlich wie Zucker war auch Tabak eines der Luxusgüter, die mit dem Aufstieg des Kolonialismus nach Europa kamen, der Tabak, dessen Handelserfolg ebenso half, die Welt zu bauen, in der wir heute leben.

Zucker – Symbol unserer eigenen Gier

Allein die Tatsache, daß wir über so etwas wie gesunde Ernährung überhaupt nachdenken können, ist ein Luxus, der mit der uns gebotenen Auswahl an Speisen kommt sowie mit der Tatsache, daß wir alle zu essen haben.

Insofern ist Zucker das Symbol unserer eigenen Gier. Durch ihn ist die westliche Welt groß und mächtig geworden: Er gehört zum System, das uns reich gemacht hat. Ein System, das es auch immer billigend in Kauf genommen hat, daß andere für seinen Wohlstand leiden. Im Falle von Zucker zeigt sich dies an der Geschichte der Sklaverei und an den heute noch teils sehr an Sklavenhaltung erinnernden Zuständen auf Zuckerrohrplantagen in der Karibik.

Ironischerweise sind die Früchte der Neuen Welt, die wir uns in den letzten Jahrhunderten geschaffen haben, in den letzten Jahren bitter in unserem Mund geworden, und wir möchten sie am liebsten schnell wieder ausspucken. Wir sind groß, stark und fett geworden durch unseren Erfolg, und heute müssen wir feststellen, daß gerade das, was uns dahin gebracht hat, uns krank macht. Das gilt nicht allein für den Zucker, sondern für nahezu alle Aspekte der modernen Welt. Die Wirtschaft, auf der unser Reichtum gründet, vernichtet die Umwelt; die neue Freiheit des Individuums hat uns einsam gemacht; und Nahrungsmittel, mit denen wir endlich den Hunger besiegten, lassen uns nun an Fettleibigkeit krank werden.

Die Frage also, wie wir zu Zucker stehen, stellt uns selbst in Frage. Sie geht einher mit der Frage, was wir eigentlich wollen vom Leben und wie wir unser eigenes Leben verstehen, ob wir verzichten können oder wollen. Der Konsum von Zucker ist symptomatisch nur eine Facette einer alles umfassenden Lust auf Konsum, die ihren Ausdruck nicht nur in unserem Eßverhalten findet. Wie alles, von dem man zuviel zu sich nimmt, schadet uns auch der Zucker.

Was ich hier schreibe, ist nicht als Vorwurf gemeint und nicht als Verteidigung westlicher Werte. Es soll vielmehr dazu inspirieren, nicht zuerst und nicht zu schnell nach etwas oder jemand anderem zu suchen, der Schuld an dem Übel trägt, das sich uns immer mehr zeigt. Ich glaube, daß die Beschäftigung mit dem Zucker eine Chance sein kann, über uns selbst nachzudenken und darüber vielleicht uns selbst und den Menschen der modernen Welt ein klein wenig besser zu verstehen.

Literatur (eine kleine Auswahl):

- Abbott, Elizabeth: *Sugar: A bittersweet history,* London 2008
- Mintz, Sidney W.: *Die süße Macht.* Kulturgeschichte des Zuckers, New York 1987
- Hirschfelder, Gunther: *Europäische Esskultur. Eine Geschichte der Ernährung von der Steinzeit bis heute,* Frankfurt 2001.

Zuckersklaven
Die Blutspur des Zuckers
von Wolfgang Weirauch

Sobald man sich näher mit einem in unserer globalisierten Welt angebauten Nahrungsmittel beschäftigt, kann einen das Grauen packen. Ob es nun Kinder sind, die in der Türkei Haselnüsse pflücken oder an der Elfenbeinküste Kakaobohnen ernten müssen oder ob es Ananas oder Bananen sind, die in Costa Rica auf Kosten von Mensch und dessen Mitwelt, flankiert durch ungeheure Mengen von Pestiziden, angebaut werden – immer geht es nach einem Schema: Damit wir im reicheren Teil der Welt möglichst alles möglichst billig einkaufen und genießen können, müssen die Menschen der ärmeren Länder ihre Gesundheit, oft auch ihr Leben für unsere Konsummittel hergeben. Und die Profite aus diesem teils mörderischen Geschäft gehen in die Taschen weniger.

Die Blutspur, die durch die Taten der Menschen am anderen Menschen durch die Weltgeschichte fließt, ist breit und unübersehbar – wenn man hinschaut und sich nicht abwendet.

Diese Blutspur zieht sich auch durch die Zuckerproduktion – vom Beginn des großflächigen Anbaus der Zuckerrohrpflanze vor gut 500 Jahren in Amerika bis heute. Alles begann mit einem Völkermord.

Christlicher Völkermord

Als die Spanier am Nikolaustag 1492 zur Insel Hispaniola kamen – heute Haiti und Dominikanische Republik –, glaubten sie, im Paradies angekommen zu sein. Aber schon nach kurzer Zeit verwandelten sie das Paradies in die Hölle – und sie selbst verwandelten sich aufgrund

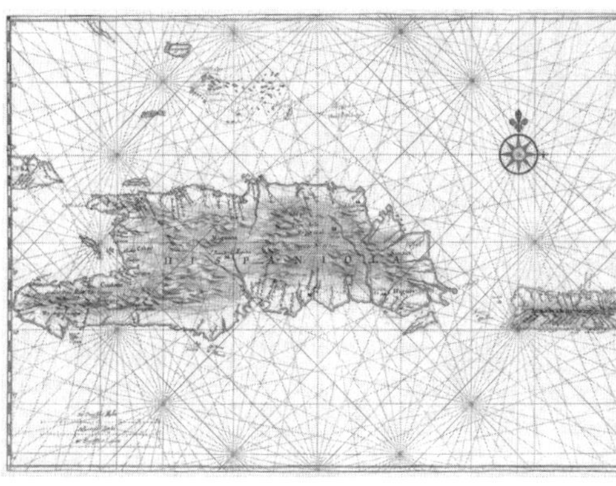

© Gemeinfrei Johannes Vingboons 1639

ihrer Goldgier in reißende Wölfe. Sie versuchten mit allen Mitteln, Orte für Goldadern aus den Indios herauszupressen. Die friedlichen Arawak- und Taíno-Indianer mußten in Bergwerken schuften, aber schon nach wenigen Jahren wurde klar, daß die Insel keine Goldinsel war. Und so setzte man auf das „Weiße Gold", den Zucker. Kolumbus hatte auf seinen Schiffen einige Zuckerrohrsetzlinge mitgenommen, die auf Hispaniola angepflanzt wurden und dort beste Wachstumsbedingungen vorfanden. Von den gut 1 Million Einwohnern lebte nach wenigen Jahrzehnten so gut wie niemand mehr dort.

„Zwei Jahrzehnte danach ist dieser Garten Eden nur noch ein stinkendes Leichenfeld. Die 1,1 Millionen Indianer, die (nach modernen Schätzungen) zuvor auf der Insel lebten, sind, bis auf einen jammervollen Rest von 16.000, zur Hölle gefahren: gehenkt, ertränkt, verbrannt, als Sklaven in den Goldgruben zu Tode gequält, dahingerafft von europäischen Seuchen, niedergemetzelt im wahnsinnigen Blutrausch der christlichen Eroberer.

Der letzte Indianer-Fürst vom Taíno-Stamm, der dem Massaker entkam, hieß Hatuey. Er floh nach Kuba. Dort fingen ihn die Spanier mit Bluthunden wieder ein.

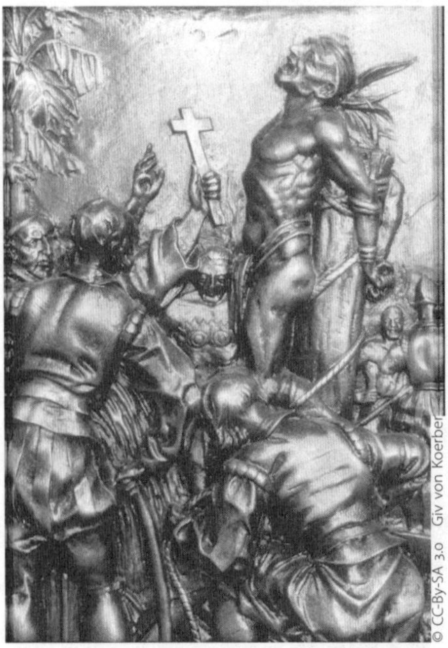

Portal des Kapitols von Havanna: die Verbrennung von Hatuey durch die Spanier

Schon war er auf den Scheiterhaufen gebunden, als ein Missionar vom Orden des heiligen Franziskus auf ihn zutrat und ihm ein Kruzifix vor die Augen hielt. Dies sei der wahre Gott. Wenn er sich zu ihm bekehre, werde er in den Himmel kommen, den Ort des ewigen Glücks. Wenn er aber nicht an diesen Gott glaube, werde er zur Hölle fahren, zum Ort der ewigen Qual. Zuerst schwieg der Indianer. Dann fragte er den Missionar, ob denn auch Christen in den Himmel kämen. ‚Allerdings', antwortete der Franziskaner, ‚alle guten Christen kommen da hinein.' Da erwiderte der Indianer, lieber wolle er ewig in der Hölle brennen, als im Himmel leben zu müssen unter diesen grausamsten aller Menschen." (Zander, Hans Conrad: *Gottes unbequeme Freunde. Heilige für unsere Zeit.* München 1984, S.177 f)

Im eurozentristischen Weltbild der meisten Europäerinnen und Europäer war kaum Platz für die Wertschätzung der Menschen anderer Kulturen. Und die Folgen dieser europäischen Überheblichkeit spürten im 16. Jahrhundert ganz besonders die Einwohner der Karibik, Mittel- und Südamerikas. Es wurde ein Völkermord an Millionen von Menschen, auch im Zusammenhang mit dem Zuckerrohranbau. Die Indios auf Hispaniola wurden von den Spaniern gezwungen, auf ersten Zuckerrohrplantagen zu arbeiten, aber sie weigerten sich oder erwiesen sich angeblich als zu schwächlich für diese Arbeit. Die aber war alles andere als ein Zuckerschlecken; sie war mörderisch – und ist es noch heute.

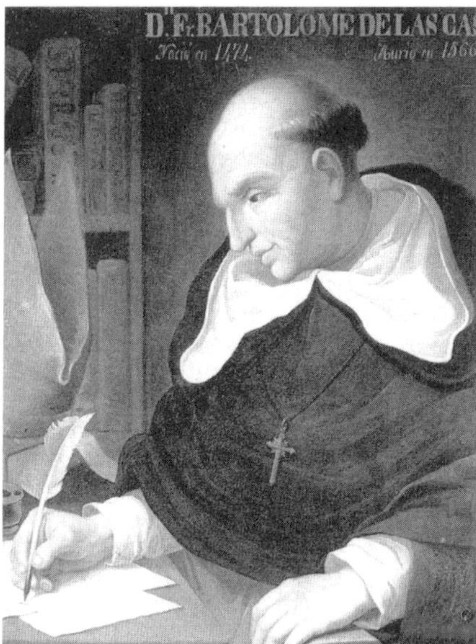

©Gemeinfrei Autor unbekannt, Siglo XVI. Archivo general de Indias, Sevilla, España

Der Dominikanerpater Bartolomé de Las Casas (1474-1566), „der Mönch, der aus der Hölle kam", wie er genannt wird, hat in seinem Büchlein *Brevísima relación de la destrucción de las Indias occidentales* (*Kurzgefaßter Bericht von der Verwüstung der westindischen Länder*) alle die selbst miterlebten Greuel niedergeschrieben. Las Casas soll auch vorgeschlagen haben – vermutlich in Naivität und guten Glaubens –, Afrikaner und Afrikanerinnen nach Amerika auf die Zuckerrohrplantagen zu verschiffen, weil diese Menschen angeblich robuster waren als die Indios.

Und damit begannen Elend und Tod für weitere zig Millionen von Menschen auf den Zuckerrohrplantagen Amerikas, worüber Tomas Götz schon im Einleitungsartikel geschrieben hat.

Aber nicht nur die Spanier, sondern auch viele andere europäische Mächte beschafften sich Kolonien in Übersee, denn sie setzten auf

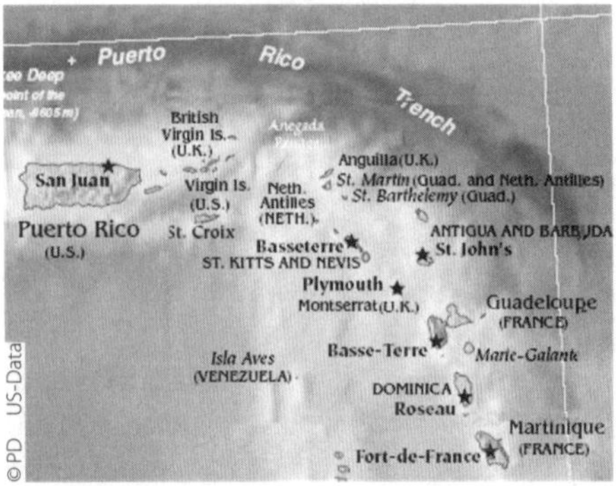

© PD US-Data

das lukrative Geschäft mit dem Zucker. Welche Dominanz der Zuckerrohranbau hatte, sieht man z.B. an Frankreich, welches 1763 Kanada gegen die Zuckerinseln Guadeloupe, Martinique und Santa Lucia tauschte. Und daß trotz der Ideale der Französischen Revolution keineswegs alle Menschen mit gleichen Rechten versehen wurden, zeigt, daß die „Allgemeinen Menschenrechte" vom 20.03.1790 nur für das Festland galten, nicht aber für die Menschen in Übersee. So stark war bereits der Einfluß der Zuckerbarone auf die Politik.

Mit Beginn des 16. Jahrhunderts wurden die Afrikanerinnen und Afrikaner wie Vieh nach Amerika und Asien in überladenen Schiffen verfrachtet, 440 pro Schiff, angekettet, hungernd, dürstend, gequält. Viele überlebten die Überfahrt nicht. Die anderen mußten in der Mehrzahl auf den Zuckerrohrplantagen der Karibik, Mittel- und Südamerikas und in Louisiana arbeiten. Und was man oft unberücksichtigt läßt – gerade auch wegen der europäischen Überheblichkeit, sich nicht mit anderen Völkern zu beschäftigen –, ist die Unterschiedlichkeit der Menschen Afrikas. Das war keine schwarze allseits verfügbare Arbeitsmasse, sondern es waren

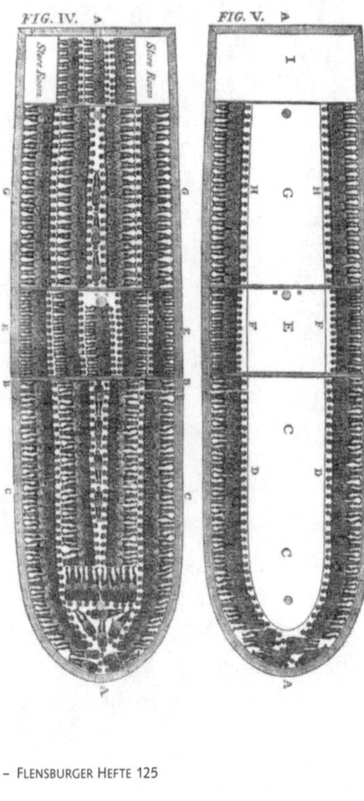

© Gemeinfrei Autor unbekannt, 1790/1791

Individualitäten aus teils rivalisierenden Stämmen, mit unterschiedlichen Sprachen und verschiedenen Kulturen und Religionen. Diese Unterschiedlichkeit und Rivalität wurde von den Zuckerbaronen und ihrer Helferschaft ausgenutzt und verstärkt.

Die Lebens- und Arbeitsbedingungen der Sklaven und Sklavinnen waren grausam. Mißbrauch und Gewalt waren an der Tagesordnung, und diese Menschen wurden zur Akkordarbeit angetrieben. Wer floh, wurde ausgepeitscht: nach der ersten Flucht 50 Peitschenhiebe, nach der zweiten 100 samt einem Eisenring um den Hals über drei Jahre.

So ging es in Übersee fast 400 Jahre bei der Zuckerproduktion zu, während sich die meisten Europäerinnen und Europäer mit diesem Blut-Zucker gedankenlos, hartherzig oder meist unwissend den Kaffee süßten. Und wie ist es heute? Ist heute alles gut? Ist die Süße des Zuckers auch in die Lebens- und Arbeitsverhältnisse der Zuckerrohrschneiderinnen und -schneider eingeträufelt?

Zuckerrohr

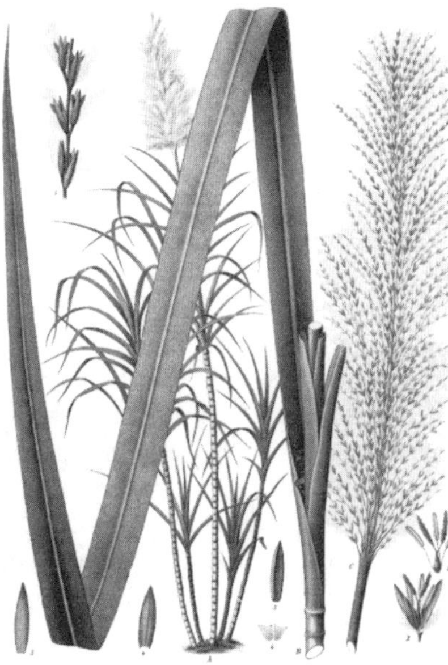

Werfen wir vorerst einen kurzen Blick auf die Pflanze, die weltweit der wichtigste Rohstoff für Saccharose, den Haushaltszucker, und neuerdings auch für Ethanol ist. Sie stammt aus der Familie der Süßgräser; ursprünglich aus Ostasien. Sie wächst mit ihren dicken Halmen bis zu 6 Meter hoch, hat lange schmale Blätter und sieht von weitem wie riesiges Gras oder Schilf aus.

Zuckerrohr braucht Temperaturen zwischen 25 und 30 ° C für einen ertragreichen Wuchs; unter 15 ° C wächst die Pflanze nicht mehr. Sie braucht viel Wasser, aber kein stehendes, weswegen sich kleinere Hügel gut für den Anbau eignen.

Man verpflanzt Zuckerrohr mit Stecklingen, und zwar mit Halmstücken aus dem unteren Bereich mit zwei bis vier Knoten. Für einen Hektar werden zwischen 15.000 und 20.000 Stecklinge verwendet. Nach ein bis zwei Wochen treiben die Stecklinge Wurzeln aus, und aus den Augen bzw. Knospen bilden sich neue Halme, die sogenannten Rohre.

Nach 9 bis 13 Monaten ist die erste Ernte möglich. Die Kohlenhydrate sind nur im Mark der Stengel vorhanden. Mehrfachschnitte über Jahre sind üblich, da die Pflanze bis zu 20 Jahre leben kann. Die Ernte erfolgt meist noch per Hand, auch wenn zunehmend Erntemaschinen eingesetzt werden. Für die Ernte werden die Halme direkt über dem Boden abgeschnitten, die zuckerlosen Blätter werden entfernt oder direkt vor der Ernte abgebrannt. Aus den Halmstümpfen schlagen neue Halme aus, so daß eine nächste Ernte etwa ein Jahr später möglich ist.

Zuckerverarbeitung

Zuckerrohr ist nach der Ernte nicht lagerfähig und muß innerhalb von 24 Stunden verarbeitet werden. Indem man die Stengel auspreßt, erhält man den dunklen Zuckerrohrsaft, der anschließend in verschiedenen Arbeitsgängen gereinigt und schließlich zu dem uns bekannten weißen Haushaltszucker kristallisiert wird. Aus einer Tonne Zuckerrohr gewinnt man bis zu 110 kg Zucker.

Zuckerrohr trägt etwa 70 % zur gesamten industriellen Zuckerproduktion bei; Rübenzucker etwa 30 %. 2012 wurden weltweit 1,77 Mrd. Tonnen Zuckerrohr geerntet, am meisten in Brasilien, Indien und China. Die Zuckerausbeute aus dem Zuckerrohr beträgt etwa 10 % des Gesamtgewichts des Zuckerrohrs. Zucker aus Rohr und Rübe wird in etwa 120 Ländern weltweit hergestellt.

Zuckerrohrsaft wird aber auch zu Schnaps vergoren, und aus dem zuckerhaltigen Restsirup, der Zuckerrohrmelasse, wird Rum hergestellt. Ein Nebenprodukt bei der Zuckerrohrverarbeitung ist der faserige Anteil, die Bagasse. 30 % der Bagasse werden als Brennstoff bei der Zuckerproduktion selbst genutzt; die restliche Menge wird z.B. für elektrische Energie, als Brennstoff im Haushalt, für Papier und Pappe, für Faserplatten und als Viehfutter genutzt.

Seit einiger Zeit wird auch in großem Stil Ethanol aus Zuckerrohr gewonnen, indem man den Zucker im Zuckerrohrsaft oder der Melasse zu Alkohol umsetzt. Durch Destillation gewinnt man fast reinen Alkohol. In Brasilien werden jährlich bereits 16 Mrd. Liter Ethanol für PKW- und Flugzeugbenzin hergestellt. Seit 2011 kann in Deutschland

Benzin mit 10 % Ethanolanteil, sogenanntes E10, verkauft werden. In Brasilien gibt es auch E25, in den USA E85, also Benzin mit 25 bzw. 85 % Ethanolanteil.

Die EU schützte sich vorerst mit Zöllen vor dem preisgünstigeren Rohrzucker, aber seit 2005 verordnete die WTO, die Welthandelsgesellschaft, eine allmähliche Marktöffnung. Der Export aus der EU wurde auf 1,4 Mio. Tonnen jährlich begrenzt, und somit kam der billigere Rohrzucker aus den ärmeren Ländern auch auf den europäischen Markt. Wegen der Zuckermarktreform gibt es heute weltweit weißen Haushaltszucker, und nie kann man die Wege der Herkunft und Produktion verfolgen, gleich ob der Ursprung des Haushaltszuckers nun eine dänische Zuckerrübe oder ein Zuckerrohrhalm aus Nicaragua ist.

Die Arbeit der Zuckersklaven

Mit Sicherheit wissen viele der wachen Menschen, daß es auch heute weltweit Millionen von Sklaven und Sklavinnen gibt; vermutlich mehr als je zuvor: auf Baustellen, in Bergwerken, auf den Obst- und Gemüseplantagen, in Bordellen und auch in vielen sogenannten Exportproduktionszonen. Der Begriff Sklave ist vielleicht nicht eindeutig definiert bzw. in konkreten Situationen grenzwertig, aber einige Kriterien wären z.B. menschenunwürdige und gesundheitsgefährdende Arbeitsbedingungen mit viel zu geringer oder gar keiner Entlohnung, menschenunwürdige Behausungen, Gewalt verschiedenster Art am Arbeitsplatz oder zu Hause, ein Schuldner-Abhängigkeitsverhältnis, Demütigungen aufgrund des Geschlechts oder der Herkunft, sexueller Mißbrauch, sexuelle Abhängigkeit, mangelhafte oder nicht vorhandene Gesundheitsvorsorge, Kinderarbeit uvm.

Die Zuckerrohrernte gehört zu den schwersten landwirtschaftlichen Tätigkeiten überhaupt. In den 1980er Jahren mußten die Zuckerrohrschneider in Südamerika täglich 6 Tonnen Zuckerrohr ernten; heute sind es durchschnittlich 12 Tonnen. Viele Plantagenbesitzer teilen die Zuckerschneider in menschenverachtende Leistungsgruppen ein. Wer täglich 17–25 Tonnen erntet, gehört zur Gruppe der „Stiere". Da man diese Leistung aber nicht lange durchhält, erkranken viele von ihnen recht schnell, werden arbeitsunfähig und gehören dann zur Gruppe der sogenannten „kranken Kälber".

Um Zuckerrohr zu schneiden, haut man mit einer Machete zweimal fast senkrecht den dicken Stengel kurz über dem Boden ab. Seit zunehmend Erntemaschinen im Einsatz sind, zwingt man die Zukkerschneider, die Stengel noch dichter über dem Boden abzuhauen,

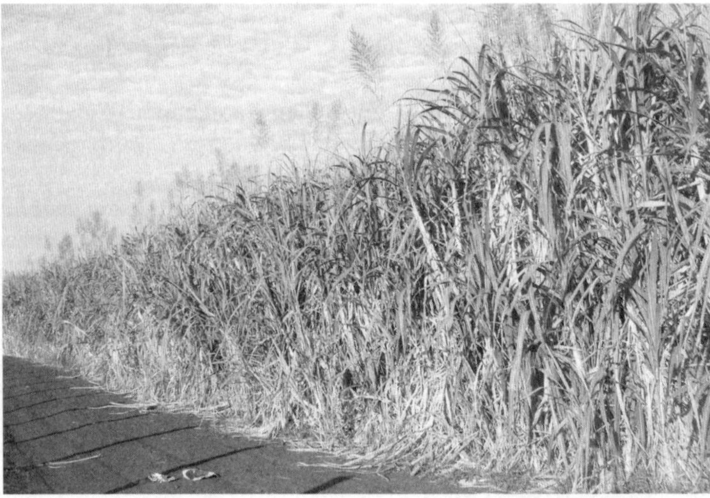

Zuckerrohr (*Saccharum officinarum*), Feld in Ituverava, Sao Paulo

damit möglichst viel vom Stengel mitgenommen werden kann und sich der Menscheneinsatz noch lohnt. Anschließend werden die Stengel in einen Köcher gestopft. Oft werden die Felder auch kurz vor der Ernte abgebrannt, so daß nur die zuckerhaltigen Stengel stehenbleiben. Die Ernte ist dann vielleicht einerseits leichter, andererseits kommen die glühende und giftige Asche, der Rauch und die zusätzliche Hitze erschwerend hinzu.

Um 10 Tonnen Zuckerrohr zu ernten, muß man 72.000mal schlagen und 36.000 Kniebeugen durchführen. Insgesamt geht man für diese Erntemenge 10 km und verliert 10 Liter Wasser. Viele hacken sich bei der Arbeit die Finger ab oder schneiden sich in die Beine. Neben solchen lebenslangen Verstümmelungen bekommt man Schwielen und Blasen an den Händen sowie Rückenschmerzen durch das fortwährende Bücken beim Schneiden und Pflanzen. Pestizide und Herbizide führen zu Übelkeit und zum Erbrechen, und wenn die Felder abgebrannt werden, erleidet man nicht selten zusätzlich Verbrennungen.

Tödliche Überarbeitung auf den Plantagen ist nicht selten, auch wenn in Brasilien seit 2007 keine Todesfälle mehr vorgekommen sein sollen. Aber zwischen 2004 und 2007 starben allein in der Region São Paulo 21 Arbeiter – meist sind die Zuckerrohrschneider Männer, seltener Frauen und Kinder – vor Erschöpfung auf den Feldern. Sehr viele mehr sterben allerdings abseits der Felder, mit Verzögerung, aufgrund der Vergiftungen durch Pestizide und Herbizide und anderer Giftcocktails, z.B. an Niereninsuffizienz, Atemwegserkrankungen uvm.

Kinderarbeit

Auch Kinder arbeiten auf den Zuckerrohrfeldern und schwingen ebenso die Machete. Vielfach erledigen sie die leichteren Arbeiten wie das Entfernen der Blätter bzw. das Pflanzen der Setzlinge. Viele von ihnen arbeiten zwölf Stunden pro Tag sieben Tage in der Woche über Monate bei glühender Hitze. Kinderarbeit auf den Zuckerrohrplantagen gibt es in Brasilien, Bolivien, Birma, Indien, China, Thailand, Mexiko, El Salvador, Nicaragua, Belize, Kolumbien, in der Dominikanischen Republik, in Guatemala, Kenia, Pakistan, Panama, Uganda und auf den Philippinen. Die ILO, die Internationale Arbeitsorganisation, vermutet allein im kleinen Land El Salvador 30.000 Kinder auf den Zuckerrohrplantagen. Und nach ihren Angaben arbeiten allein in Lateinamerika und der Karibik 13 Mio. Kinder; viele davon in der Zuckerproduktion.

Bolivien, wo es 850.000 Kinder in Arbeit gibt, hat gerade per Gesetz die Kinderarbeit legalisiert. Alle Kinder ab 14 dürfen legal arbeiten, mit Ausnahmen sogar ab 10. Schwerstarbeit – im Bergbau und auf den Zuckerrohrplantagen – ist seitdem allerdings verboten. Auf diese Weise will man die illegale Arbeit unterbinden, aber die ILO bezweifelt, daß dieses Gesetz die Ausbeutung der Kinder verhindert, und sieht darin einen Rückschritt weltweit gültiger Menschenrechte. Allerdings wurde dieses Gesetz von den in einer Kindergewerkschaft organisierten Kindern selbst initiiert.

Entlohnung der Zuckersklaven

Die Bezahlung der Arbeit auf den Zuckerrohrfeldern ist sehr unterschiedlich, aber immer zu gering. In Brasilien liegt sie in der Spitze bei – umgerechnet – etwa 1,10 Euro pro geschnittener Tonne, in anderen Regionen Brasiliens und in anderen lateinamerikanischen Ländern ist es sehr viel weniger. Es gibt keine festen Löhne, bezahlt wird nach Akkord und Menge, oft wird das Gewicht des geernteten Zuckerrohrs zuungunsten des Schneiders geschätzt. Wenn jemand in São Paulo, der Region in Brasilien, in der am meisten gezahlt wird, auf einen Monatslohn von 180 Euro kommen will, muß er täglich ohne Pause 30 Machetenschläge pro Minute acht Stunden lang ausführen. Das schafft natürlich niemand.

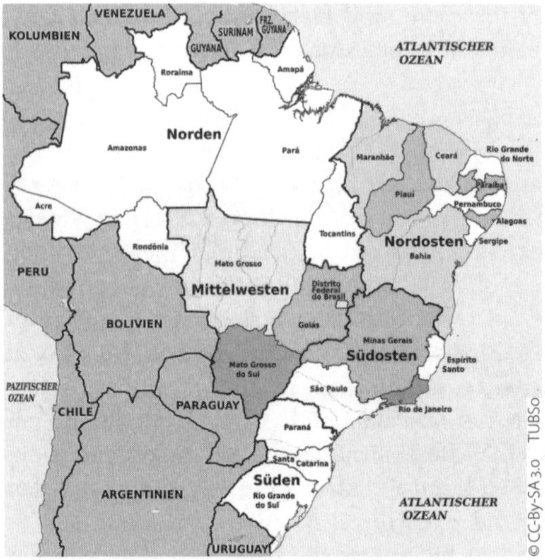

Meist werden die Arbeiter für die Felder im armen Nordosten Brasiliens angeworben. Die Vermittler fahren zu ihnen, werben möglichst um die Jüngsten, und wenn sie einen Vertrag unterschreiben, sind sie bereits in der Schuldenfalle, denn der Vermittler leiht ihnen meist das Geld für die Fahrkarte in den Süden sowie eine erste Miete für meist menschenunwürdige Unterkünfte und erste Lebensmittel.

Welche katastrophalen Auswüchse der Zuckerrohranbau auch vor Ort hervorruft, sieht man z.B. in der brasilianischen Kleinstadt Delta im Bundesstaat Minas Gerais zwischen Brasilia und São Paulo. Delta hat 5.000 Einwohner; in der Erntezeit doppelt so viele – und eine während der Ernte immens steigende Mordrate. Die von den Zuckerschneidern oft mitgebrachten eigenen Kinder werden häufig entführt, um die Reihen der Prostituierten zu füllen. Ein Hotel gibt es in Delta nicht, aber 27 Bordelle. Die Gemeinde steht vor dem Kollaps.

Wegen der weltweit zunehmenden Kritik gibt es aber auch positive Entwicklungen. Die katholische Kirche und viele Menschenrechtsorganisationen setzen sich für die Menschen ein, befreien jährlich Tausende aus der Sklaverei, prangern versteckte Sklaverei an, und selbst die Zuckerfirmen verpflichten immer mehr Arbeiter und Arbeiterinnen mit ordentlichen Verträgen, medizinischer Betreuung, und wenigstens erhalten sie eine minimale Ausbildung.

Geht es den Menschen in den prekären und sklavenähnlichen Arbeitsverhältnissen heute nun besser als den damaligen Sklaven aus Afrika? Vielleicht läßt es sich nur schwer vergleichen, aber was heute geschieht, kann jeder wissen, der seinen Kaffee mit Zucker süßt oder Schokolade ißt. Außerdem haben wir theoretisch weltweit geltende Menschenrechte. Der brasilianische Soziologe Francisco de Oliveira ist jedenfalls davon überzeugt, daß die durchschnittliche Lebensdauer der Zuckerrohrschneider kürzer ist als die der afrikanischen Sklaven in den vergangenen Jahrhunderten.

Aber nicht nur die Menschen leiden auf den Zuckerrohrplantagen, sondern auch die gesamte restliche Mitwelt spürt die Folgen: die Tiere, die Wälder, die Flüsse, der Boden, die Luft, das Klima.

Die Zuckerraupe knabbert am Regenwald

In der Gegend um Recife – in Pernambuco, im Nordosten Brasiliens – stand früher Regenwald; mittlerweile ist er abgeholzt. Auch die früher dort angesiedelte Landbevölkerung wurde spätestens 1985 vertrieben, und das Land wurde von der Miliz der Zuckerbarone eingenommen. Sie vergiftete die Brunnen, walzte die Häuser nieder oder brannte sie ab. Da das Land hügelig ist, eignet es sich nämlich vortrefflich für den Zuckerrohranbau.

Nun steht dort Zuckerrohr – soweit das Auge reicht. Die Landbevölkerung ist allerdings nicht weg, hat aber keinen Grundbesitz mehr und mußte sich in ärmlichsten Behausungen an den Straßenrändern ansiedeln – ohne Trinkwasser, ohne sanitäre Anlagen, ohne Arbeit, hungernd, auf Almosen angewiesen. Nur manche verdingen sich als Zuckerrohrschneider auf den Plantagen, verdienen dort aber in den Erntemonaten so wenig, daß sie ihre Familien nicht davon ernähren können.

Genauso wie immer mehr Menschen in den reicheren Ländern durch immer mehr Zucker immer dicker und durch überschüssigen Zucker auch immer hungriger werden, wird auch die raupenartige brasilianische Zuckerrohrwalze immer hungriger und frißt sich durch immer weitere Gebiete. Denn der Hunger der Zuckerbarone ist riesig.

Auf den Präsidenten Brasiliens, Lula da Silva, wurden während seiner Präsidentschaft von Januar 2003 bis Januar 2011 große Hoffnungen gesetzt, gerade auch von der landlosen Bevölkerung. Aber noch heute müssen 5 Mio. landlose Brasilianer und Brasilianerinnen auf einen angemessenen Lebensstandard warten, u.a. weil sie sich die wegen der Zuckerrohrexpansion steigenden Bodenpreise nicht mehr leisten können.

Die Zuckerraupe knabbert auch am Regenwald Amazoniens. Lula behauptete zwar noch 2008, daß es in Amazonien keinen Zuckerrohranbau gebe, aber die NGO „Soziales Netz für Gerechtigkeit und Menschenrechte“ prangerte zeitgleich die sehr wohl immense Zuckerrohrausbreitung in Amazonien an. Die jährliche Ernte dort beträgt etwa

19,3 Mio. Tonnen jährlich. Das ist zwar nicht wenig, aber gegenüber den Milliarden Tonnen im restlichen Brasilien verhältnismäßig gering.

Was ist der Hintergrund der Zuckerrohrexpansion?

Grünes Saudi-Arabien

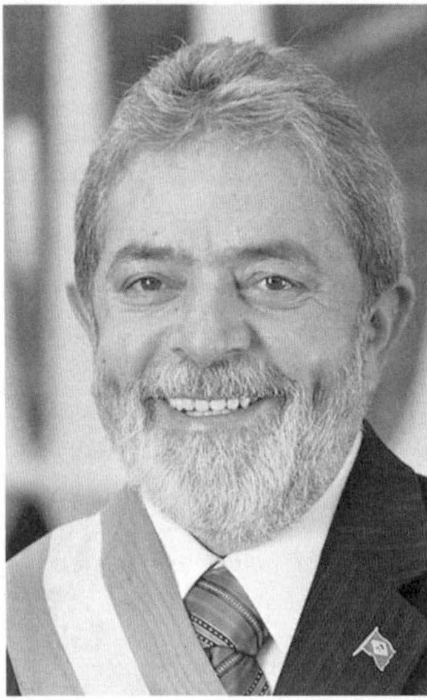

Luiz Inácio Lula da Silva hatte einen Traum: Er wollte Brasilien zu einer Art grünem Saudi-Arabien machen, zu einem der mächtigsten Energielieferanten der Welt – mittels Ethanol aus dem Zuckerrohr. Ziel sollte es sein, bis 2025 10 % der weltweiten Benzinnachfrage zu decken. Bereits bis 2020 will man 1,05 Mrd. Tonnen Zuckerrohr ernten.

Die USA setzen beim Bioethanol auf Mais, Brasilien auf Zuckerrohr. Um die Zielvorgabe für 2025 zu erreichen, muß die heutige Fläche von 8.800 km² Zuckerrohranbau (Stand 2010) ungefähr versechsfacht werden. Die damit verbundene Naturvergewaltigung wird allerdings von immer mehr Menschen nicht mehr geduldet, und immer mehr engagieren sich für ihre versklavten Mitmenschen und die zunehmend zerstörte Natur. Auch international nimmt die Kritik an der fortschreitenden Regenwaldvernichtung beständig zu.

Die Rinder fressen den Regenwald

Wegen dieser internationalen Kritik lenkte Lula da Silva ab 2007 ein und verkündete eine Zonierung Brasiliens, wodurch einerseits große und weitere Gebiete für den Zuckerrohranbau geöffnet wurden, dieser andererseits aber in anderen Gebieten verboten wurde. Das hatte zur Folge, daß mit Ausnahme der bestehenden Flächen in Amazonien kein Zuckerrohr mehr angebaut werden durfte, ebensowenig im Pantanal, dem südlich von Amazonien gelegenen Binnenland-Feuchtgebiet. Ob diese Zuckerrohrverbote eingehalten werden, scheint heute allerdings mehr als fraglich, denn das Pantanal ist immer mehr durch Ethanolfabriken und Soja- und Zuckerrohrplantagen bedroht, deren giftige Abwässer ins Pantanal fließen. Eine Studie der Umweltorganisation Conservation International do Brasil nimmt sogar Schlimmstes an: daß die Pflanzenwelt schon im Jahr 2050 komplett ausgelöscht sein könnte, wenn die Zerstörung im gleichen Tempo weitergeht wie bisher.

Trotzdem war die Zonierung durch Lula da Silva teils auch ein mächtiger Hieb gegen die Zuckerindustrie, aber nur ein Pyrrhussieg für den Regenwald. Denn der gierigen Zuckerrohrraupe wurden statt der bisherigen 8,8 Mio. ha Anbaufläche insgesamt 64,7 Mio. ha als geeignete Anbaufläche zugewiesen. Im Zuge dieser Zonierung fielen die besten Böden mit genügend Wasser an den Zuckerrohranbau, vor allem im Südosten Brasiliens. Dort liegen bzw. lagen allerdings die Viehweiden. Durch die Neuzuteilung wurden und werden die Viehzüchter mit ihren Tieren von den Weiden verdrängt und ziehen verstärkt nach Norden, immer dichter an den Regenwald heran und in seine Gebiete hinein. Die Rinder fressen also den Regenwald, wie Greenpeace im Mai 2009 formulierte.

Die staatlichen Anreize sind gewaltig. Viehzüchter, die die Bewirtschaftung ihrer Viehweiden auf Zuckerrohr umstellen, oder diejenigen, die dafür geeignete Flächen kaufen oder pachten, bekommen staatliche Hilfen in Form günstiger Kredite. Zusätzlich werden auch ausländische Firmen ins Land gelockt.

Lula da Silva unterzeichnete allerdings auch 2009 ein internationales Abkommen:

„Um den brasilianischen Alkoholtreibstoff international hoffähig zu machen, unterzeichnete Lula bereits am 25. Juni die Kriterien für einen freiwilligen Pakt für ein Sozialsiegel der Zuckerrohrunternehmen und Ethanolproduzenten. (‚Nationale Vereinbarung zur Vervollkommnung der Arbeitsbedingungen im Zuckerrohrsektor', Compromisso Nacional para Aperfeiçoar as Condições de Trabalho na Cana de Açúcar). Angesichts der Tatsache, daß in den letzten drei Jahren jeweils etwa die Hälfte der aus sklavenanalogen Arbeitsverhältnissen befreiten Arbeiter im Zuckerrohrsektor gearbeitet hatten, ist der Titel der reinste Euphemismus. – Lula hatte die Sozial-Zertifizierung Mitte Juni auf dem Gipfel der ILO in Genf bekanntgegeben, womit sich auch hier zeigt, daß es vor allem um Werbewirksamkeit geht. Nach Angaben der Landpastorale CPT gehen die Kriterien nicht über das hinaus, was ohnehin in der Gesetzgebung festgelegt ist: Zugang von Gewerkschaftsvertretern zum Arbeitsplatz, sicherer und kostenloser Transport der Arbeiter ins Feld, korrekte Einhaltung der zuvor vereinbarten Bezahlung und Ausrüstung

mit Schutzkleidung. Einzig der in dem Dokument vereinbarte Ausschluß von Unter-Unternehmern stelle eine Neuheit dar. Also auch für die sozialen Aspekte ein Billigsiegel für den Zuckerrohrsektor." (http://www.quetzal-leipzig.de/lateinamerika/brasilien/damit-die-welt-in-brasilien-einkauft-anbauplanung-fur-zuckerrohr-19093.html)

Das Waldgesetz

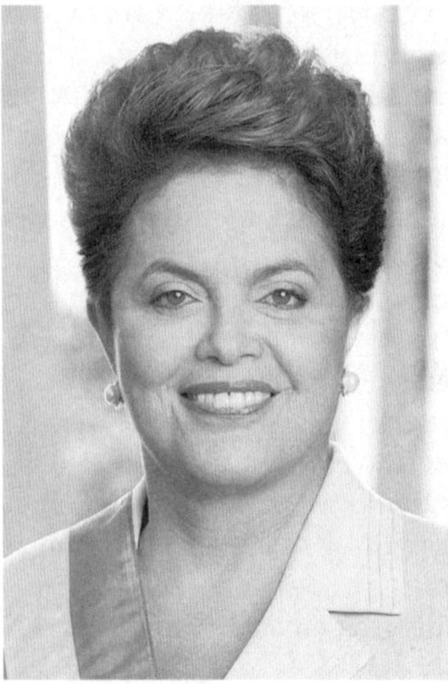
© CC-By-SA 3.0 Ricardo Stuckert

Die am 26. Oktober 2014 knapp wiedergewählte Nachfolgerin Lulas im Präsidentenamt, Dilma Rousseff, hatte es in den letzten Jahren mit einem brisanten Waldgesetz zu tun, welches auch international großen Wirbel hervorrief. Auch wenn sie durch zwei Vetos Schlimmstes verhinderte, wurde es doch am Nikolaustag 2012 mit sehr großer Mehrheit im Parlament beschlossen. Es ist ein weitgehend von der Agroindustrie beeinflußtes Gesetz, welches den Regenwald in weiteren Schritten vernichten wird. Die Abholzung der Bäume zugunsten von Soja soll z.B. erheblich erleichtert werden, und sensible Waldregionen, wie Hänge und Flußufer, werden der Vieh- und Plantagenwirtschaft geöffnet.

Insgesamt wird der Regenwald seit 2004 massiv zerstört. Jede Minute gehen Flächen in der Größe dreier Fußballfelder verloren. Die Zerstörungswalze frißt sich beständig von Süden und Südosten nach Norden in den Regenwald hinein und verändert merklich das Klima Brasiliens. Und es geht immer nach demselben Schema: Zuerst baut man Straßen in den Regenwald hinein, legt Pipelines und errichtet Staudämme. Dann kommen die Holzfäller – falls nötig, werden auch die Ureinwohner vertrieben oder getötet –, fällen die Bäume und holen das wertvolle Holz heraus. Das restliche Unterholz wird von der Sonne getrocknet und anschließend von den Menschen abgefackelt. Dann ziehen die Viehherden ein.

Der sterbende Fluß

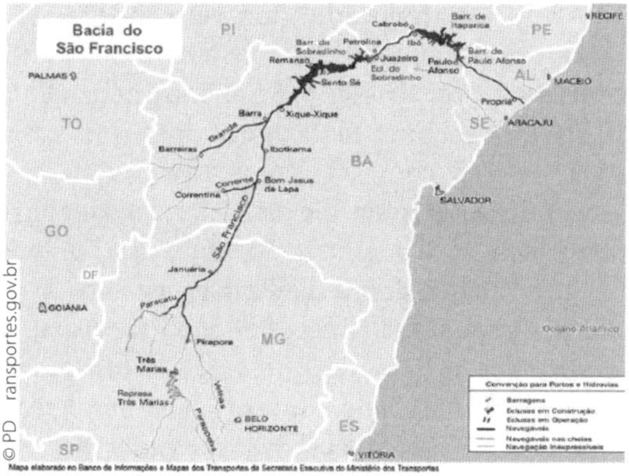

Mapa elaborado no Banco de Informações e Mapas dos Transportes da Secretaria Executiva do Ministério dos Transportes

Ein besonders trauriges Kapitel ist die Naturzerstörung in der Cerrado-Steppe im südöstlichen zentralen Hinterland Brasiliens. Man nennt sie die „Mutter der Gewässer", denn sie speist riesige Wassereinzugsgebiete Brasiliens; u.a. befindet sich in ihr auch das Quellgebiet des São Francisco. Dieser Fluß hat in Brasilien fast mythische Bedeutung, er wird in vielen Liedern ehrfürchtig besungen und *Velho Chico* (Alter Franz) genannt. Amerigo Vespucci entdeckte ihn am 4. Oktober 1501, dem Gedenktag des Hl. Franziskus, wodurch der Fluß seinen Namen erhielt.

Im Quellgebiet des São Francisco gibt es 300 Vogel- und 7.000 Pflanzengattungen. Ein großer Teil von ihnen ist vom Aussterben bedroht.

Seit 1970 steht in der Gemeinde Lagoa da Prata (Silberlagune) die Zuckerfabrik des Zuckerbarons Luciano. 2009 wurde sie vom französischen Mischkonzern Louis Dreyfus (Agrar, Metall, Schiffbau, Energie, Immobilien) übernommen und von Zucker- auf Ethanolproduktion umgestellt. Auf dem Gelände der ehemaligen Zuckerfabrik Lucianos wurde sogar der Lauf des São Francisco umgeleitet, um die Transportmöglichkeiten der Fabrik zu erleichtern. – Weitere Zucker- und Ethanolfabriken siedelten sich obendrauf in der Region an – mit gravierenden Folgen für die Natur. Oft wird der Wald verbotenerweise heimlich abgeholzt oder nachts durch Brandrodung dezimiert. Um die gefällten Bäume zu verstecken, werden sie schnell vergraben.

Dieser rücksichtslose Raubbau führt nicht nur zur Vernichtung des Regenwalds, sondern nimmt auch immer mehr Tieren ihren Lebensraum. Sie verenden auf den Straßen, und immer öfter findet man dort z.B. tote Wölfe, Füchse, Ameisenbären, Waschbären, Fischotter, Gürteltiere, Schlangen, Kormorane, Eulen, Leguane und konstatiert ein auffälliges Fischsterben im São Francisco.

Das ganze Land um die Lagoa da Prata herum ist weitgehend zerstört und der São Francisco am Versiegen, weil sein Wasser vorwiegend für die Zucker- und Ethanolproduktion verwendet wird: das Bewässern der Zuckerrohrfelder und die Kühlung der Kessel. Insgesamt werden vor Ort 500 Liter Wasser pro Sekunde gebraucht. Pro 1 Liter erzeugtem Ethanol rechnet man insgesamt 3.500 Liter Wasserverbrauch.

Beständig steigt auch in dieser Region die Zahl der Zuckerrohrplantagen und Ethanolfabriken, so z.B. eine in Bambui, drei weitere in Arcos und Iguatama. Sie erreichen damit die Pufferzone zum „Nationalpark Serra da Canastra", dem Quellgebiet des São Francisco:

"Der Zuckeranbau kommt bis ans Ufer des Stausees, ja fast bis in den Stausee hinein. Sie haben die Umgebung total entwaldet und haben Brandrodung betrieben. Dies ist ein großes Risiko für die ganze Region. Die Bundesanwaltschaft hat das Unternehmen verklagt, und wir hoffen, daß die Fläche bald wieder hergestellt wird und die Verantwortlichen für die Umweltschäden bestraft werden. Die zuständigen Organe müssen unbedingt diese Aktivitäten überwachen, denn die Zuckermonokultur zieht ernsthafte Umweltprobleme nach sich. Für Brasilien müßte ein diversifiziertes Anbausystem oberste Priorität haben", erklärte Joaquim Maia Neto, Leiter der für den Canastra-Nationalpark zuständigen Umweltbehörde." (http://www.quetzal-leipzig.de/lateinamerika/brasilien/zuckerrohrmonokultur-verwuestet-steppe-am-oberen-sao-francisco-19093.html)

Einen besonderen Giftcocktail sprühen zudem die Flugzeuge von Louis Dreyfus in die Landschaft:

„Dario Paulinelli, Staatssekretär für Landwirtschaft und Umwelt in der Gemeinde: ‚Das Unternehmen Louis Dreyfus hat viele Pachtverträge mit den Kleinbauern der Region geschlossen – mit großen Folgen für die Umwelt. Das Unternehmen sprüht das Gift vom Flugzeug aus und trifft damit die benachbarten Bauern sowie die Bevölkerung der umliegenden Städte. Die Zuckerbetriebe fällen gesetzlich geschützte Edelhölzer (Pequizeiro, Gameleira), bauen Zuckerrohr nahe den Flußquellgebieten an und mißachten die Umweltgutachten. Viele Tiere sterben aufgrund der Waldvernichtung.'" (ebd.)

Durch das Abbrennen der Zuckerrohrfelder und die umherfliegende Asche werden die benachbarten Felder der Kleinbauern vergiftet, so daß jeglicher Ackerbau verunmöglicht wird; und wer kann, verpachtet oder verkauft sein Land an die Zuckerbarone. Die kleinbäuerliche Landwirtschaft stirbt wie die Flüsse der Region. Die Zucker- und

Ethanolbetriebe halten nicht einmal die bescheidenen bestehenden Gesetze ein:

„Zwar werben die Unternehmen mit der Schaffung von Arbeitsplätzen und mit ihrem Beitrag zur Entwicklung, doch lokale Organisationen prangern die Tatsache an, daß die Zuckerbetriebe weder Arbeits- noch Umweltgesetze einhalten. ‚Sie verwenden starke Gifte, die die Gesundheit der Bevölkerung und der Arbeiter angreifen. Wo früher Mais, Bohnen, Kaffee und andere Nahrungsmittel angebaut sowie Milch produziert wurden, gibt es heute nur noch Zuckerrohr. Es gibt keinen Kredit für die Kleinbauern, aber die Banco do Brasil hat Geld im Überfluß für die Förderung von großen Zuckerbetrieben, die die Cerrado-Steppe und Amazonien zerstören', erklärt Carlos Santana, Berater der Landarbeitergewerkschaft von Bambuí." (ebd.)

Vom São Francisco sind 40 Millionen Menschen abhängig, aber er führt nur noch ein Fünftel seiner ursprünglichen Wassermenge. Die Bewässerungsstruktur des Flusses wurde mit vielen Millionen Dollar so stark verändert, daß das Wasser fast nur noch von der Zuckerindustrie genutzt wird und viele Dörfer vom Wasser abgeschnitten sind.

Lula da Silva war einst angetreten, den armen Menschen des Nordens das Wasser zu bringen. Dafür sollte der nordöstliche Verlauf des São Francisco in einem gigantischen, aber sinnleeren Vorhaben weitere 700 km nach Norden verlegt werden und viele Dörfer zusätzlich mit Wasserleitungen aus dem Fluß gespeist werden. Dilma Rousseff hat dieses Versprechen erneuert, und da Lula in vier Jahren eine erneute Präsidentschaft erwägt, möchte er gerne diese Gigantomanie als sein Projekt vorzeigen können. Aber daraus ist bis heute nichts geworden, was auch kaum möglich ist, denn der São Francisco führt kaum noch Wasser. Das Vieh verdurstet im heißen Nordosten, und es regnet immer weniger.

Das Klima verändert sich

Noch bemüht sich ein Konsortium aus Militär und Baufirmen um die Verlegung des São Francisco in die nördlichen Dürregebiete, aber wegen der Wasserknappheit des São Francisco ist dieses Projekt zum Scheitern verurteilt, verstärkt durch die schlimmste Dürre seit 100 Jahren. Weiten Teilen Brasiliens geht das Wasser aus, da die Reservoirs fast leer sind. Im Quellgebiet des São Francisco ist der Alte Franz schon so gut wie ausgetrocknet. Und das in dem Land, das noch nie Probleme mit fehlendem Wasser hatte! Denn in Brasilien gibt es die größten Süßwasservorräte der Welt.

Seit einiger Zeit verändert sich das Klima deutlich. Es wird trockener und trockener, da es immer später regnet. Ursache ist die zunehmende Vernichtung des Regenwalds, und die regengefüllten Wolken von Amazonien ziehen immer seltener nach Süden.

Fahrradfahren im Fluß

Der São Francisco wird insgesamt durch neun Wasserkraftwerke unterbrochen – für die Energie- und Wasserversorgung vor allem der Zuckerindustrie. In verschiedenen Abschnitten kann man bereits im Flußbett Fahrrad fahren, und dort, wo der São Francisco in den Atlantik fließt, kann man bereits 20 km vor der Mündung Meeresfische im Fluß antreffen, da die Flußströmung nicht mehr gegen die Meeresgewalt ankommt. Die Kraft des Meeres hat sogar ein Dorf im Flußmündungsbereich weggespült.

Insel der Witwen

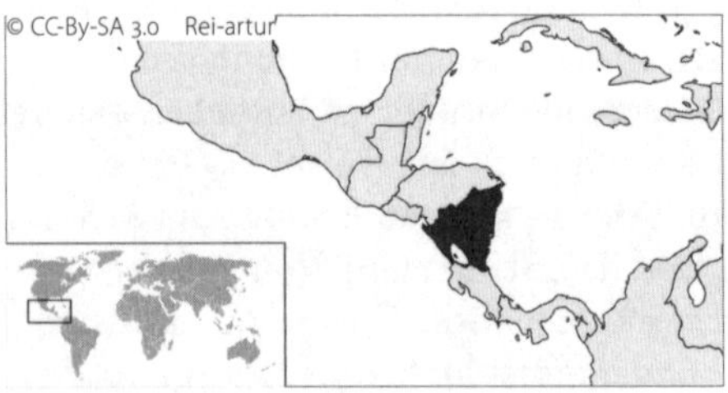

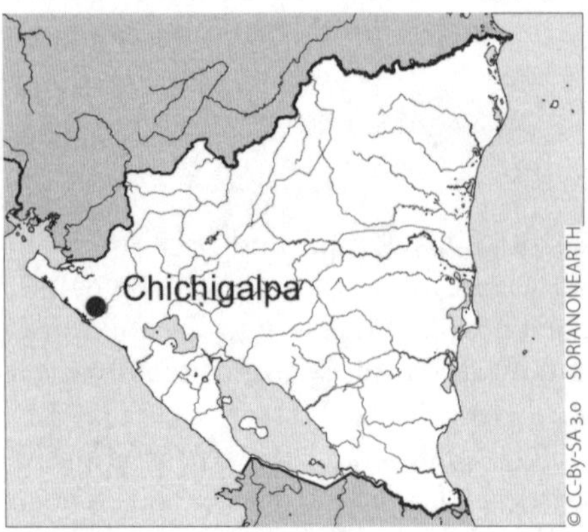

In Nicaragua, nahe der Stadt Chichigalpa, liegt das Dorf La Isla (die Insel). Seit einiger Zeit hat es einen traurigen neuen Namen bekommen: La isla de viudas (Insel der Witwen). Sieben von zehn Männern aus dem Dorf leiden regelmäßig unter Niereninsuffizienz und sterben in der Folge. Ihre Nieren werden dabei immer kleiner, bis sie nicht mehr arbeiten. 6.000 Männer sind bereits gestorben, 4.000 weitere leiden an der Krankheit und warten auf ihren Tod.

30.000 ha in der Region um Chichigalpa gehören der Zuckerfabrik San Antonio, die zur Pellas-

Gruppe gehört. Seit Jahrzehnten sind die Einwohner der Gegend von diesem Zuckerkonzern abhängig, fast alle Männer arbeiten auf den Zuckerplantagen, selbst einige Frauen und Kinder.

In ganz Nicaragua ist der Pestizid- und Herbizideinsatz immens, u.a. mit dem durch die WHO verbotenen Mittel Paraquat. Oft werden die Pestizide ohne entsprechende Schutzkleidung auf die Zuckerrohrfelder gesprüht und vergiften zunehmend das ganze Land. Dieser Giftcocktail – verbunden mit der mörderischen Arbeit auf den Zuckerrohrfeldern und dem enormen Wasserverlust bei dieser Arbeit – ist vermutlich die Ursache der Niereninsuffizienz der Männer der Insel der Witwen.

Wer krank ist, wird von den Zuckerbaronen entlassen. Um die Familie zu ernähren, gehen die Söhne auf die Felder und erkranken ebenfalls. Medikamente kann sich kaum jemand leisten, eine Sozialversicherung haben auch nur die wenigsten, und die toxische Wirkung des Giftcocktails wird seitens der Regierung nicht anerkannt. Das verdeutlicht die enge Verknüpfung der Zuckerindustrie mit der ehemals linken Regierung Ortega.

Die gesamte Bevölkerung der Region wartet kontinuierlich auf den nahen Tod der Männer. Manche Frau hat bereits den dritten Mann und wird auch diesen als dreifache Witwe überleben, wie Tom Noga in seiner Reportage *Nicaragua. Die Insel der Witwen* beschreibt. (http://www.deutschlandradiokultur.de/nicaragua-die-insel-der-witwen.1076.de.html?dram:article_id=290910)

Lebende Tote

Die Lebensperspektive der jungen Menschen ist hoffnungslos und wird absolut durch das Sterben der Männer bestimmt, auch schon in der Schule. Und so schreibt Laura Verweyen in einem Bericht über die jungen Menschen im Tal der Witwen:

„Im Schulhof sitzt eine Gruppe junger Männer. Sie diskutieren darüber, welche beruflichen Möglichkeiten sich ihnen nach ihrem Schulabschluß bieten. Einige würden gerne eine Ausbildung bei einem Schweißer in einem Nachbardorf beginnen. Alle haben Angst vor der Arbeit auf den Zuckerrohrplantagen. Einer der jungen Männer formuliert seine Ängste und Wünsche so: ‚Ich möchte einmal eine Freundin haben. Gerade will mich kein Mädchen. Sie denken alle, daß ich wie mein Vater auf den Zuckerrohrfeldern arbeiten werde. Sie denken, ich bin ein lebender Toter.'" (http://tank-und-tellerrand.txtxtxt.de/zuckerrohr-und-die-insel-der-witwen/)

Niereninsuffizienz am Beginn und am Ende der Zuckerkette

Normalerweise leiden Menschen mit Diabetes, Adipositas und hohem Blutdruck in der Folge an Niereninsuffizienz; aber in Nicaragua und auch in den anderen Staaten der Karibik, Mittelamerikas und in Kolumbien leiden diejenigen unter dieser Krankheit, die zur Zuckergewinnung beitragen – den Zucker, den viele aus den reicheren Ländern in ihrer Nahrung zu sich nehmen, wodurch viele adipös werden, Diabetes bekommen und gegebenenfalls auch Niereninsuffizienz, wenn auch aus gänzlich anderen Gründen. Die einen essen zuviel, die anderen können von ihrer Arbeit nicht leben und verzichten sogar weitgehend auf Trinkwasser und Nahrung während ihrer mörderischen Arbeit auf den Zuckerrohrfeldern, um möglichst viel Zuckerrohr schneiden zu können.

Unsere Verantwortung: Interesse für den Zucker

Die Ernte des Zuckerrohrs ist alles andere als ein Zuckerschlecken; sie ist mörderisch und menschenverachtend. Wofür die einen buckeln, das genießen die anderen gedankenlos. Zucker vernichtet den Menschen auf vielfältige Weise – durch die Erntearbeit, als Droge, infolge von Zukkerkrankheiten – und nicht zuletzt durch die Zerstörung der Umwelt.

Andererseits ist Zucker aber auch Mittel zum Leben, nicht nur ein Lebensmittel, Stoff für das Erwachen der Individualität.

Zucker ist Licht und ist Schatten.

Und wie fast immer kommt es auf jede einzelne, jeden einzelnen von uns an, inwieweit wir bereit sind, uns mit einem Stoff wie dem Zucker auseinanderzusetzen, uns für alle Zusammenhänge seines Wesens zu interessieren, seine Licht- und Schattenseiten zu entdecken bzw. aufzudecken und für das eigene Leben daraus Konsequenzen zu ziehen.

Droge Zucker
Interview mit Dr. Hans-Ulrich Grimm

von Wolfgang Weirauch

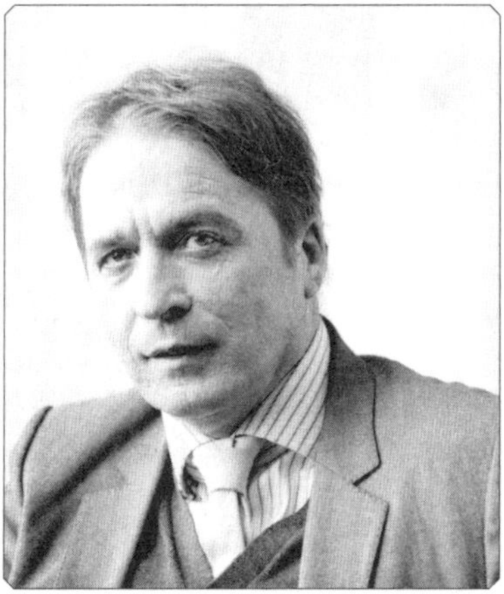

Dr. phil. Hans-Ulrich Grimm, *geb. im Allgäu, lebt als Publizist und Verleger in Stuttgart. Studierte in Heidelberg Geschichte, Germanistik und Erziehungswissenschaften, war anschließend Redakteur der Schwäbischen Zeitung und von 1989 bis 1996 Stuttgarter Korrespondent des Nachrichtenmagazins Der Spiegel. Schreibt seither vorwiegend Bücher; viele davon wurden Bestseller. Die Gesamtauflage liegt mittlerweile bei einer Million Exemplaren. Daneben schreibt der Autor auch für Zeitungen und Zeitschriften wie Stern,* GEO, *Neue Zürcher Zeitung und Zürcher Tagesanzeiger.*

Sein wichtigstes Werk, Die Suppe lügt, *ist in einer Gesamtauflage von über 300.000 Exemplaren erschienen und gilt mittlerweile als Klassiker der modernen Nahrungskritik. 2014 erschien eine umfassend aktualisierte und erweiterte Ausgabe des Dauersellers, der erstmals im Jahre 1997 publiziert wurde.*

Für seine Bücher recherchiert er weltweit, in Europa, den USA, *in Japan, China und der Südsee. Er besichtigt Lebensmittelfabriken, interviewt Forscher und Politiker, befragt Ernährungsmediziner und ihre Patienten. Und er fahndet nach dem guten Essen, bei engagierten Bauern, guten Gärtnern und begabten Köchen.*

Den kulinarischen Angelegenheiten widmete er sich zunächst vornehmlich aus feinschmeckerischer Neigung und verfaßte als Lokalredakteur Gastrokritiken unter dem Pseudonym „Theo Trüffel“. *Seine jahrelangen Recherchen in der schönen neuen Welt der industrialisierten Nahrungsmittel bewegten ihn dazu, sämtliche Erzeugnisse von Nestlé, Knorr & Co aus den Küchenregalen zu verbannen, zugunsten frischer Ware von Märkten und Bauern.*

Seine Erkenntnis: Genuß und Gesundheit gehören zusammen.

Der Autor lebt vorwiegend von Bio-Ware, er bezeichnet sich als „praktizierenden Anhänger von Selbstgekochtem".

Er bietet jetzt, zusammen mit einem Team aus Wissenschaft und Journalismus, einen Informationspool zu Ernährung und Gesundheit an: DR. WATSON, DER FOOD-DETEKTIV *(www.food-detektiv.de). Im zugehörigen Verlag* DR. WATSON BOOKS *erschien zuletzt:* Die Kalorienlüge. Über die unheimlichen Dickmacher aus dem Supermarkt *(www.watson-books.de).*

Bibliographie

- Junk Food – Krank Food. 100 gute Gründe, ein echter Besser-Esser zu werden: *Gräfe und Unzer 2014*
- Die Suppe lügt. Die schöne neue Welt des Essens: *Klett-Cotta; aktualisierte Neuausgabe: Droemer 2014*
- Chemie im Essen. Lebensmittel-Zusatzstoffe: Wie sie wirken, warum sie schaden: *Knaur 2013; (mit Bernhard Ubbenhorst und Maike Ehrlichmann; aktualisierte und erweiterte Ausgabe von Echt künstlich: Dr. Watson Books 2007)*
- Garantiert gesundheitsgefährdend. Wie uns die Zuckermafia krank macht: *Droemer 2013*
- Vom Verzehr wird abgeraten. Wie uns die Industrie mit Gesundheitsnahrung krank macht: *Droemer 2012*
- Leinöl macht glücklich. Das blaue Ernährungs-Wunder: *Droemer 2012 (2006); (mit Bernhard Ubbenhorst und Maike Ehrlichmann)*
- Die Ernährungslüge. Wie uns die Lebensmittelindustrie um den Verstand bringt. *Aktualisierte Neuausgabe 2011 (Droemer 2003)*
- Die Ernährungsfalle. Wie die Lebensmittelindustrie unser Essen manipuliert – Das Lexikon: *Heyne 2010*
- Der Bio-Bluff. Der schöne Traum vom natürlichen Essen: *Hirzel 2010 (1999).*
- Tödliche Hamburger. Wie die Globalisierung der Nahrung unsere Gesundheit bedroht: *Hirzel 2010; (aktualisierte Neuausgabe von: Aus Teufels Topf. Die neuen Risiken beim Essen: Klett-Cotta 1999)*
- Die Kalorienlüge. Über die unheimlichen Dickmacher aus dem Supermarkt: *Dr. Watson Books, 3. Auflage 2009 (2008)*
- Katzen würden Mäuse kaufen. Schwarzbuch Tierfutter. *Deuticke im Zsolnay Verlag 2007, Taschenbuch bei Heyne 2009*
- Die Wahrheit über Käpt'n Iglo und die Fruchtzwerge *(zusammen mit Annette Sabersky): Knaur 2005; (ursprünglicher Titel:* Mund auf, Augen auf: *Der Ernährungsberater für Eltern und Kinder: Droemer 2002)*

- Vitaminschock. Die Wahrheit über Vitamine: *Wie sie nutzen, wann sie schaden; (zusammen mit Jörg Zittlau): Droemer 2002*
- Vorsicht Geschmack! Was ist drin in Lebensmitteln; (*zusammen mit Cornelia Hoicke und Udo Pollmer): Hirzel Verlag 1997; als Taschenbuch bei Rowohlt.*

Ist Ihnen schon einmal der Gedanke gekommen, daß Zucker eine mit Nikotin und Alkohol vergleichbare Droge ist? Wenn dem so wäre, dann wären die Verkäufer von Süßwaren Dealer und die Produzenten von Süßigkeiten und gesüßten Nahrungsmitteln Drogenproduzenten.

Natürlich werden solche Gedanken durch die Werbung, die Nahrungsmittelkonzerne, durch Politik und Wissenschaft vermieden, und es wird alles getan, damit nicht solche Schlüsse gezogen werden. Aber sind sie deswegen falsch?

Zucker löst im Gehirn ähnliche Effekte aus wie Nikotin und Alkohol. Seit einigen Jahrzehnten wird ein immer größerer Teil unserer Nahrung mit immer mehr versteckten Zuckern oder Zuckerersatzstoffen überflutet. Fast alles wird immer süßer.

Und immer mehr Menschen werden immer dicker. Hauptverursacher für Adipositas ist Zucker, nicht Fett; für Diabetes und andere Krankheiten ohnehin. Immer mehr Menschen essen sich krank, opfern sich in Folge für das Bruttoinlandsprodukt und fördern die Zuckerindustrie. Auch der vielfach so gerühmte „gesunde Zucker", der industriell hergestellte Fruchtzucker, ist alles andere als ein Ausweg, sondern verschärft noch die Zuckerproblematik in ihren krankmachenden Folgen.

Hier sind wir alle in der Pflicht, aufmerksamer zu werden: für unsere eigene Ernährung und Gesundheit, genauso aber für die weltwirtschaftlichen Zusammenhänge. Denn der weiße Zucker, den wir vielleicht in unseren Kaffee schütten, ist nicht so rein und weiß und unschuldig, wie man vielleicht denkt, sondern oft blutrot, also Blutzucker. Vielleicht ist dieser Zucker unter sklavenähnlichen Bedingungen, vielleicht durch Kinderarbeit produziert worden. In der Welt des Zuckers lauern viele verborgene Interessen der staatlichen und vor allem der privaten Zuckervereinigungen und der Zuckerindustrie – die manche Zuckerkritiker in ihrer Gesamtheit als Zuckermafia bezeichnen.

Hans-Ulrich Grimm hat es als Food-Detektiv geschafft, wie in vielen seiner Bücher, auch den Zucker und seine verborgenen Zusammenhänge in seinem neuen Buch *Garantiert gesundheitsgefährdend* (München 2013) so vielfältig zu beleuchten, daß man sich nach der Lektüre fragt, wie es angehen kann, daß die Welt des Zuckers eine so geheimnisvolle, verborgene ist, und mit Sicherheit wird man den eigenen Zuckerkonsum kritisch hinterfragen und verändern. In folgendem Interview beleuchten wir verschiedenste Bereiche dieser verzuckerten Welt.

Wolfgang Weirauch: Werden durch Zuckerkonsum dieselben Aktivitätsmuster im Gehirn in Gang gesetzt wie beim Drogenkonsum, bis hin zum Kontrollverlust? Ist Zucker eine Droge wie Nikotin und Alkohol, auch mit entsprechenden Entzugserscheinungen?

Hans-Ulrich Grimm: Genau dies sagen die amerikanischen Zukkerkritiker, auch daß Zucker im Gehirn diese Effekte hat. Und sie fordern, daß man mit Zucker gesetzlich genauso vorgeht wie in bezug auf Nikotin und Alkohol. Mit den harten Drogen wie Heroin, Kokain, Crack oder Crystal Meth ist Zucker natürlich nicht zu vergleichen. Auf der anderen Seite muß man aber auch sehen, daß die Verfügbarkeit von Zucker, vor allem in der Nahrung, sehr viel größer ist als die von harten Drogen. Wenn Sie am Bahnhof oder auf dem Flughafen stehen, gibt es dort zwar keinen Heroin-Automaten, aber es gibt einen Coca-Cola-Automaten, und gleich daneben die Automaten mit all den anderen Süßigkeiten. Die Zugriffsmöglichkeit für alle Menschen, die gerne Süßes essen wollen, ist ungleich größer als die der Drogensüchtigen in bezug auf harte Drogen.

Von innen verfetten

W.W.: Ist die Ursache der zunehmenden Dickleibigkeit vor allem Bewegungsfaulheit, Fett oder Zucker?

H.-U. Grimm: Es ist vorwiegend Zucker. Bewegungsfaulheit kann man schon einmal abhaken, denn hier gibt es genügend Berechnungen, wie wenig Kalorien man durch körperliche Anstrengung verliert. Wenn man die Ernährung nicht umstellt, wird man es nie mit körperlicher Bewegung schaffen, erheblich abzunehmen. Die Nahrung spielt die Hauptrolle, und unter den verschiedenen Nahrungsstoffen ist der Zucker, vor allem auch die versteckten Zuckerarten in den jeweiligen Nahrungsmitteln, der Hauptauslöser für die Zunahme des Gewichts von immer mehr Menschen.

Versteckte Zucker sind überall in der Nahrung, in den meisten Tütensuppen, in der Fertigpizza, in sehr vielen Müslisorten. Was sich heute alles Müsli nennen darf, das halte ich ohnehin für sehr verwegen. Alle diese Produkte, die Softdrinks ohnehin, sind stark gesüßte Produkte, mit dem Effekt auf den Körper, daß der Zucker in diesen Nahrungsmitteln im Körper überraschenderweise zur Fetteinlagerung führen, zu schlechten Blutfettwerten führen, zu Diabetes und genauso zu Herzproblemen.

W.W.: In der Wissenschaft gilt ja meist, daß besonders Fett die Cholesterinwerte verschlechtere. Aber wenn sich die überschüssige Zuckermenge im Organismus in Fett verwandelt, muß man dann nicht die Ursache der steigenden Cholesterinwerte vor allem im Zucker und nicht so sehr im Fett sehen?

H.-U. Grimm: Mit Sicherheit, denn die überschüssigen Zuckermengen werden im menschlichen Organismus in Fett umgewandelt und eingelagert. Es gibt amerikanische Untersuchungen unter Jugendlichen, die ergaben, daß diejenigen, die am meisten Zucker aßen, auch die schlechtesten Cholesterinwerte hatten. Wobei Cholesterin noch ein Thema für sich ist; es ist ja wissenschaftlich höchst umstritten, ob Cholesterin wirklich der Bösewicht ist, als der es allgemein gilt.

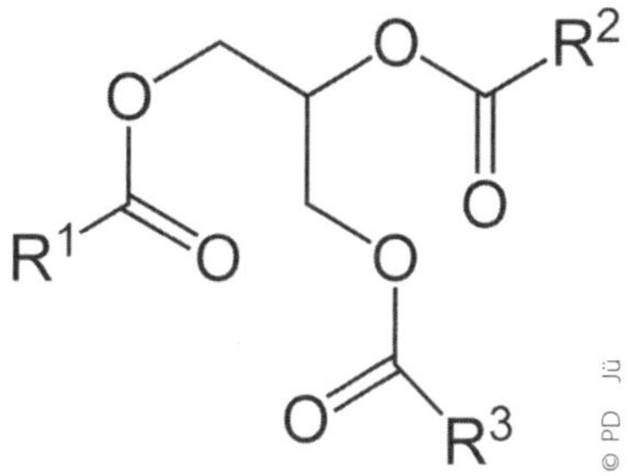

© PD Jü

Allgemeine chemische Struktur von Fetten (R_1, R_2 und R_3 sind Alkyl- oder Alkenylreste mit einer meist ungeraden Anzahl von Kohlenstoffatomen). Wenn die Reste R_1 und R_2 verschieden sind, ist das Triglycerid chiral.

Noch wichtiger sind aber die sogenannten Triglyzeride, die als Indikator für Herzkrankheiten gelten. Und auch hier kann man annehmen, daß die Ursache der vermehrten Triglyzeride nicht das Fett, sondern der Zucker ist. – Zucker wird im Körper zu Fett umgewandelt, was eigentlich ein ganz genialer Trick des menschlichen Organismus ist, denn die Umwandlung zu Fett dient eigentlich der Vorratshaltung. Früher hatten die Menschen keinen weißen Zucker, Süße gab es nur in Form von Obst; also in unseren Breiten meist nur im Sommer. In den Sommermonaten aß der Mensch früher sicherlich eine Menge von Früchten, z.B. Beeren, und die Süße des Obstes wurde im Körper in Fett umgewandelt und u.a. als Fett in der Leber gespeichert. Aber in schlechteren Zeiten, z.B. im Winter, konnte der Organismus das Fett wieder in Zucker zurückverwandeln. Das nennt man Glukoneogenese, also Zuckerneuentstehung. Wenn sich die guten und die schlechten Zeiten in bezug auf Süßes abwechseln, ist dies ein sinnvoller Prozeß.

Heute kommen aber keine schlechten Zeiten, denn der Mensch hat immer Zugriff auf Zucker, er ißt Nutella zum Frühstück, süßes Müsli, trinkt Coca-Cola. Daraus ergibt sich, daß immer mehr Zucker in den Organismus gelangt, der mangels anderer Verwendungszwecke in Fett umgewandelt wird, mit der Folge, daß nicht nur die Leber verfettet, sondern der ganze Körper, von innen her. Und dieses Fett geht auch in das Blut, in dem man dann die besagten Triglyzeride messen kann, die die Risikofaktoren für bestimmte Herzkrankheiten sind. Es gibt einige Studien, die besagen, daß diejenigen Menschen, die viele Softdrinks trinken und allgemein viel Süßes essen, ansteigende Blutfettwerte haben.

Fruchtzucker ist nichts für Diabetiker

W.W.: Sind dann Diätprodukte ohne Fett, aber mit Zucker, nicht ziemlich kontraproduktiv?

H.-U. Grimm: In vielen Diätprodukten war bis vor kurzem Fruchtzucker enthalten. Fruchtzucker wird genauso in der Leber als Fett eingespeichert. Es gab z.B. die Produkte von Schneekoppe, die angeblich für Diabetiker geeignet waren. Aber man kann einem Diabetiker eigentlich nichts Schlimmeres antun, als ihm Produkte mit Fruktose anzubieten. Industrielle Fruktose greift in den Hormonhaushalt der Menschen ein, bringt eigentlich die ganzen Mechanismen des Körpers durcheinander, führt zu Herz-Kreislauf-Erkrankungen und vielem mehr. Viele Diätprodukte warben damit, daß sie weniger weißen Zucker enthielten, aber sie enthielten eben besagte Fruktose, den industriellen Fruchtzucker. Mittlerweile hat sich aber die Gesetzeslage geändert, und man darf nicht mehr damit werben, daß Fruchtzucker für Diabetiker geeignet sei.

Der Teufelskreis beginnt

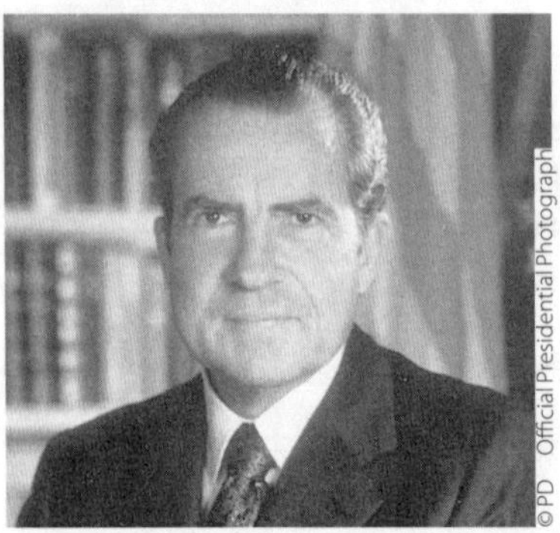

W.W.: In den siebziger Jahren des vergangenen Jahrhunderts kämpfte Richard Nixon in den USA um seine Wiederwahl, und man protegierte seitens der Regierung den Maisanbau und gewann daraus den billigeren Zucker, den Fruktose-Glukose-Sirup. Er wurde zunehmend in immer mehr Lebensmittel integriert. Begann damit der Teufelskreis des steigenden Zuckerkonsums und der daraus folgenden Fettleibigkeit von immer mehr Menschen?

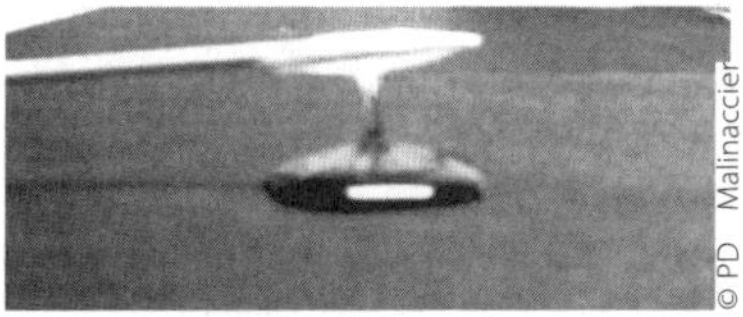

Fruktose-Glukose-Sirup

H.-U. Grimm: Der eigentliche Teufelskreis begann eigentlich schon mit Kolumbus, als er mit seinen Schiffen die ersten Zuckerrohrpflanzen in die Karibik brachte. Aber der von Ihnen angesprochene neuere Teufelskreis ist besonders für die USA relevant, denn der Fruktose-Glukose-Sirup ist dort ein ganz wichtiges Süßungsmittel, vor allem für die verschiedenen Softdrinks, mit denen besonders viele Jugendliche einen Großteil ihres Kalorienbedarfs abdecken. In Deutschland ist dieser Fruktose-Glukose-Sirup nicht in Coca-Cola enthalten. Aber selbstverständlich sind auch hier bei uns in Deutschland sehr viele Produkte mit diesem Sirup gesüßt. Trotzdem ist das Problem nicht ganz so weitreichend wie in den USA.

Ein weiteres Problem ist, daß die Ersatzsüßungsmittel nicht den Zucker ersetzen, sondern oft noch obendrauf kommen: Die Zuckerersatzstoffe, wie z.B. Sorbit, die künstlichen Süßstoffe wie Aspartam, auch die industrielle Fruktose, dienen nicht dazu, den Zucker aus der Nahrungskette zu entfernen, sondern sie kommen on top, obendrauf. Das verschärft die Problematik für den menschlichen Organismus enorm.

Das Geschäft mit Diabetes

W.W.: Der Zuckerkonsum hat sich in den letzten 50 Jahren etwa verdreifacht, und es gibt immer mehr dickleibige Menschen, am meisten in den USA, die wohl das dickste Volk der Erde stellen.

Auch in Deutschland sind 67 % der Männer und 53 % der Frauen zu dick, jeder 5. ist adipös, und es gibt bereits etwa 6 Millionen Diabetiker in Deutschland. Wie schätzen Sie die Zuckersucht samt den körperlichen Folgen im nächsten Jahrzehnt ein, vor allem in bezug auf unsere Sozial- und Gesundheitssysteme?

H.-U. Grimm: Die Steigerungsraten entstehen besonders bei den Alternativen zum Zucker, die noch obendrauf gekommen sind. Und sie verschärfen die gesamte Problematik. Es könnte sein, daß die Zukkerproblematik unsere Sozialsysteme sprengen wird; wir alle legen ja jetzt schon für die Folgen des Zuckergenusses zusammen. Allein die medizinischen Kosten für Diabetes betragen momentan in Deutschland 48 Milliarden Euro pro Jahr, worin nicht einmal die Kosten für den Arbeitsausfall eingerechnet sind.

Aber wenn man z.B. auf einen Diabetikerkongreß geht, wird kaum über die Umstellung der Ernährung gesprochen, und überall werden während des Kongresses Süßigkeiten angeboten. Dann steht z.B. direkt neben dem Informationsstand einer Pharmafirma der Stand mit dem Speiseeis. Und dann gibt es z.B. vor dem Vortragssaal mit Vorträgen über Diabetes Süßigkeiten, gesponsert von Lilly, dem Pharmakonzern, der u.a. Mittel gegen Diabetes produziert. Daran kann man sehen, daß Diabetes auch ein enormes Geschäft ist. Sozusagen „Die perfekte Krankheit" für die Pharmaindustrie, wie es die *Frankfurter Allgemeine Zeitung* formuliert: *„Gäbe es die Zuckerkrankheit nicht, ein geschäftstüchtiger Pharmamanager würde sie gewiß bald erfinden."* Es gibt für die Pharmaindustrie kaum ein besseres Geschäft als Diabetes. Der Umsatz durch Diabetes bringt in den USA 134 Milliarden Euro jährlich, weltweit sind es etwa 385 Milliarden Euro Umsatz pro Jahr.

Dieser Geschäftszweig der Pharmaindustrie ist natürlich darauf angewiesen, daß es einen regelmäßigen Zustrom von Zucker in die Bevölkerung gibt, der den Blutzuckerspiegel hochtreibt, damit man ihn dann hinterher mit Medikamenten wieder senken kann. Trotzdem wird meist offiziell durch die Wissenschaft abgestritten, daß es einen Zusammenhang zwischen Zucker und Diabetes gibt.

Auf Kosten der eigenen Gesundheit die Konzerne füttern

W.W.: Können Sie kurz den Teufelskreis schildern, der dadurch entsteht, daß der Zucker im Körper so schnell ins Blut geht und man dadurch wieder erneuten Hunger bekommt?

H.-U. Grimm: Generell ist es so, daß der vom Organismus aufgenommene Zucker sehr schnell ins Blut gelangt. Dadurch steigt der Blutzuckerspiegel, das Hormon Insulin wird ausgeschüttet, wodurch dann der Blutzuckerspiegel schnell wieder absinkt. Dann entsteht der erneute Hunger, und man ißt wiederum etwas, meist Nahrungsmittel mit Zucker. Das ist der Teufelskreis.

Zudem werden die Hormone, die dem Menschen normalerweise mitteilen, daß er satt ist, durch Insulin blockiert. Das sogenannte Schlankheitshormon Leptin in erster Linie, was eigentlich eine sinnvolle Einrichtung des Organismus ist. Auch die Fruktose drosselt den Leptin-Ausstoß. Das war in früheren Zeiten sehr sinnvoll, als die Menschen im Sommer viel Obst aßen – und die Sättigungsmecha-

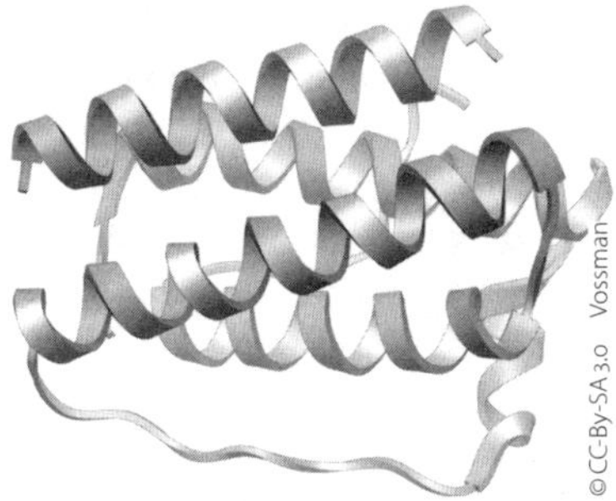

Leptin nach PDB 1ax8

nismen ausgeschaltet wurden, damit der Körper einen Vorrat anlegen konnte.

W.W.: Also etwas plakativ zugespitzt: Zucker in der Nahrung führt dazu, daß man mehr ißt, dick wird und auf Kosten der eigenen Gesundheit die Lebensmittel- und Pharmakonzerne füttert?

H.-U. Grimm: So ist es. Den geschäftlichen Effekt gibt es aber auf sehr vielen Ebenen, auch in der Landwirtschaft. Die Bauern, die Zuckerrüben anbauten, waren meist die reichsten Bauern. Besonders auffällig ist es in der zuckerverarbeitenden Industrie. Der reichste Mann Österreichs ist der Hersteller von Red Bull, zu den reichsten Menschen Italiens gehört die Familie Ferrero, und über die gigantischen Profite von Coca-Cola – dieser Konzern trägt 10 % des Weltzuckerkonsums bei – braucht man eigentlich nicht mehr zu sprechen. Auf der anderen Seite verdient die Pharmaindustrie mit den Insulin-Präparaten.

W.W.: Müßte man dann nicht eigentlich die Nahrungsmittelkonzerne, vor allem die Fast-Food-Ketten und die Softdrink-Hersteller, als Drogendealer bezeichnen?

H.-U. Grimm: Das ist ein Vergleich, der in letzter Zeit häufig aufgekommen ist. In den Medien wurde oft über die Droge Zucker gesprochen, z.B. im *Spiegel* und im *Stern*. Wenn man den Zucker als Droge ansehen will, dann müßte man folglich auch die Zuckerverteiler als Dealer ansehen. Die *Zeit* verglich die zuckerherstellende und zuckerverbreitende Industrie ja auch mit einer Mafia, wobei der Unterschied zu den Organisationen, die man normalerweise unter Mafia versteht, der ist, daß die Zuckermafia ihre Produkte legal vertreibt. Die zuckerverarbeitende Industrie hat im Laufe der Jahrhunderte so viel Einfluß auf die Gesetze der Länder ausgeübt, daß alles erlaubt ist und staatlicherseits gefördert wird.

Industrieller Fruchtzucker macht krank

W.W.: Besonders erschreckend fand ich auch in Ihrem Buch *Garantiert gesundheitsgefährdend* (München 2013) das Kapitel über den Fruchtzucker. Es gibt ja immer mehr Menschen, die keinen Fruchtzucker mehr vertragen können, die unter Fruktosemalabsorption leiden, also der mangelhaften Aufnahme von Fruchtzucker und dem Eindringen des Fruchtzuckers in den Dünn- und Dickdarm, was dann auch häufig zur Intestinalen Fruktoseintoleranz führt, also der Unverträglichkeit von Fruchtzucker. Ist die Ursache dafür vor allem im verstärkten Einbringen von industriellem Fruchtzucker in die Nahrung zu sehen?

H.-U. Grimm: Mit Sicherheit. Es ist also besonders verhängnisvoll, wenn die Menschen glauben, sie tun sich mit dem industriellen Fruchtzucker etwas Gutes. Und der industrielle Fruchtzucker, der in den letzten Jahren fast explosionsartig in vielen Lebensmitteln aufgetaucht ist, führt im Verdauungstrakt des Menschen zur Fruktosemalabsorption, zu Abstoßungsreaktionen. Hinzu kommen aber die verbreiteten Ernährungsempfehlungen, die ebenso problematisch sind. Mittlerweile berichten sogar Ernährungsberater, daß zu ihnen immer mehr Patientinnen und Patienten in die Praxis kommen, die sich eigentlich gesund ernähren wollten und die oft am Tag Obst essen. Nicht nur in Form von frischen Äpfeln, Birnen, Trauben, sondern auch in Form von Smoothies, also den aus den USA stammenden sogenannten Ganzfruchtgetränken, und anderen Produkten mit industriell verarbeiteten Früchten. Auch die kleinen Kinder überfüttert man bereits damit.

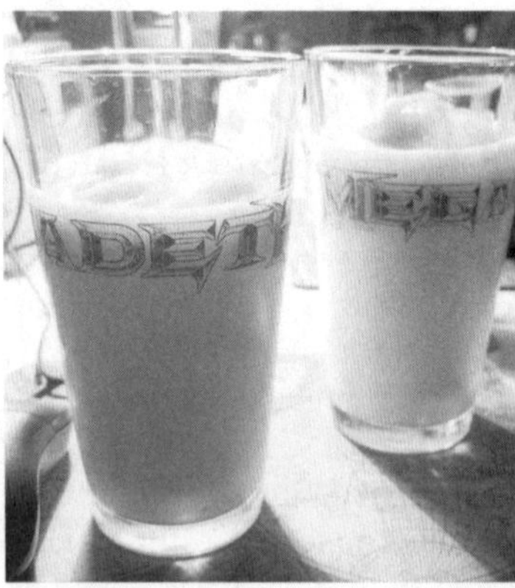

© PD Hmvb

W.W.: Fruchtzucker hört sich auf den ersten Blick recht gesund an. Wie stark ist unsere Nahrung mittlerweile mit industriellem Fruchtzucker verseucht?

H.-U. Grimm: Das ist schwer zu quantifizieren, denn darüber gibt es keine Zahlen. Aber man braucht nur durch den Supermarkt zu gehen, und schon findet man zahlreiche Produkte mit industriellem Fruchtzucker, also z.B. Fertigsoßen, auch Kindernahrungsmittel; ebenso enthalten sehr viele Bioprodukte Fruktose. *„Mit der natürlichen Süße aus Früchten"*, heißt es dann in der Werbung. Wie viel die Leute davon essen, weiß niemand. Ich finde es sehr problematisch, daß es in bezug auf industriellen Fruchtzucker, genauso in bezug auf Zuckerersatzstoffe, keine gesicherten Statistiken gibt. Eigentlich sollten diese Stoffe, wie alle Zusatzstoffe, laut den EU-Vorschriften seit 1995 überwacht werden, aber die deutsche Bundesregierung sträubt sich seither mit Händen und Füßen dagegen, irgendwelche Erkenntnisse darüber zu gewinnen, weil die Industrie dies nicht wolle. Die deutsche Bundesregierung nimmt also Rücksicht auf die Interessen der Nahrungsindustrie.

W.W.: Welche Mechanismen im menschlichen Organismus geraten durch den industriellen Fruchtzucker durcheinander?

H.-U. Grimm: Zunächst einmal nimmt der Körper den industriellen Fruchtzucker auf und verwandelt ihn vor allem in der Leber in Fett, wodurch der Körper langsam verfettet. Die Leber kann dann nicht mehr richtig funktionieren. Das Blutfett steigt an, das Cholesterin gerät aus dem Gleichgewicht, und dann kommen die bekannten Folgen wie z.B. die Herzkrankheiten. Vor allem aber beeinflußt Fruktose die Stoffwechseltätigkeit und wirkt, wie schon gesagt, drosselnd auf den Ausstoß des Sättigungshormons Leptin, wodurch der Mensch mehr ißt. Und es werden mehr Triglyzeride produziert. Bluthochdruck wird ebenfalls mit Fruktose in Verbindung gebracht. Und Nierenkrankheiten. Das ist besonders interessant, denn die Niere ist ja die *„Kläranlage des Körpers"*, und sie betrachtet offenbar diese industrielle Fruktose als entsorgungspflichtigen Abfall.

W.W.: Nimmt man durch Fruchtzucker mehr zu als durch Rohrzucker?

H.-U. Grimm: Das ist schwer zu sagen. Der amerikanische Zukkerkritiker Robert Lustig sagt immer wieder, daß es müßig sei, zu fragen, welcher Zucker der gefährlichere von beiden sei, da sie beide gleich problematisch sind. Wenn man aber frisches Obst ißt, z.B. einen Apfel, dann gilt die Gefährlichkeit des Fruchtzuckers nicht, denn mit dem Apfel nimmt man zusätzlich Faserstoffe, sogenannte Ballaststoffe, in sich auf, die in gewisser Weise eine Art Gegengift zum Fruchtzucker seien, sagt Lustig. Denn durch diese Ballaststoffe wird der Fruchtzucker langsamer vom Organismus aufgenommen. Normales Obst in normalen Mengen genossen spielt also keine gefährliche Rolle. Der Mensch, sagen Experten, kann täglich etwa 25 g Fruchtzucker verkraften. Diese Menge entspricht etwa vier Äpfeln pro Tag. Problematisch wird es nur für die Menschen, die meinen, sie müßten sich zu besonders gesunder Ernährung zwingen und daraus folgend große Mengen von Obst essen. Sie könnten dann an Fruktosemalabsorption und Intestinaler Fruktoseintoleranz leiden. Normalerweise ißt der Mensch keine großen Mengen Obst pro Tag und ist somit vor gefährlichen Folgen geschützt.

W.W.: Müßte nicht auf Lebensmitteln mit industriellem Fruchtzucker verzeichnet sein, daß industrieller Fruchtzucker eigentlich eine Art Umweltgift ist?

H.-U. Grimm: Hierzu haben die Zuckerkritiker eine dezidierte Meinung: daß man den industriellen Fruchtzucker nicht mehr als einen unbedenklichen Zusatzstoff bezeichnen dürfe und daß man ihn entweder verbieten oder entsprechend kennzeichnen müßte.

W.W.: Verschärft Fruchtzucker auch den Diabetes?

H.-U. Grimm: Er schadet jedenfalls mehr als er nützt. Deshalb wurden ja die fruktosehaltigen Diabetikerlebensmittel verboten.

Zuckeraustauschstoffe

W.W.: Was verbirgt sich hinter den sogenannten Zuckeraustauschstoffen Maltit, Xylit, Mannit, Maltodextrin, Inulin und modifizierter Stärke, welche es z.B. im dänischen Senf, in verschiedensten Ketchup-Sorten, in Remoulade und in fast allen Suppen gibt?

H.-U. Grimm: Sie haben alle den Effekt, daß sie den Süße-Geschmack nachbilden, und sie rufen Süßeempfindungen hervor. Der Süßgeschmack hängt nicht an der Substanz, sondern am Geschmack. Es ist also immer problematisch, solche Süß-Zusätze zu sich zu nehmen, ob Zucker oder Zuckeraustauschstoffe, Süßstoffe oder ähnliches. Für die Zähne macht es einen Unterschied, ob man Zucker oder Zuckeraustauschstoffe ißt, aber im übrigen Körper spielt offenbar der Süßgeschmack die zentrale Rolle. Deswegen hat der Mensch nicht nur auf der Zunge Süße-Rezeptoren, sondern sogar im Darm. T1R3 heißen die. Denn wenn der Mensch etwas Süßes ißt, z.B. eine Banane, muß der Köper Substanzen ausschütten, z.B. Magensäfte, um die süße Nahrung zu verarbeiten. Und hier spielt der Geschmack der Süße für den Körper eine entscheidende Rolle. Es gibt Untersuchungen, die zeigen, daß der Körper beim Essen von Zuckerersatzstoffen ganz ähnlich reagiert wie beim Zucker.

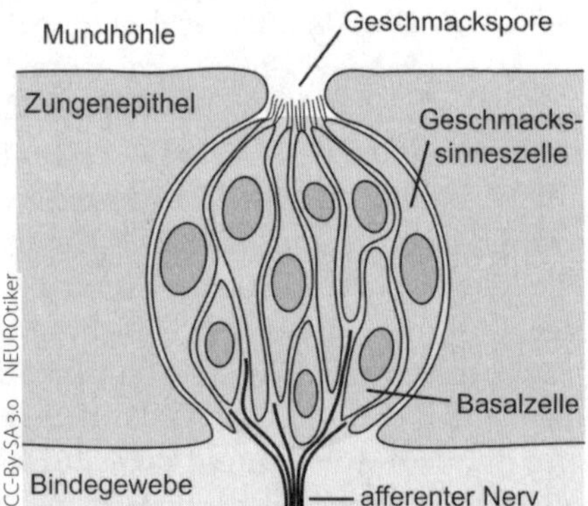

Schematische Darstellung einer Geschmacksknospe

W.W.: Haben eigentlich kleine Kinder ein Verlangen nach Zucker, wenn sie nicht von vornherein auf Süßes konditioniert werden?

H.-U. Grimm: Das wird immer behauptet, von der Zuckerindustrie, den Süßwarenherstellern und von Ernährungswissenschaftlern: daß die Kinder auf Süßes stehen, weil die Muttermilch so süß sei. Das ist aber nicht so. Wenn man Muttermilch probiert, wird man bemerken, daß sie kaum süß ist. Sie ist weniger süß als die künstliche Babymilch in den Flaschen. Und hier gibt es die berühmte Untersuchung der kanadischen Kinderärztin Clara Davis mit Kleinkindern im Alter von einem Jahr. Sie hat ihnen über 30 verschiedene Nahrungsmittel angeboten, und zwar nur natürliche Nahrungsmittel. Das einzig Süße dabei war Obst. Die Kinder konnten frei wählen. Überraschenderweise hat sich herausgestellt, daß die Kinder überhaupt nicht zum Süßen tendierten. Sie nahmen davon gleich viel wie von den anderen Nahrungsmittelgruppen. Daraus kann man folgern, daß es bei Kleinkindern kein angeborenes Verlangen nach übermäßiger Süße gibt. Es wäre auch unlogisch, denn warum sollte die Natur so eingerichtet sein, daß die Kinder nach etwas gieren, was ihnen schadet. In der Natur gibt es ja auch keinen Zucker und keine Süßigkeiten. Wenn man aber die Kinder früh mit Süßem in Kontakt bringt, bevorzugen sie diesen Geschmack. Wenn man also die Kinder frühzeitig auf Zucker konditioniert, hat man sie gewonnen fürs Leben – wenn nicht, sind sie für die Geschäfte der Süßwaren- und Zuckerindustrie verloren.

Diabetes ist heilbar

W.W.: Wie ist es mit dem Diabetes – kann man Diabetes heilen, wenn man sich gesund ernährt?

H.-U. Grimm: Auf dem Diabeteskongreß, auf dem ich anwesend war, hat ein Teilnehmer von einer Studie aus England berichtet, die besagt, daß Diabetes nach einer Woche geheilt werden könne – im Anfangsstadium. Im späteren Stadium der Krankheit, wenn das Bein schon amputiert ist, ist es logischerweise zu spät. Aber im Anfangsstadium kann Diabetes in der Tat innerhalb einer Woche geheilt werden, und zwar durch eine Ernährungsumstellung. Und nach etwa acht Wochen hat sich sogar schon die Bauchspeicheldrüse wieder regeneriert. Wenn man dem Körper die Überlastung nimmt, die durch eine erhöhte Zukkerdosis entsteht, kann sich der Körper sofort wieder umstellen.

Diabetiker müssen sich für das Bruttosozialprodukt opfern

W.W.: Warum streitet man ab, daß Diabetes und Übergewicht vorwiegend durch Zuckergenuß kommen? Gibt es Tendenzen in der

Wissenschaft und in der Lebensmittelindustrie, zu verschweigen, daß man Diabetes durch andere Ernährungsgewohnheiten heilen kann?
H.-U. Grimm: Warum die Wissenschaftler dies verschweigen, muß man sie selbst fragen. Auf jenem Medizinerkongreß, auf dem ich in Europa und den USA anwesend war, haben die Professoren, die ich gefragt habe, zunächst stets abgestritten, daß Zucker zu Diabetes und Übergewicht führt. Aber man kann ohne weiteres nachweisen, daß im Verlauf der letzten 500 Jahre Diabetes als Volkskrankheit erst aufgetreten ist, nachdem der Zucker ins Leben der Menschen getreten war. Das haben die Professoren dann auch eingeräumt. Daraus folgt: Wenn man den Zucker wieder aus der Nahrung entfernen würde, wäre auch die Zuckerkrankheit heute kein Problem mehr. Genauso, wie sie unter das Volk gekommen ist, kann sie auch wieder verschwinden. Man muß es nur wollen.

W.W.: Inwiefern ist Zucker nicht nur ein Milliardengeschäft für die Lebensmittelkonzerne, sondern auch für die Pharmakonzerne, letztlich auch für Krankenhäuser und Versicherungen?

H.-U. Grimm: Wenn man überlegt, daß 48 Milliarden Euro pro Jahr nur für die medizinische Versorgung der Zuckerkranken nötig sind, dann ist das natürlich ein schönes Geschäft. Die Profite mit dem Insulin sind ungemein hoch. Zudem bekommen viele Professoren, die in der Diabetes-Forschung tätig sind, jedes Jahr von der EU Millionen, die eigentlich völlig sinnlos ausgegeben werden. In bezug auf Diabetes gibt es eigentlich überhaupt nichts mehr zu erforschen, sagte mir der berühmte australische Diabetesforscher Paul Zimmet, mit dem ich mich bei einem EU-Symposion in Brüssel unterhalten habe. Er spricht von der Coca-Kolonisierung der Welt, wobei Coca-Cola nur ein Teil des Problems ist, es gehe insgesamt um die sogenannte „Western Diet“, die westliche Ernährungsweise. Das sei alles seit etwa 20 Jahren bekannt. Die Ursachen der Zuckerkrankheit sind also bekannt, es ist völlig klar, wie man sich ernähren muß, damit sie nicht aufkommt.

Die Politik allerdings hat sich für eine andere Strategie entschieden. Sie bekämpft nicht die Ursachen. Sie fördert einfach alles. Die EU etwa fördert den Zuckeranbau, sie fördert die Zuckerverbreitung, und sie fördert die Bekämpfung der Folgen. So werden alle interessierten Seiten ruhiggestellt. Alle sind zufrieden. Nur die Diabetiker sind leider krank, müssen sich sozusagen für das Bruttosozialprodukt opfern. So ist das in der sogenannten „Gesundheitswirtschaft“, die der Medizinhistoriker Professor Paul Unschuld von der Charité in Berlin vom früheren „Gesundheitswesen“ unterscheidet. Früher brauchte man die Gesunden, als Soldaten, als Arbeitskräfte. Das Gesundheitswesen war also bestrebt, die Patienten gesund zu machen. Heute, in der Gesundheitswirtschaft, werde erstmals in der Geschichte der Kranke als Kranker gebraucht. Der Patient ist mithin in das Marktgeschehen eingebunden, er sichert Arbeitsplätze in der Gesundheitswirtschaft und steigert somit das Bruttosozialprodukt.

Das Schwergewicht liegt nicht unbedingt darauf, daß ein Patient gesund wird – denn gesunde Patienten braucht man nicht –, sondern man braucht die Patienten als Patienten, sozusagen als Rohstoff für die Gesundheitswirtschaft, und deswegen wäre es kontraproduktiv, wenn man sie gesundmachen würde. Patienten sind wichtig, damit das Geschäft am Laufen bleibt. Klingt zynisch, sagt Professor Unschuld, ist aber die Realität.

W.W.: Eigentlich müßten ja die Verursacher der zuckerbedingten Krankheiten, zumindest in Deutschland, von den Krankenkassen zur Kasse gebeten werden. Warum geschieht dies nicht?

H.-U. Grimm: Die Rolle der Krankenkassen ist sehr schwer einzuschätzen. Sie gehören natürlich auch zur Gesundheitswirtschaft, und sie bekommen mehr Geld, wenn sie mehr Kranke haben. Hier scheint aus meiner Sicht ein Konstruktionsfehler vorzuliegen. Diese Art der Geldverteilung ist unsinnig. Hier gibt es verschiedene strukturelle Probleme, die durch die Gesetzeslage in Deutschland hervorgerufen werden, was auch zur Folge hat, daß diejenigen Krankenkassen das meiste Geld bekommen, die die meisten Kranken haben – da liegt ja die Befürchtung nahe, daß man das Interesse daran verliert, daß die Menschen gesund werden.

Millionen Tote auf Kosten des Zuckers

W.W.: Die meisten Verbraucher von Lebensmitteln heute kümmern sich nicht um das entsetzliche Leid der Menschen, die z.B. verschiedenste Früchte unter unmenschlichen Bedingungen ernten müssen – seien dies nun Orangen, Ananas, Bananen, Kakaobohnen, Haselnüsse und vieles mehr. Auch auf den Zuckerrohrplantagen in Brasilien und einigen anderen Ländern herrschen oft noch entsetzliche Zustände. Noch schlimmer ging es aber in den Jahrhunderten bis

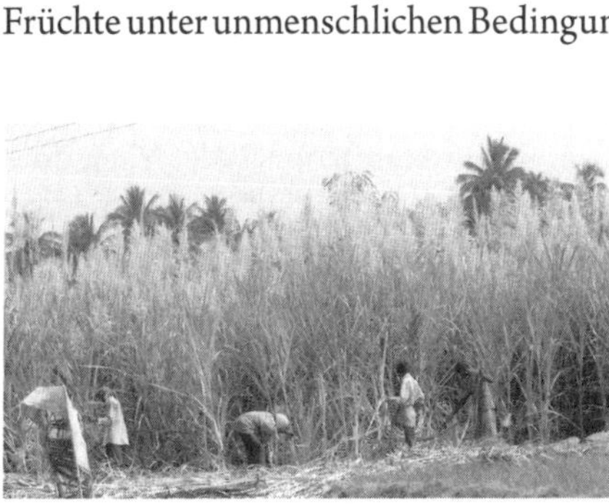

zum 19. Jahrhundert zu, denn Millionen von Sklaven wurden von Afrika in die Karibik geschafft und mußten auf den Zuckerrohrplantagen Zuckerrohr ernten und das Zuckerrohr kochen. Haben Sie Schätzungen, wie viele Sklaven auf Kosten des Zuckerrohrs bzw. des Zuckers in Mittelamerika und in der Karibik insgesamt während der vergangenen Jahrhunderte zu Tode gekommen sind?

H.-U. Grimm: Man schätzt, daß in den Jahrhunderten seit Kolumbus etwa 20 Millionen Afrikaner dem Sklavenhandel nach Amerika zum Opfer gefallen sind und daß etwa zwei Drittel davon dem Zucker zuzuschreiben sind; das sagt zumindest der britische Historiker Noël Deerr. Und es waren keineswegs nur die Spanier und die Briten, die die Menschen versklavten, sondern genauso auch Franzosen und Holländer, sogar Dänen, die in der Karibik Zuckerrohrplantagen anlegten. Mit dieser Sklavenarbeit auf den Zuckerrohrplantagen wurden mindestens 300 Jahre lang ungeheure Vermögen erwirtschaftet – alles auf Kosten der arbeitenden Menschen, bloß damit die Europäer u.a. ihren Kaffee süßen konnten.

Für die Zuckerbarone schuften

Aber was man wissen muß, was Sie auch angesprochen haben, ist, daß bis zum heutigen Tage auf den verschiedensten Zuckerrohrplantagen sklavenähnliche Zustände herrschen. Früher, vor der Liberalisierung des Zuckermarktes, konnte man ziemlich sicher sein, daß man z.B. beim Zucker von Nordzucker und Südzucker den Zucker aus Europa, von den Zuckerrüben, bekam; aber heutzutage ist der Zuckermarkt anonymisiert, weltweit verflochten, und man weiß nicht, woher der jeweilige Zucker kommt. Die Firmenverflechtungen sind weltweit, man kann nicht mehr wissen, ob man z.B. Zucker kauft, der von Plantagen mit Kinderarbeit stammt.

Wenn man also im Supermarkt Zucker kauft, um einen Kuchen zu backen, weiß man nicht, ob an diesem Zucker Blut klebt, denn der weiße Zucker ist lediglich weißer Zucker, und man kann nicht mehr erkennen, ob er aus den Rüben oder aus dem Rohr kommt, ob Kinderarbeit oder Sklavenarbeit damit verbunden ist; man weiß nicht, ob der Zucker aus Ecuador, aus Asien oder aus Deutschland kommt, man weiß auch nicht, ob der Zucker von Plantagen aus Kambodscha kommt, also von dem Land, das man den Kleinbauern dort entzogen hat.

Die Nachrichtenagentur AFP hat berichtet, daß in Kambodscha Tausende von Kleinbauern enteignet wurden, damit auf ihrem Grund und Boden Zuckerrohrfelder angelegt werden konnten. Mit anderen

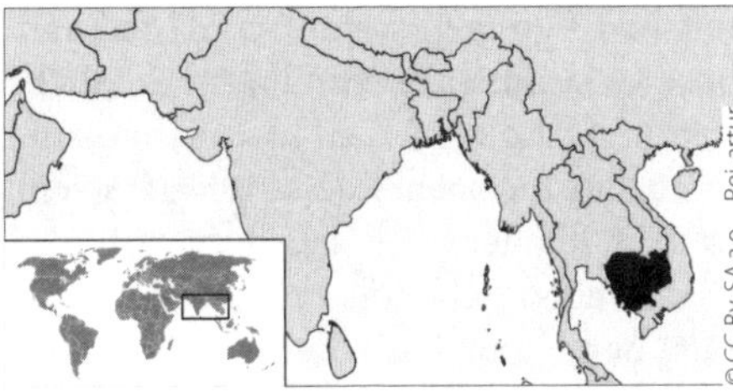

Worten: Zehntausende Hektar Land wurden durch die kambodschanische Regierung an die Zuckerunternehmen übergeben. Die ehemaligen Bauern müssen jetzt auf ihrem ehemaligen Grund und Boden für die Zuckerbarone arbeiten, allerdings für ein so geringes Entgelt, daß sie nicht davon leben können. Auch dieser Zucker ist also Blutzucker, den wir hier meist völlig gedankenlos konsumieren. Jeder Mensch, der irgendwo auf der Welt etwas Süßes ißt, läuft mithin Gefahr, daß an dem von ihm genossenen Zucker Blut klebt. Kritik gab es deshalb an Coca-Cola, die Firma hat sogar eingeräumt, daß der Zucker in der Coca-Cola auch durch Kinderarbeit hergestellt wird. Die Lieferketten sind allerdings so verschlungen, daß oft auch die Lebensmittelkonzerne nicht wissen, woher ihr eigener Zucker stammt. Viele der großen Firmen haben sich jetzt zusammengeschlossen, um Kinderarbeit zu verhindern, andererseits sind sie auch gehalten, billig zu produzieren, und es hat sich ergeben, daß das Problem der Kinderarbeit nicht von heute auf morgen zu lösen ist.

Blutzucker ist nicht imagefördernd

W.W.: Es gibt also Bestrebungen der Lebensmittelkonzerne – seien es nun Unilever, Ferrero, Coca-Cola usw. –, daß man keinen durch Kinderarbeit gewonnenen Zucker mehr verwenden möchte?

H.-U. Grimm: Ja, viele dieser Firmen haben sich zusammengeschlossen, denn es ist nicht imagefördernd, durch Kinderarbeit produzierten Zucker zu verwenden. Die Verwendung von Blutzucker ist schlicht geschäftsschädigend. Deswegen sind die großen Firmen zumindest daran interessiert, daß sich dieses schlechte Image verbessert, und sie setzen sich dafür ein, daß man die Kinderarbeit möglichst eindämmt. Coca-Cola, Pepsi-Cola, Ferrero, Kraft, Unilever, Bacardi und einige weitere große Firmen haben sich in einer Vereinigung namens Bonsucro zusammengeschlossen, um dieses Image zu polieren. Aber die Vereinigung Ethical sugar, die Mitglied bei Bonsucro ist, räumt ein, daß die Situation mit der Kinderarbeit besorgniserregend sei und daß die Kinderarbeit im Zuckerrohrsektor immer noch eine der schlimmsten Formen der Kinderarbeit heute ist. Dabei gibt es die üblichen unerträglichen Arbeitsbedingungen: keine Schutzmaßnahmen für die Kinder und für ihre Gesundheit, gesundheitsschädliche Arbeitsbedingungen, viel zu geringer Lohn, Arbeit statt Schule und vieles mehr. Man muß als Verbraucher auch heute weiter gewärtig sein, daß im Zucker, den man verbraucht, Kinderarbeit drinsteckt bzw. daß der Zucker in einer Praline oder in einer Schokolade Blutzucker ist.

W.W.: Warum erlaubt die EU den Handel mit diesem Blutzucker?

H.-U. Grimm: Gerade wegen der Liberalisierung des Zuckermarktes dürfte es außerordentlich schwierig sein, bestimmte Länder oder bestimmte Produzenten auszuschließen. Der freie Welthandel erlaubt es nicht mehr, aus moralischen Gründen bestimmte Lieferungen auszuschließen; zumindest auf die Schnelle findet man hier keinen gangbaren Weg. Aber es wäre ein erstrebenswertes Ziel. Wenn man den liberalisierten Welthandel will, ist das vermutlich eine der Konsequenzen, die man verantworten muß. Natürlich sagt der gesunde Menschenverstand, daß man den Handel mit diesem Blutzucker eindämmen müßte.

Der geheimste Bereich der weltweiten Wirtschaft

W.W.: Sie erwähnen in Ihrem Buch das Jahrestreffen der Weltzuckerforschungseinrichtung in Palm Beach, die World Sugar Research Organisation. Was ist das für eine Organisation bzw. was für ein Geheimtreffen?

H.-U. Grimm: Das ist eine sehr merkwürdige Vereinigung, aber auf jeden Fall die wichtigste Lobbyeinrichtung der weltweiten Zuckerindustrie von kaum zu überschätzendem Einfluß. Doch alles findet im Geheimen statt. Die Treffen finden unter Ausschluß der Öffentlichkeit statt. Dort treffen sich wichtige Wissenschaftler mit den Zuckerbaronen in einem riesigen Luxushotel in Palm Beach, Florida. Wenn es um Zucker geht, ist immer sehr viel Geld im Spiel. Dort trifft sich das, was Zuckermafia genannt wird. Aber man bekommt nichts von dem heraus, was dort besprochen wird, man kann keine Protokolle einlesen, es gibt keine Konferenzberichte, man bekommt keine Einladung. Nicht einmal der Termin wird bekanntgegeben.

Diese private Zuckerlobby arbeitet sehr eng zusammen mit der staatlichen Zuckerförderung. Dafür gibt es auch eine eigene Vereinigung, die International Sugar Organisation, kurz ISO. Sitz ist in London, der Zuckerhauptstadt der Welt. Geschäftsführer ist der Deutsche Peter Baron. Und zwischen der ISO und der World Sugar Research Organisation gibt es eine enge Zusammenarbeit. Hinter den

Kulissen findet also eine enge Zusammenarbeit zwischen staatlicher und privater Zuckerlobby statt. Aber alle Verhandlungen finden hinter verschlossenen Türen statt. Auch im Internet gibt es darüber keine Berichte darüber, was auf diesem Treffen miteinander besprochen wird. Das, was alle angeht, der Zucker, gehört zweifellos zu den geheimsten Bereichen der weltweiten Wirtschaft.

Undercover-Agenten der Zuckerindustrie

W.W.: Die Weltgesundheitsorganisation (WHO) wollte ja einmal dagegen vorgehen. Dazu gab es 1998 eine Expertenkonferenz der WHO und der Ernährungs- und Landwirtschaftsorganisation der UNO (FAO) in Rom, bei der die Ergebnisse der Wissenschaftler, die eindeutig von den Gefahren des Zuckers sprachen, nach der Konferenz in den Ergebnisprotokollen von Zuckerlobbyisten ins Gegenteil verkehrt wurden. Und seitdem gilt meist offiziell, daß Zucker nicht gesundheitsgefährdend sei. Wie ist so etwas eigentlich möglich?

H.-U. Grimm: Das wurde für die Zuckerindustrie bis zum heutigen Tag die wichtigste Entlastungskonferenz, mit der angeblich die Unschädlichkeit des Zuckers bewiesen wurde. Die FAO und die WHO haben die wichtigsten Ernährungsexperten der ganzen Welt in Rom zusammengerufen, um die Gefahren des Zuckers wissenschaftlich abzuschätzen. Es wurde auch ein Abschlußbericht protokolliert, der die Gefahren des Zuckers eindeutig beschrieb. Die Experten reisten wieder ab, und als sie dann wenig später die Pressemitteilungen dieses Abschlußberichtes lasen, trauten die Professoren ihren eigenen Augen nicht, denn nun stand praktisch das Gegenteil in diesem Abschlußbericht: Er handelte von der Unschädlichkeit des Zuckers, die angeblich auf der Konferenz attestiert worden sei.

Ursprünglich hatte man beschlossen, daß Zucker den Zähnen schadet, daß Zucker Auslöser für das Übergewicht ist und vieles mehr; aber der gefälschte Abschlußbericht hat dann praktisch den Zucker von allem freigesprochen und erklärt, daß Zucker mit praktisch keiner Krankheit in Verbindung zu bringen sei. Die Professoren konnten sich nicht erklären, wie es möglich war, daß ihre Diskussionsergebnisse so dermaßen verdreht und auch als offizielle Haltung der WHO verkauft wurden. In dem Abschlußbericht herrschte jetzt eindeutig die Meinung der Zuckerindustrie vor. Seitdem gilt, daß Zucker nicht Diabetes verursacht, daß Zucker keine Herzkrankheiten verursacht, daß Zucker keinen Nährstoffmangel verursacht, daß Zucker nicht dick macht, daß Zucker keine Hyperaktivität bei

Kindern hervorruft und vieles mehr. Zucker wurde sogar als ein wertvoller Nährstoff bezeichnet.

Viel später hat die britische BBC (britische Rundfunkanstalt) enthüllt, daß bei dieser Tagung manche angeblichen Mitarbeiter der WHO keine Mitarbeiter der WHO waren, sondern Undercover-Agenten der Zucker- und Foodindustrie. Und in der Redaktionsgruppe, die die Abschlußberichte der Professoren überarbeitet hat, waren ebenfalls Lobbyisten vertreten, und die haben offenbar dafür gesorgt, daß die Beschlüsse der Professoren verdreht wurden. Diese Lobbyeinrichtungen hatten sogar die Tagung gesponsert, wohlgemerkt eine offizielle Veranstaltung von WHO und FAO.

W.W.: Und seitdem gilt die Unbedenklichkeit des Zuckers ...

H.-U. Grimm: ... als offiziell attestiert von den wichtigsten Weltorganisationen. Immer, wenn es um Zucker geht, wenn etwa der Frühstückszerealienkonzern Kellogg's wegen seiner pappsüßen Produkte unter Beschuß gerät, verweist er auf jenes Attest von WHO und FAO. Oder wenn sich die europäische Lebensmittelsicherheitsbehörde Efsa mit Zucker beschäftigt, wird es herangezogen und findet sich in der Literaturliste. Daß da die Lobby federführend am Werk war, steht natürlich nicht dabei.

W.W.: Und die WHO und die FAO haben diese lobbybeeinflußten Statements nicht zurückgezogen?

H.-U. Grimm: Nein. Wenn ein Wissenschaftler irgendwo getürkte Zahlen veröffentlicht, dann muß er dies meist zurücknehmen; WHO und FAO haben das aber nicht gemacht.

W.W.: Warum haben die Wissenschaftler, die den Bericht inhaltlich ganz anders gefüllt haben, nicht anschließend Pressemitteilungen darüber herausgegeben, daß man ihre eigene Meinung verfälscht hat?

H.-U. Grimm: Sie haben sich beschwert, daß das Ganze nicht richtig glücklich verlaufen sei, aber eine Kampagne haben sie nicht gestartet. Professoren sind eher nicht die Menschen, die eine weltweite Kampagne lostreten. Aber sie haben sich immerhin beschwert. Damit war der Fall für sie erledigt, aber es hat nichts gebracht.

Um dem Lobbyterror zu entgehen, wird alles gefördert

W.W.: Was ist die Lobbyvereinigung Wirtschaftliche Vereinigung Zucker (WVZ), und welche Lobbyarbeit betreibt sie?

H.-U. Grimm: Sie betreibt z.B. Lobbyarbeit im Bereich der Bekämpfung von Karies. Karies ist die erste offensichtlich schädliche Folge von Zucker, und zwar mitten im Gesicht. Wer Zucker ißt, wer

Coca-Cola trinkt, wer Nutella ißt, nimmt Zucker zu sich, aber wenn alle diese Menschen nur noch mit schwarzen Löchern im Gebiß herumlaufen würden, dann wäre das ein schlechtes Image für die Lebensmittelkonzerne. Deswegen ist es für die Zuckerindustrie sehr wichtig, daß es nicht diese schwarzen Löcher in den Zähnen der Menschen gibt.

Karies ist ganz einfach zu verhindern, indem man keinen Zucker ißt. Die Industrie findet natürlich, daß dies keine so gute Idee ist. Sie propagiert deshalb den anderen Weg, nämlich Fluor in die Zahnpasta zu geben. Die Wirtschaftliche Vereinigung Zucker setzt alles daran, um z.B. in bezug auf die Zahnärzte Fluoridierungsmaßnahmen zur Kariesprophylaxe durchzudrücken. Dann können die Kinder weiter Zucker essen. Es werden also die Folgen des Zuckers nicht im Gebiß deutlich, sondern später in der Figur und entsprechenden Folgekrankheiten. Man bekämpft also nicht die Ursachen, sondern die Folgen. Und bei der Dickleibigkeit ist der offensichtliche Zusammenhang mit dem Zucker nicht so deutlich wie bei Karies.

W.W.: Warum wird staatlicherseits so viel Geld für Forschung und Bekämpfung zuckerbedingter Krankheiten ausgegeben, statt die Ursache Zucker einzudämmen bzw. zu bekämpfen?

H.-U. Grimm: Nicht nur das: Der Zucker wird ja eigens noch gefördert. Um diese Strategie zu verstehen, bin ich extra nach Brüssel gefahren. Brüssel ist ja das Zentrum der europäischen Zuckerförderung. Brüssel hat sich aber auch an die Spitze der Bekämpfung der Folgen gesetzt. Das war für mich zunächst schwer zu begreifen. Man veranstaltet Konferenzen zur Forschungsförderung, aber zugleich fördert man auch den Zucker. Ich habe dann irgendwann erkannt, daß das die einfachste Lösung ist für ihre Politik. Sie geht nicht gegen die Ursachen vor, sondern fördert einfach alles. Dann gibt es von keiner Seite Widerstände. Dann sind die Professoren befriedet, die Bauern sind befriedet, die Industrie ist befriedet. Wenn man aber versuchen würde, den Zucker aus dem Verkehr zu ziehen, dann würden die Bauern auf die Barrikaden gehen, die Zuckerlobby würde rebellieren usw. Und um dem Lobbyterror zu entgehen, hat man sich in Brüssel entschieden, einfach alles zu fördern.

Die Wissenschaft ist eng verbunden mit der Industrie

W.W.: Und deswegen verhindert man in Deutschland auch, daß Zuckersucht als Krankheit anerkannt wird?

H.-U. Grimm: Die meisten Ärzte und Wissenschaftler behaupten, daß Zuckersucht keine Krankheit sei. Diese Gedanken werden natürlich von der Zuckerindustrie dankbar aufgenommen. Es heißt dann z.B., daß Zuckersucht ein Ernährungsmärchen sei. Wenn die Zuckersucht wissenschaftlich anerkannt wäre, dann müßte das natürlich Konsequenzen haben. Würde die Zuckersucht als Krankheit anerkannt werden, dann wären die Verkäufer von Süßigkeiten Dealer und die Zuckerindustrie würde zum Rauschgiftproduzenten. Dem tritt man natürlich mit allen Mitteln entgegen.

W.W.: Gibt es denn ernsthafte Bestrebungen mit dem Ziel, zu belegen, daß Zucker ein suchtmachender Stoff ist?

H.-U. Grimm: Es gibt Wissenschaftler in den USA, auch in Frankreich, die die Folgen des Zuckers auf das Gehirn nachgewiesen haben. Und dies ist eine nicht unbeträchtliche Anzahl von ernstzunehmenden Wissenschaftlern, die haarklein nachweisen, welche feinstofflichen Wirkungen der Zucker auf das Gehirn hat. Daher fordern viele Zukkerkritiker in den USA und Großbritannien, daß auf Zucker Steuern erhoben wird, die die Zucker enthaltenden Produkte so stark verteuern, daß die Menschen die Finger von ihnen lassen.

W.W.: Sehen Sie in bezug auf Deutschland Chancen, daß man eine solche Steuer einführt, wie z.B. die Fettsteuer in Dänemark, die immerhin ein Jahr galt, auch wenn man sie danach wieder abgeschafft hat?

H.-U. Grimm: Das dürfte sehr schwierig werden, denn sobald jemand die Zuckersteuer fordert, kommt die Zuckerindustrie mit ihren freundschaftlich verbundenen Wissenschaftlern und Lobbyisten, die dann proklamieren, daß der Zucker harmlos ist. Die Wissenschaft ist ein Problem für sich, denn die Wissenschaft ist heute nicht frei von Einflüssen. Die Wissenschaft ist eng verbunden mit der Industrie. Und das ist auch politisch so gewollt, denn wenn Wissenschaftler EU-Gelder oder Gelder vom Bundesforschungsministerium bekommen wollen, dann muß immer die Wirtschaft mit im Boot sitzen. Insofern hat die Politik die Wirtschaftsnähe der Forschung selbst gefördert, und daraus hat sich ergeben, daß es heutzutage kaum noch wirtschaftsunabhängige Wissenschaftler gibt, die für das Gemeinwohl forschen. In sehr vielen Disziplinen findet man keinen einzigen Wissenschaftler, der nicht irgendwie mit der Wirtschaft verbandelt ist. Wenn man also politische Entscheidungen treffen will, im Interesse des Gemeinwohls, besteht das Problem, daß man wissenschaftliche Beratung braucht, aber es gibt keine Wissenschaftler mehr, die nicht mit der Wirtschaft verbandelt sind. So gut wie alle Wissenschaftler, die ja von den Steuerzahlern alimentiert werden, stehen nicht mehr neutral und nur dem Gemeinwohl verbunden zur Verfügung.

Private und staatliche Zuckerlobby arbeiten Hand in Hand

W.W.: Üben die Zuckerfirmen und die ISO auch Druck auf Regierungen aus, z.B. mit dem Ziel, die Mitgliedsbeiträge an die WHO einzustellen?

H.-U. Grimm: Immer dann, wenn es im Bereich der WHO Tendenzen gibt, gegen den Zucker vorzugehen, tritt die Zuckerlobby auf den Plan, und zwar die private und die staatliche Zuckerlobby. Deutschland wie auch die gesamte EU sind Mitglieder in der ISO. Das bedeutet, daß die deutsche Bundesregierung praktisch Geld dafür bezahlt, daß die ISO Lobbyarbeit für den Zucker und den Zuckerverzehr betreibt. In der ISO sind so gut wie alle zuckerproduzierenden Länder Mitglieder. Und hier betreibt man nicht Lobbyarbeit im Hinterzimmer: Die ISO ist in der Lage und willens, die Vertreter der einzelnen Staaten bei der WHO zu beeinflussen. Insofern ist es prekär, wenn die deutsche Bundesregierung bzw. die EU ihre eigene Zuckerlobby betreibt, denn dann wird es sehr schwierig, auf der anderen Seite im Interesse des Gemeinwohls die Ausbreitung der zuckerbedingten Krankheiten zu stoppen.

Jeder Staat hat bei der WHO eine Stimme, und insofern können die ISO-Mitgliedsstaaten die Versammlungen der WHO von innen beeinflussen. Und es gab in der Tat Drohungen seitens der US-Zuckerbarone, die US-Regierung dahin zu bringen, daß die Mitgliedsbeiträge an die WHO eingestellt werden, wenn nicht in ihrem Sinne Politik gemacht wird. Die Industrie-Lobby wird bei den Weltorganisationen, den Vereinten Nationen, aber auch der Weltgesundheitsorganisation, als Vertretung der Zivilgesellschaft behandelt, genau wie Organisationen wie Oxfam, Greenpeace oder Caritas. Sie dürfen Vertreter in die WHO schicken, aber auch die Agro-Lobbytruppe mit Konzernen wie BASF, Monsanto, Bayer und anderen. Die echten NGOs fordern natürlich, daß man diese Konzerne in der WHO nicht so behandelt wie z.B. die Caritas oder das Rote Kreuz.

Umdenken ist noch ein Randphänomen

W.W.: Gibt es bei der WHO überhaupt Bestrebungen, den Nahrungsmittelkonzernen einen Riegel vorzuschieben, damit sie nicht an Entscheidungsprozessen mitwirken?

H.-U. Grimm: Bei der WHO gibt es solche Bestrebungen. Hier kann man ein allmähliches Umdenken beobachten, und die Nahrungsmittelindustrie gerät allmählich in die Rolle, in die die Zigarettenindustrie vor einiger Zeit ebenfalls geraten ist. Es wäre heutzutage völlig undenkbar, daß die WHO gemeinsame Sache mit der Zigarettenindustrie machen würde, aber mit Coca-Cola und Nestlé und anderen Lebensmittelkonzernen ist dies noch der Fall. Und hier gibt es Äußerungen von Margaret Chan, der Generaldirektorin der WHO, daß man die Einstellung gegenüber diesen Nahrungsmittelkonzernen überdenken und daß man sie nicht mehr bei allen Problemlösungen mitwirken lassen wolle.

W.W.: Sehen Sie positive Bestrebungen in der Gesellschaft, daß man mehr und mehr auf die Gefahren des Zuckers aufmerksam wird? Gibt es Bestrebungen, daß der flächendeckende Konsum zumindest ein wenig eingeschränkt wird?

H.-U. Grimm: Es gibt einen gewissen Teil der Bevölkerung, der sich mehr und mehr um die Gefahren des Zuckers kümmert und auch versucht, den Zuckerverzehr einzuschränken. Das erkennt man auch daran, daß die Zuckerindustrie neuerdings sehr viel mehr PR macht und die Werbetrommel rührt, weil sie fürchtet, daß die öffentliche Meinung kippen und sich tendenziell mehr gegen die Zuckerindustrie wenden könnte. Es gibt also bei gewissen Bevölkerungsgruppen ein Umdenken.

Wenn man aber das große Ganze anschaut, ist dem nicht so. Denn man braucht sich nur anzuschauen, wer alles Coca-Cola trinkt, und dann bekommt man sehr stark das Gefühl, daß das sanfte Umdenken lediglich ein Randphänomen ist. Aber jeder Mensch, der sich mit dem Zucker beschäftigt, beginnt persönlich umzudenken und hoffentlich auch den Zuckerkonsum einzuschränken. Sehr viel hat auch der berühmte amerikanische Zuckerkritiker, Professor Robert Lustig, bewirkt.

Ich selber habe auch meinen Zuckerkonsum eingeschränkt. Und was man dabei bemerken kann, ist, daß man dann sehr viel mehr für andere Geschmacksnoten sensibilisiert wird, man bekommt mehr Genuß beim Essen und spürt mehr die verschiedenen Geschmacksnuancen. Und es kommt auch nicht darauf an, daß man den Zucker generell ganz verbannt, denn ein bißchen Zucker kann man ja zu sich nehmen. Auch ich habe gerade eben vor diesem Interview einen Kuchen mit Sahne gegessen. Es geht also nicht darum, den Zucker auf Null zu reduzieren. Es geht darum, daß man weniger Zucker zu sich nimmt, daß man aufmerksam für die verschiedenen versteckten Zucker und die Zuckerersatzstoffe wird.

W.W.: Beim Lesen Ihres neuen Buches *Garantiert gesundheitsgefährdend* sind mir einige Lichter aufgegangen, besonders in bezug auf die Gefährlichkeit des Fruchtzuckers. Wie sind die Resonanzen auf Ihr Buch?

H.-U. Grimm: Ähnliches höre ich von vielen Leserinnen und Lesern. Sie reagieren genauso wie Sie und sind froh, daß sie von Hintergründen erfahren, die sie bisher nicht kannten. Die Leser und Leserinnen sind also sehr dankbar, daß sie aus meinen Büchern etwas mitnehmen können, was für ihr eigenes Leben sinnvoll ist. Sie bekommen das Gefühl, daß sie die Möglichkeit haben, nach dem Lesen meines Buches besser leben zu können.

Zucker ist nicht gleich Zucker

Interview mit Prof. Dr. Thisbe K. Lindhorst

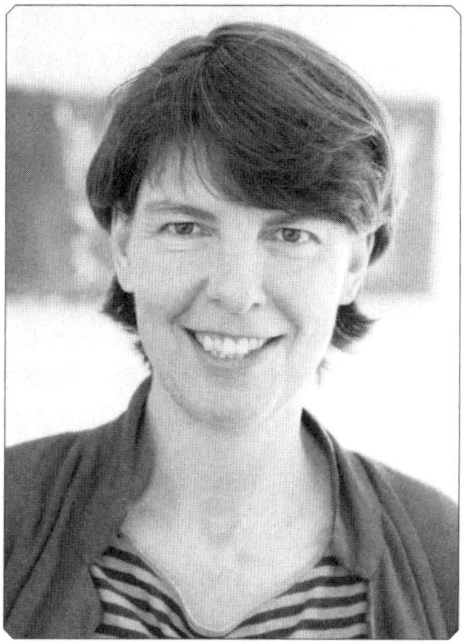

Prof. Dr. Thisbe K. Lindhorst, *geb. 1962 in München; studierte nach dem Abitur in Bad Tölz zunächst Chemie in München und danach in Münster. Sie promovierte 1991 an der Universität Hamburg, damals bereits über ein Thema aus der Kohlenhydratforschung. Nach einem Postdoktoranden-Aufenthalt an der British Columbia University in Vancouver baute sie ab 1993 ihre eigene Forschungsgruppe an der Universität Hamburg im Bereich der Kohlenhydratforschung auf und habilitierte sich im Jahr 1998 im Fach Organische Chemie. 1999 erhielt sie drei Rufe, nach Aachen, Marburg und Kiel. Sie sagte an der Christian-Albrechts-Universität zu Kiel zu und war im Jahr 2000 die erste Frau auf einem deutschen Lehrstuhl für Organische Chemie nach dem 2. Weltkrieg. Thisbe K. Lindhorst hat mit ihrer Arbeitsgruppe über 100 Arbeiten in internationalen Fachjournalen publiziert und ein Fachbuch über Kohlenhydratchemie und -biologie geschrieben (Wiley-VCH). Sie ist Mitglied im Vorstand der Gesellschaft Deutscher Chemiker (GDCH) und stellvertretende Vorsitzende des AKCC (Arbeitskreis Chancengleichheit Chemie). Sie setzt sich dafür ein, daß Männer und Frauen gleichermaßen Anteil in der Forschung und in Führungspositionen erhalten. Ab 2015 ist sie GDCh-Vizepräsidentin. Thisbe K. Lindhorst ist Begründerin der Vortragsreihe* „Wertedenken und Denkenswertes. Zur Zukunft der Universität“ *(http://www.wertedenken-denkenswertes.de/) Thisbe*

Lindhorst hat zwei erwachsene Kinder und lebt mit ihrer Lebenspartnerin in Kiel.

Fast alles nennt man im alltäglichen Sprachgebrauch Zucker: Kohlenhydrate, Stärke, Haushaltszucker, Traubenzucker, Fruchtzucker, Milchzucker, Saccharose, Polysaccharide, Oligosaccharide, Disaccharide, Monosaccharide, Glukose usw. Aber Zucker ist nicht gleich Zucker. Die Unterschiede der einzelnen Zucker sind gravierend – in ihrem molekularen Aufbau wie auch in ihrer Wirkung auf den menschlichen Organismus.

Thisbe K. Lindhorst, die erste Frau in Deutschland auf einem Lehrstuhl für Organische Chemie, bringt Licht in die komplexe Welt der Zucker und in die komplizierten Zuckerprozesse in den Zellen des Organismus. Ein besonderer Schwerpunkt des folgenden Interviews gilt dabei dem Forschungsschwerpunkt von Thisbe K. Lindhorst, der Glykokalyx, einer zuckrigen Watteschicht, die jede menschliche Zelle umgibt.

Zuviel Zucker, vor allem raffinierter Zucker, kann zur Droge werden, macht uns fettleibig und krank. Andererseits braucht der Mensch aber fortwährend Zucker, um leben zu können, um zu einem Menschen zu werden. Wir alle sind bis hinein in jede Zelle verzuckert, jede Zelle ist von einer Zuckerschicht umgeben. Diese Glykokalyx ist vermutlich der Bereich des Menschen, mit dem sich seine Ich-Organisation verbindet.

Wolfgang Weirauch: Zucker ist heute in Lebensmitteln allgegenwärtig. Verbunden ist damit eine global agierende Industrie, die mit der Zuckerherstellung enorme Gewinnspannen einfährt. Seit der Liberalisierung des Zuckermarktes ist die gesamte Weltwirtschaft in bezug auf den Zucker verknüpft, und es gibt riesige Monokulturen mit Zuckerrohrpflanzen. Wie hat die Gewinnung des Zuckers aus Rohr und Rüben die Welt verändert?

Thisbe Lindhorst: Vor einem halben Jahrtausend hatten die Menschen in Europa noch keinen industriell hergestellten Zucker und entnahmen die Süße nur aus Obst oder Honig. Heute dagegen ist der industriell hergestellte Zucker in den meisten industriell gefertigten Nahrungsmitteln enthalten und hat insofern auch eine enorme Auswirkung auf den Stoffwechsel der Menschen. Es ist mit dem Zucker, wie es mit den Gewürzen und dem Salz war, als sie auf den Speiseplan kamen: Das Essen und die Getränke schmeckten plötzlich ganz anders, als man Zucker zur Verfügung hatte. Eine für mich spannende Frage ist, ob sich auch der Metabolismus verändert hat, seitdem immer mehr Menschen immer mehr Zucker zu sich nehmen. Und ich bin überzeugt, daß die Ernährung mit den verschiedenen Zuckern einen enormen Einfluß auf den Metabolismus hat.

W.W.: Was genau verstehst du unter Metabolismus?

T. Lindhorst: Den Stoffwechsel; den Abbau und den Aufbau von Stoffen. Stoffe müssen aufgebaut werden, Stoffe müssen abgebaut werden, Stoffe wandeln sich andauernd. Das ist das Thema der Chemie.

Einfachzucker

W.W.: Was sind Kohlenhydrate?

T. Lindhorst: Das sind Hydrate des Kohlenstoffs. Hydrate sind Verbindungen, die Wasser enthalten. Ein Hydrat bzw. ein Wassermolekül enthält zwei Wasserstoffatome und ein Sauerstoffatom. Ein Kohlenhydrat ist eine Verbindung, die formal pro einem Kohlenstoffatom auch ein Wassermolekül enthält.

W.W.: Was sind Einfachzucker bzw. Monosaccharide?

T. Lindhorst: Dies sind die bekanntesten Zucker, mit denen wir es zu tun haben. Sie haben sechs Kohlenstoffatome, zu denen sechs Moleküle H_2O gehören. Bei den Kohlenhydraten sind Kohlenstoff, Wasserstoff und Sauerstoff die wichtigsten Elemente, und je nachdem, wie sie zusammengesetzt sind, entstehen die verschiedenen Zucker. Wenn man sie in einer bestimmten Weise zusammenfügt, kommen bestimmte Eigenschaften heraus.

Nicht alle Zucker sind süß

In der Chemie spricht man von funktionellen Gruppen, weil diese bestimmte Funktionen haben. Die funktionellen Gruppen der Kohlenhydrate sind vor allem OH-Gruppen. Diese OH-Gruppen werden in bestimmter Weise im Raum positioniert. Das kennzeichnet das Molekül. Es streckt wie ein Legogerüst bestimmte molekulare Arme auf bestimmte Weise von sich, und bei den Kohlenhydraten sind diese Arme die OH-Gruppen. Die vielen verschiedenen Kohlenhydrate unterscheiden sich dadurch, wie diese OH-Gruppen im Raum positioniert sind. Und das hat physiologische Konsequenzen. Deswegen sind auch nicht alle Zucker süß.

Die einen Zucker sind süß, weil die entsprechenden Rezeptoren im menschlichen Organismus diese erkennen; andere sind nicht süß, weil die Rezeptoren sie nicht erkennen. Manche sind in Maßen genossen physiologisch unproblematisch, andere nicht. Wir können uns also auf der einen Seite als Modell Legobausteine vorstellen, die ein Molekül zusammenbauen. Dann kann man sich aber auch das ganze Molekül als einen großen Legobaustein vorstellen, oder wie einen Eisenbahnwagon, und dann kann man diese Wagons zu großen Eisenbahnen zusammenfügen. Dabei kommen die sogenannten Mehrfachzucker heraus. Wenn sie kleiner sind, heißen sie Oligosaccharide, und wenn sie noch größer sind, nennt man sie Polysaccharide.

Fruchtzucker und Traubenzucker

W.W.: Noch einmal zurück zu den Einfachzuckern: Was ist der Unterschied zwischen Fruchtzucker und Traubenzucker?

T. Lindhorst: Fruchtzucker bzw. Fruktose ist ein Monosaccharid, Traubenzucker bzw. Glukose ebenso. Der Tafelzucker ist ein Disaccharid, ein Zweifachzucker, bestehend aus Traubenzucker und Fruchtzucker. Der Unterschied zwischen Fruchtzucker und Traubenzucker ist ein struktureller. Dieser Strukturunterschied bezieht sich auf die OH-Gruppen und darauf, wie sie im Raum positioniert sind. Ein Zucker ist immer ein Ring, hat eine Ringstruktur. Es gibt Strukturen, die offen sind, wie eine Kette, also offenkettig, und es gibt zyklische Strukturen, die eine Ringform haben. Alle Kohlenhydrate haben Ringformen. Diese Ringe bzw. Zyklen sind nicht flach, sondern sie nehmen eine bestimmte Form im Raum ein, und an dieser Ringform werden die verschiedenen OH-Gruppen eines Zuckers positioniert, die sogenannten Hydroxygruppen. Bei der Fruktose ist dies anders als bei der Glukose. Die Fruktose ist ein Fünfring, hat also fünf Atome in einem Ring, während die Glukose ein Ring mit sechs Atomen ist.

In der Chemie muß man auf die Struktur der Moleküle schauen, und dann sieht die Fruktose ziemlich anders aus als die Glukose.

Zweifachzucker

W.W.: Wie sind die Zweifachzucker, die Disaccharide, also z.B. unser Haushaltszucker, strukturiert?

T. Lindhorst: Industrieller Haushaltszucker, Saccharose, besteht sozusagen je zur Hälfte aus Glukose und Fruktose. Saccharose ist also ein Disaccharid, eine Verbindung, die aus zwei Monosacchariden besteht. Das bedeutet aber nicht, daß das Ergebnis ein größerer Ring ist, sondern es bleiben zwei Ringe. Die Ringe werden wie die Eisenbahnwagons aneinandergeknüpft; oder wie bei einer Perlenkette: Die eine Perle ist ein Glukose-Ring, die andere Perle ist ein Fruktose-Ring. Und sie werden durch chemische Verbindungen miteinander verknüpft.

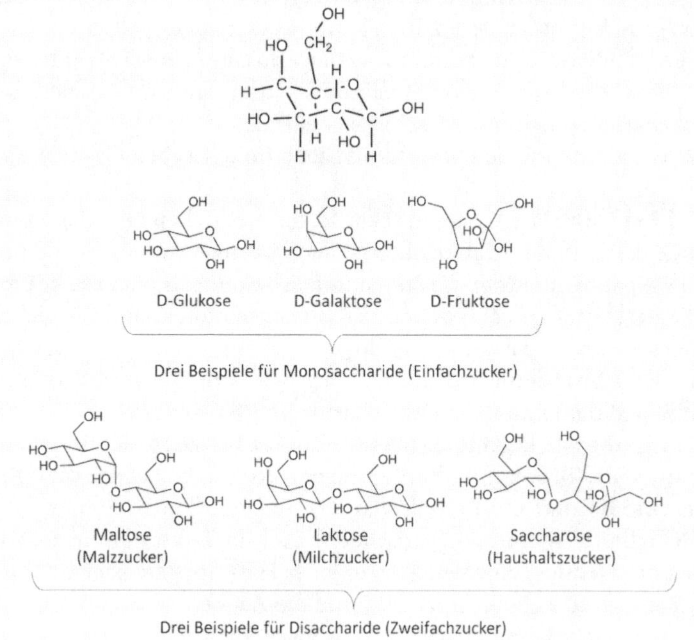

Strukturbeispiele wichtiger Einfach- und Zweifachzucker

Bereits ganz kleine Unterschiede in der Orientierung auch nur einer OH-Gruppe machen den Unterschied zwischen z.B. Glukose und Galaktose aus. Hier gilt: kleiner Unterschied, große Wirkung! Maltose ist aus zwei Molekülen Glukose zusammengesetzt, Laktose aus Galaktose und Glukose, und Saccharose – unser Haushaltszucker – besteht aus einem Molekül Glukose und einem Molekül Fruktose.
Das „D-" vor dem Namen gehört zur offiziellen Zuckernomenklatur und unterscheidet das Molekül von seinem Spiegelbild, das eine andere Wirkung hat. Ganz oben im Bild ist die Strukturformel des Kohlenhydrats D-Galaktose in aller Ausführlichkeit abgebildet (formal: $C_6(H_2O)_6$). Um nicht alle Atome in einem Molekül zeichnen zu müssen, werden in der Chemie abgekürzte „Skelettformeln" verwendet. Dabei denkt man sich an jeder Ecke ein C-Atom und jeweils so viele H-Atome dazu, bis jedes C-Atom an vier Nachbaratome gebunden ist.

Thisbe Lindhorst

Beim Tafelzucker haben wir also im Molekül eine Verkettung von zwei Ringen. Diese Ringe und Verkettungen kann man chemisch oder biochemisch synthetisieren; man kann sie aber auch spalten.

Verschiedene Monosaccharide haben also ringförmige Strukturen, und diese werden aneinandergeknüpft – und daraus entstehen die Disaccharide, Oligo- und die Polysaccharide.

W.W.: Kommen die Disaccharide auch im tierischen Organismus vor?

T. Lindhorst: Ja, z.B. Milchzucker, Laktose, bestehend aus Galaktose und Glukose. In der Muttermilch ist auch Laktose enthalten, und besonders spannend ist, daß die Humanmilch besonders komplizierte Oligosaccharide enthält, die nur beim Menschen vorkommen. Tafelzucker bilden tierische Organismen allerdings nicht, aber andere Disaccharide und noch sehr viele andere und auch sehr viel kompliziertere Zucker.

W.W.: Wo kommen die Disaccharide im Pflanzenreich vor?

T. Lindhorst: Eigentlich überall. Zucker befinden sich in jedem Organismus. Besonders die komplizierteren Saccharide, die Oligosaccharide und die Polysaccharide, sind in allen tierischen und pflanzlichen Organismen vorhanden, auch in Bakterien, in jedem Mikroorganismus, in jedem Pilz, in jeder Hefe, im Menschen. Ohne sie gäbe es kein Leben. So wichtig sind die Zucker.

Disaccharide kommen natürlich im Zuckerrohr und in der Zuckerrübe vor. Dann gibt es auch den Malzzucker, ebenfalls ein Disaccharid.

W.W.: Du erwähntest es zwar schon anfänglich, aber warum sind die Mehrfachzucker nicht süß, während die Zweifachzucker und die Einfachzucker süß sind?

T. Lindhorst: Es muß eine Wechselwirkung zwischen den Zuckern und den Süß-Rezeptoren im Körper hergestellt werden. Damit etwas als süß erkannt werden kann, müssen sich bestimmte Moleküle erkennen. Moleküle, die etwas erkennen, nennt man Rezeptoren; das sind Moleküle, die etwas räumlich aufnehmen, sozusagen rezipieren. Im Organismus gibt es z.B. auch Rezeptoren für Hormone. Aber es gibt eben auch Rezeptoren im menschlichen Körper, die eine Süß-Antwort auslösen. Und wenn Saccharose zu den Rezeptoren paßt, dann paßt dort nicht Stärke hinein, weil das Molekül der Stärke viel zu groß ist. Der Rezeptor wird in bezug auf die Stärke sagen, daß er die Stärke nicht kenne, daß das Stärke-Molekül nicht in ihn hineinpaßt – also gibt es auch keine Süß-Antwort.

W.W.: An wem liegt es, daß der Mensch in bezug auf Polysaccharide keine Süßantwort gibt? Liegt dies an den Polysacchariden oder an den nicht vorhandenen Rezeptoren im Menschen?

T. Lindhorst: Moleküle treten immer miteinander in Wechselwirkung, und diese Wechselwirkung löst etwas aus. Das kann eine chemische Reaktion auslösen, aber auch eine physikalische Reaktion. Es kann auch eine Ausschüttung von Molekülen auslösen. Das Schmecken der Süße ist ein komplizierter biologischer Vorgang, der aber dadurch ausgelöst wird, daß zwei Moleküle zusammenpassen, nämlich ein Süß-Rezeptor mit einem Molekül, das in den Rezeptor hineinpaßt. Und wenn dadurch die Süß-Reaktion ausgelöst wird, schmecken wir süß.

Diese Süße nennen wir allgemein Zucker; es handelt sich aber immer nur um einen ganz bestimmten Zucker. Und sehr viele andere Zucker passen gar nicht in diese Süß-Rezeptoren hinein, sie lösen keine Süß-Antwort aus, und deswegen erleben wir z.B. in bezug auf die Stärke keine Süße im Geschmack.

Mehrfachzucker

W.W.: Die Polysaccharide, die aus sehr viel mehr Ringen bestehen, werden ja im Organismus des Menschen in Monosaccharide zerschlagen und schmecken dann süß. Ist also in den Polysacchariden die Süße verborgen, auch wenn der Mensch für die Polysaccharide keine Süß-Rezeptoren hat?

T. Lindhorst: Unter den Polysacchariden gibt es natürlich nicht nur die Stärke, sondern auch ganz viele andere, z.B. Pektin. In den Polysacchariden steckt durchaus die Süße, aber nun bewegen wir uns auf der Ebene des Metabolismus. Im Stoffwechsel wird die Stärke zerlegt, abgebaut in Glukose-Moleküle. Die Glukose geht in den Stoffwechsel und übt eine gewisse Wirkung im Organismus aus. Auch die Saccharose, also der Haushaltszucker, geht in den Stoffwechsel und übt bestimmte Wirkungen aus, vor allem, wenn sie zur Glukose wird.

Etwas anderes ist es aber, ob man etwas als süß schmeckt. Süß schmeckt etwas nur dann, wenn es zu dem Süß-Rezeptor paßt, und die Stärke paßt nicht dazu. Wenn man aber auf einem Stück Brot lange herumkaut, beginnt ein anfänglicher Süßgeschmack. Wir haben im Speichel Enzyme, die beginnen, die Stärke abzubauen. Schon in der Mundhöhle wird die Stärke zu kleineren Zuckern abgebaut, bis hin zur Glukose. Beim Kauen entstehen also durch die enzymatische Reaktion im Mund die kleineren Moleküle aus der Stärke. Die Stoffe, die durch die Spaltung entstehen, passen dann wieder zu den Süß-Rezeptoren, und somit schmeckt der Mensch die Süße.

Die Glykolyse

W.W.: Schauen wir ein wenig auf den Organismus des Menschen. Was versteht man unter der Glykolyse, dem schrittweisen Abbau der Monosaccharide?

T. Lindhorst: Die Glykolyse ist schon lange, vielleicht 100 Jahre bekannt. Man weiß genau, wie Glukose im Organismus prozessiert wird. Dabei entstehen bestimmte Metaboliten, also Abbauprodukte, die in weitere metabolische Prozesse im Körper geführt werden. Hierbei geht es immer um Energiegewinnung. Außerdem werden Stoffwechselprodukte erzeugt, die dann im Citratzyklus und in der Atmungskette weitergeführt werden. Der Sinn der Glykolyse besteht eigentlich darin, daß für den menschlichen Organismus molekulare Bausteine und Energie erzeugt werden. Die Energieeinheit des Körpers ist das berühmte ATP[1]. Bei der Glykolyse selbst wird aber relativ wenig ATP erzeugt.

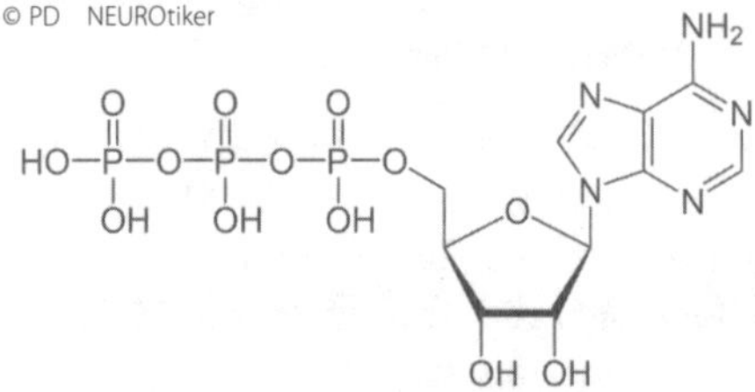

Strukturformel ATP

W.W.: Werden alle Polysaccharide und alle Disaccharide im Organismus gespalten, bis Glukose entsteht? Oder wird nur der Glukose-Anteil der Saccharose bei der Spaltung von Saccharose zur Glukose oder auch der Fruktose-Anteil?

T. Lindhorst: Die verschiedenen Zucker, die man dem Körper zuführt, werden durch die Glykolyse weitgehend in Energie verwandelt. Aber es wird auch ein wenig Zucker in Form von Glykogen gespeichert.

Glykogen ist ein verzweigtes Polysaccharid, auch tierische Stärke genannt, welches aus Glukose-Einheiten aufgebaut ist. Der Mensch speichert allerdings nicht sehr viel Glykogen; eine Kartoffel z.B. speichert sehr viel mehr Stärke. Wenn der Mensch sich ungesund ernährt, mit zuviel Zucker, wird ein großer Teil davon in Fett umgewandelt und eingelagert. Es wird also nur ein gewisser Anteil in Glykogen verwandelt und damit als Polysaccharid gespeichert, die überschüssigen Zuckermengen werden in Fett verwandelt bzw. ausgeschieden. Glukosespeicherung bezieht sich immer auf das Glykogen. Glykogen wird gespalten damit genügend Zucker im Blut ist, damit vor allem das

1 Adenosintriphosphat $C_{10}H_{16}N_5O_{13}P_3$

Gehirn mit Zucker versorgt werden kann. Das Gehirn verbraucht den größten Anteil des Zukkers im Organismus.

W.W.: Ich frage noch einmal nach: Ich verstehe es so, daß Polysaccharide und Disaccharide im Körper in Monosaccharide gespalten werden. Fruktose kommt ja neben der Glukose auch im Organismus vor und ist auch ein Monosaccharid. Werden alle Zucker letztlich in Glukose gespalten oder auch in Fruktose? Oder wird z.B. nur der Glukose-Anteil der Saccharose bei der Spaltung zur Glukose oder auch der Fruktose-Anteil?

T. Lindhorst: Saccharose wird im Körper in die beiden Monosaccharide Glukose und Fruktose gespalten. Beide werden dann weiter zum Zwecke des Energiegewinns verstoffwechselt. Der erste Teil dieses Stoffwechsels ist die sogenannte Glykolyse. Sie besteht aus verschiedenen Schritten, und jeder Schritt wird von einem bestimmten Enzym katalysiert. Biochemiestudierende können das alles auswendig. Zuerst wird Glukose in Glukose-6-phosphat umgewandelt. Glukose-6-phosphat besteht aus einem Glukose-Molekül, an dessen 6. Kohlenstoffatom ein Phosphatrest angehängt ist. Glukose-6-phosphat wird dann in Fruktose-6-phosphat umgewandelt. Aus der Glukose entsteht also letztlich

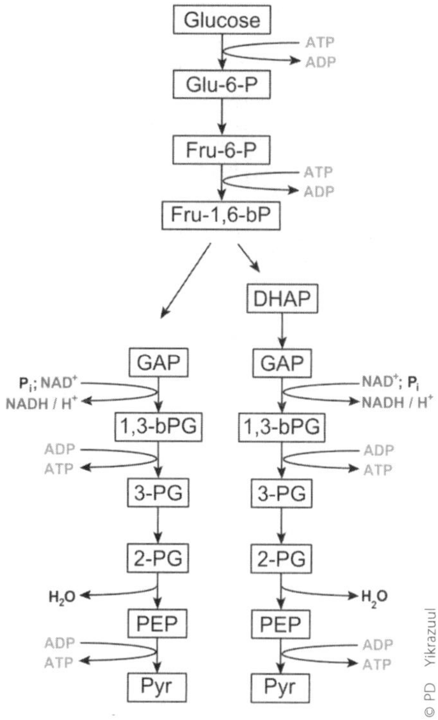

Ablauf der Glykolyse
Abkürzungen:
Glu-6-P = Glucose-6-phosphat
Fru-6-P = Fructose-6-phosphat
Fru-1,6-bP = Fructose-1,6-bisphosphat
DHAP = Dihydroxyacetonphosphat
GAP = Glycerinaldehyd-3-phosphat
1,3-bPG = 1,3-Bisphosphoglycerat
3-PG = 3-Phosphoglycerat
2-PG = 2-Phosphoglycerat
PEP = Phosphoenolpyruvat
Pyr = Pyruvat

Fruktose. Wenn wir also Fruktose zuführen, haben wir einen Schritt weniger bei der Verstoffwechslung. Die Fruktose, die im Tafelzucker enthalten ist, wird also in Fruktose-6-phosphat umgewandelt und geht als solches in die Glykolyse. Aus dem Fruktose-6-phosphat entsteht dann Fructose-1,6-biphosphat, und dieses wird wiederum in Dihydroxyacetonphosphat und in Glycerinaldehyd-3-phosphat gespalten. Aus beiden Molekülen wird am Ende der Glykolyse Pyruvat, und das geht in die nächste Stoffwechselrunde, in den Citratzyklus.

Das klingt alles sehr kompliziert und ist es auch. Man kann sich aber merken: Tafelzucker ist ein Disaccharid, das in zwei Monosaccharide gespalten wird. Beide enthalten 6 Kohlenstoffatome (C-Atome). Jedes dieser C-6-Moleküle wird dann in der Glykolyse in zwei C-3-Moleküle zerlegt. Aus Tafelzucker werden also vier C-3-Bausteine.

Diese Stoffwechselvorgänge finden im Innern der Zellen statt, und zwar im Zytosol, also in den flüssigen Bestandteilen des Zytoplasmas. Die Zelle hat kleine Minifabriken, die sogenannten Organellen. Zwischen den Organellen befindet sich das Zytosol. Und im Zytosol finden die Glykolyse und der Citratzyklus statt.

So gesehen kann man sagen, daß nicht alle Zucker nur in Glukose umgewandelt werden, vielmehr wird die Glukose zum Teil in Fruktose verwandelt.

W.W.: Man liest aber meist nur, daß alle Polysaccharide und Disaccharide im Organismus in Glukose verwandelt werden, was in einem ersten Schritt ja wohl auch so ist.

T. Lindhorst: Das stimmt für die Polysaccharide, die aus Glukose bestehen. Vieles wird zwar fachmännisch beleuchtet; aber auch viele fachmännische Beleuchtungen sparen Details aus. Auch viele Fachleute verstehen die Zusammenhänge nicht vollumfänglich und schauen die Vorgänge nur von einer bestimmten Seite an. Das ist auch ein Problem für das Verständnis des molekularen Geschehens. Diejenigen, die sich für die Details des molekularen Geschehens interessieren, interessieren sich wiederum weniger oder gar nicht für die Bereiche, die sich drumherum ranken – und umgekehrt.

W.W.: Gibt es außer der Glykolyse noch andere Stoffwechselwege, an denen Zucker beteiligt ist?

T. Lindhorst: Ja, z.B. den Pentosephosphat-Zyklus, ein Zyklus, der teilweise parallel zur Glykolyse abläuft. Es gibt auch Aufbauprozesse, innerhalb derer komplizierte Zucker aufgebaut werden, die für ein gesundes Leben benötigt werden.

Es macht ohnehin einen großen Unterschied für unsere Physiologie, ob wir Stärke oder Industriezucker zu uns nehmen, da der Körper darauf sehr unterschiedlich reagiert. Das mag auf den ersten Blick unverständlich sein, da aus diesen aufgenommenen Kohlenhydraten doch immer nur vorerst Glukose wird, aber der Körper hat mit der Stärke andere Prozesse zu vollbringen als mit dem industriell hergestellten Zucker.

Aus der Stärke baut sich der Körper seine eigene Glukose. Wenn man Industriezucker zu sich nimmt, überspringt man diesen Schritt, und das scheint physiologisch nicht unbeträchtliche Auswirkungen zu haben. Wenn man viele Kartoffeln ißt bzw. viel Getreide, hat man an dieser Stelle keine Probleme; wenn man aber viel Industriezucker zu sich nimmt, wenn man viele Süßigkeiten ißt, bekommt man verschiedenste gesundheitliche Probleme. Rein chemisch mag das nicht so klar sein, aber wenn man die Gesamtprozesse ins Auge faßt, muß man zu dieser Ansicht kommen; und dies wird auch immer mehr Menschen deutlich.

Zuckerneuentstehung

W.W.: Viele Menschen mißverstehen die Wirkung von Fett und Zukker auf ihren Organismus, vielfach wird dies auch durch die Lebensmittelkonzerne und auch durch verschiedene Wissenschaftler falsch dargestellt. Landläufig meinen sehr viele Menschen, daß sie durch fette Nahrung fett werden, und sie greifen deswegen z.B., um sich gesünder zu ernähren, zu Diätprodukten, die aber oft statt Fett verschiedenste Zucker enthalten. Wir sprachen schon darüber, daß die überschüssigen Mengen Zucker im Organismus in Fett umgewandelt werden. Es sprechen zwar auch verschiedene Ernährungswissenschaftler davon, daß man eine bestimmte Menge Fette oder Öle benötige, aber die große Manipulation der letzten Jahrzehnte ist schon so, daß durch die Industrie vorgegaukelt wird, daß Zucker nicht dick mache und nicht zum Diabetes führe.

T. Lindhorst: Das Schlimme ist, daß aus allen Ernährungsvorschlägen oft eine Ideologie gemacht wird.

Der Mensch braucht täglich etwa 200 g Glukose im Ruhezustand, wobei ungefähr Dreiviertel der Glukose vom Gehirn verbraucht werden. An Glykogen hat man etwa die doppelte Menge des täglichen Bedarfs im Körper gespeichert. Wenn man schläft, fährt der Blutzuckerspiegel herunter; dann wird das gespeicherte Glykogen – das allerdings nur in geringer Menge vorliegt – abgebaut. Deswegen kommt es darüber hinaus zur sogenannten Glukoneogenese, zur Zuckerneuentstehung. Hierfür werden die Proteine des Organismus verwendet. Und an dieser Stelle sagt die sogenannte Low-Carb-Diät, daß man die Kohlenhydrate in der Nahrung minimieren solle, sie empfehlen die Zufuhr von vielen Proteinen, so daß sich der Stoffwechsel auf ein anderes Hormonsystem umstellt. Dann würde nachts, wenn der Blutzuckerspiegel heruntergefahren wird, durch ein vom Gehirn angeschaltetes Enzym bei der Glukoneogenese nicht auf die Proteine zugegriffen, sondern die Glukose entsteht dann aus dem Fett. Der Stoffwechsel, so heißt es, stelle sich um von dem auf der Glukose basierenden Hormonsystem auf ein anderes, wodurch Fett abgebaut wird.

W.W.: Ist das nur eine Theorie oder eine Tatsache?

T. Lindhorst: Eine Tatsache ist es schon, aber ob diese Tatsache sämtliche Prozesse umfänglich beschreibt, weiß ich nicht. Die Vertreter dieser Theorie meinen dies zwar, aber es gibt überall Interessen und Einseitigkeiten. In der Wissenschaft ist es eigentlich immer so, daß man dann, wenn man ganz genau hinschaut, immer etwas findet, was man nicht berücksichtigt hat und was den gesamten Zusammenhang wieder komplizierter macht. Das ist wie ein großes Schloß, in dem man von Raum zu Raum geht und immer wieder etwas Neues findet.

Insulin und Glucagon

W.W.: Was ist Insulin?

T. Lindhorst: Insulin ist ein Hormon, welches im Konzert mit Glucagon den Blutzuckerspiegel reguliert. Glucagon sagt, daß man mehr Zucker braucht, und es erhöht den Blutzuckerspiegel. Insulin sagt, daß man weniger Zucker benötigt, und sorgt dafür, daß der Blutzuckerspiegel gesenkt wird, damit nicht zuviel Glukose im Blut ist.

W.W.: Wie verhält sich Insulin zum Fettaufbau?

T. Lindhorst: Insulin selbst baut kein Fett auf, aber ein Teil der Insulinfunktion besteht darin, daß die Fettproduktion angeschaltet wird.

Fruchtzucker ist nicht der gesunde Zucker

W.W.: In den letzten Jahrzehnten wurde Fruchtzucker als der sogenannte gesunde Zucker proklamiert, aber der industriell hergestellte Fruchtzucker wirkt bei immer mehr Menschen schädlich auf den gesamten Organismus, bis hin zur Fruktoseunverträglichkeit. Wie kommt das?

T. Lindhorst: Es ist etwas völlig anderes, ob man Fruktose oder Glukose zu sich nimmt statt z.B. Polysaccharide. Die etablierte Wis-

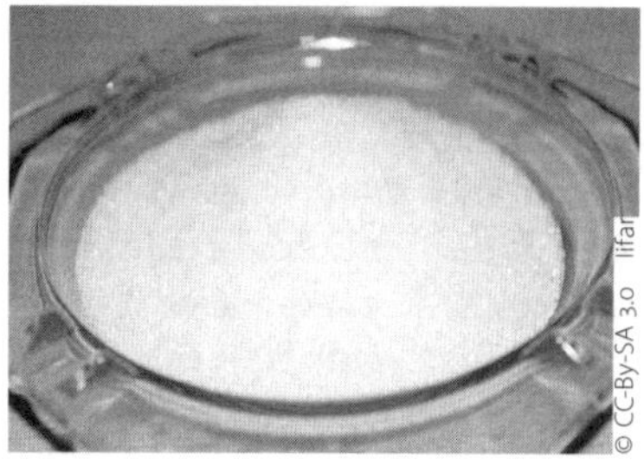

senschaft beginnt zu verstehen, daß die sogenannten höheren Zucker, also Oligosaccharide und Polysaccharide, im Körper anders verstoffwechselt werden als die kleineren Zucker, die Monosaccharide. Je nachdem, welche Zucker man aufnimmt, nimmt die gesamte Physiologie einen anderen Verlauf, bis hin zu Krankheiten, z.B. bis zu Entzündungsprozessen. Entzündungen sind komplexe Zusammenhänge im Organismus, die auch mit dem Zuckerstoffwechsel zu tun haben.

Wer Fruchtzucker in einem natürlichen Zusammenhang zu sich nimmt, ist nicht gefährdet, denn durch die zusätzlichen Ballaststoffe bekommt der Stoffwechsel beim Genuß von Obst kein Problem. Wenn man aber Fruchtzucker isoliert zu sich nimmt, hat es andere physiologische Konsequenzen. Der Organismus kann gar nicht viel Fruktose abbauen, und wenn man nun in der Nahrung immer mehr Fruktose zu sich nimmt, schafft das vielseitige Probleme. Daß so viel Fruchtzucker in Diätprodukten enthalten ist, ist ein massives Problem, das man aber zunehmend erkennt.

Ein Teil des Problems besteht auch darin, daß man sich nicht mit den Details von Zuckerstrukturen beschäftigt. Auch die Verpackungshinweise sind teilweise sehr irreführend.

Verschleierungen auf den Verpackungshinweisen

W.W.: Auf den Verpackungen steht z.B. *„Kohlenhydrate 50 g, davon Zucker 12 g"*. Was bedeutet das genau, unter dem Aspekt, daß alle Kohlenhydrate letztendlich im Organismus zu Glukose verwandelt werden?

T. Lindhorst: Das ist aus fachmännischer Sicht Blödsinn. Weil sich niemand damit beschäftigen will, was strukturell hinter den Dingen steht, kann man die Menschen gut hinters Licht führen – mit der Folge, daß man guten Gewissens lieber zum Fruchtzucker statt zum Rohrzucker greift, denn er klingt auch besser. Wenn man aber den physiologischen und strukturellen Zusammenhang betrachten würde, käme man sehr schnell darauf, daß hier eine Trickkiste geöffnet wurde.

Kohlenhydrate sind nicht gleich Kohlenhydrate – zum einen strukturell, zum anderen in ihrer physiologischen Wirkung. Es ist nicht das gleiche, ob man einen Mehrfachzucker oder einen Einfachzucker zu sich nimmt. Sicherlich kommt am Ende immer Glukose heraus, aber verbunden mit anderen physiologischen Wirkungen. Wenn man die ganzen physiologischen Wege im Organismus dadurch abkürzt, daß man Einfachzucker statt Mehrfachzucker zu sich nimmt, hat dies physiologische Konsequenzen. Das ist nicht nur eine zeitliche Verkürzung, sondern auch eine Unterbrechung von sehr vielen Zusammenhängen.

Bei dem von dir beschriebenen Verpackungshinweis ist es vermutlich so, daß 12 g Disaccharide mit dem Zucker gemeint sind, die anderen 38 g Mehrfachzucker, also z.B. Stärke. Aber das ist absolut ungenau und auch insofern verwirrend, weil Zucker nicht gleich Zucker ist und alles zusammen zu den Kohlenhydraten gehört. Der Oberbegriff ist immer Kohlenhydrat. Begrifflich ist es so, daß Kohlenhydrate synonym mit Zuckern sind. Im allgemeinen Sprachgebrauch meint man aber vermutlich mit Zucker Saccharose oder Glukose oder Fruktose. Der Begriff Zucker ist absolut zu allgemein, und man versteht nicht, was damit gemeint ist, wenn nur von Zucker auf einer Verpackung die Rede ist. Selbst wenn mit dem Begriff Zucker die Zweifach- und Einfachzucker gemeint wären, muß man auch dazu sagen, daß es unter ihnen ganz viele verschiedene Zucker gibt. Wenn man immer nur von Zucker spricht, aber gar nicht genau definiert, was man damit meint, kann man den Inhalt dieses Begriffs jederzeit modellieren. Damit diese Verschleierungskampagne nicht weiter wirken kann, müssen sich die Menschen Mühe geben, die Zusammenhänge zu verstehen. Man muß dann eben die einfachen Begriffe wie Fruktose oder Glukose oder Saccharose lernen.

Zuckeraustauschstoffe

W.W.: Welche Gefahr besteht in bezug auf die sogenannten Zuckeraustauschstoffe bzw. Zuckerersatzstoffe Saccharin, Maltit, Xylit, modifizierte Stärke usw.?

T. Lindhorst: Manche von diesen Stoffen sind sehr klein, wie z.B. Maltit und Xylit. Maltit ist der Maltose sehr ähnlich, wenn auch ein chemisch reduziertes Derivat der Maltose. Modifizierte Stärke ist dagegen ein riesiges Molekül, ein riesiges Polysaccharid, welches man gegenüber natürlicher Stärke etwas verändert hat. Saccharin wiederum ist auch ein eher kleines Molekül, hat aber mit Zucker überhaupt nichts mehr zu tun, schmeckt aber süß. Saccharin wird von den Süß-Rezeptoren erkannt, wodurch die Antwort süß ausgelöst wird. Saccharin klingt zwar so ähnlich wie Saccharose, ist aber chemisch etwas völlig anderes. Saccharin geht auch überhaupt nicht in den Zuckerstoffwechsel ein.

W.W.: Wie steht es mit Aspartam? Ich habe gerade gelesen, daß israelische Wissenschaftler erkannt haben, daß Aspartam krebsfördernd sei bzw. eine Glukoseintoleranz bewirkt, in der man eine Vorstufe zum Diabetes sieht.

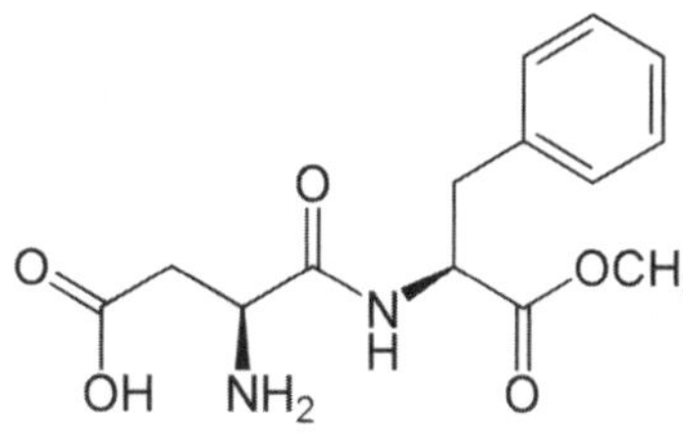

Strukturformel Aspartam

© PD Yikrazuul

T. Lindhorst: Die Krebsgefahr ist schon seit langem bekannt. Es kann auch verschiedene andere Komplikationen, wie z.B. Gedächtnisstörungen und Sehstörungen und vieles mehr verursachen. In der Wissenschaft passiert es ständig, daß die Dinge immer wieder neu erfunden werden, die schon länger bekannt sind. Aspartam ist ein Dipeptid, wieder ein eher kleines Molekül. Aspartam ist krebserregend. Auch Aspartam ist etwas völlig anderes als Zucker, fügt sich aber wiederum in den Süß-Rezeptor ein.

Der Hintergrund der Zuckeraustauschstoffe ist vor allem, daß sie süß schmecken, aber nicht dick machen sollen.

Da z.B. Saccharin und Saccharose chemisch etwas völlig anderes sind, appelliere ich noch einmal dafür, daß es durchaus sinnvoll ist, sich mit den chemischen Strukturen der einzelnen Stoffe zu beschäftigen. Und wenn die eine Struktur völlig anders als eine andere ist, werden beide im Organismus vollständig andere Prozesse hervorrufen.

Die Zuckeraustauschstoffe machen zwar nicht dick, aber sie bewirken andere Stoffwechselvorgänge im Organismus. Und hier ist der Verbraucher gefragt, sich damit zu beschäftigen. Es kommt kaum jemals vor, daß ein Stoff nichts bewirkt. Aspartam ist in vielen Produkten mit den Begriffen *„light“*, *„zuckerfrei“* oder *„Wellness“* enthalten. Wenn man weiß, daß Aspartam krebserregend ist, dann schadet sicherlich nicht gleich jedes Getränk, aber bestimmt der ständige Genuß von Getränken, die Aspartam enthalten. Wenn man einem Organismus ständig Stoffe zuführt, mit denen der Organismus Probleme hat, wird es ihm irgendwann zuviel.

Von Männern dominiert

W.W.: Du warst, als du berufen wurdest, die erste Frau in Deutschland auf einem Lehrstuhl für Organische Chemie. Werden Frauen eher weniger in der Wissenschaft wahrgenommen?

T. Lindhorst: Nicht unbedingt, trotzdem war ich nach dem 2. Weltkrieg die erste, die auf einen Lehrstuhl für Organische Chemie berufen wurde. Das war 1999. Das Problem mit der Geschlechtergerechtigkeit ist also noch nicht so lange her.

W.W.: Werden Frauen im wissenschaftlichen Bereich diskriminiert?

T. Lindhorst: Der Wissenschaftsbetrieb in Deutschland ist, wie sehr viele andere Bereiche auch, von Männern dominiert. Die Wirtschaft ist von Männern dominiert, die Finanzwirtschaft genauso; und so gibt es viele Bereiche, in denen fast nur Männer vorkommen. In der Wissenschaft ist es mittlerweile ein wenig anders geworden, aber der Wissenschaftsbetrieb wurde seit dem 2. Weltkrieg vorwiegend von Männern dominiert, vor dem 2. Weltkrieg ohnehin, ganz besonders in den Leitungsfunktionen. Zwar kommen jetzt in den Nachwuchsbereich zunehmend junge Frauen hinein, aber wenn es in die Führungsposition geht, wird es für die Frauen wiederum enger.

W.W.: Wie erlebst du dies persönlich?

T. Lindhorst: In einer Gruppe mit Männern macht man die Erfahrung, daß man eine Sachaussage tätigt, die Sachaussage aber keine große Rolle spielt, wenn man sie zum falschen Zeitpunkt macht. Es geht nicht nur um die Sachaussage im Wissenschaftsbetrieb, sondern in einer Gruppe von Männern mache ich die Erfahrung, daß ich mit einer Sachaussage nicht gleich zu Beginn durchdringe. Es betrifft natürlich nicht jeden einzelnen Mann, trotzdem mache ich die Erfahrung, daß in einem männlich dominierten Betrieb zuerst einmal auf die Hierarchie geachtet wird; gleichermaßen auf Macht. Wenn dann in einer Runde geklärt wird, daß der – womöglich die – in der Hierarchie wichtig ist, dann hört man auch die Sachaussage an.

W.W.: Gerade im Bereich der Wissenschaft sollte es doch eigentlich überhaupt nicht auf das Geschlecht ankommen, sondern auf die reine Sachaussage.

T. Lindhorst: Sollte! Die Frauen, die in den Wissenschaftsbereich kommen, sollten wissen, daß dem nicht so ist. Es spielen Regeln eine Rolle, die Regeln der Männerwelt sind. Ich weiß sehr wohl, daß es auch andere Männer gibt; aber ich erlebe viele Männer so, daß sie in einem Hierarchiesystem leben und sich darin wehren müssen.

W.W.: Wie äußert sich das?

T. Lindhorst: Man erlebt dies bei jedem Meeting z.B. daran, wo sich wer hinsetzt, wie man sitzt, wie man schaut, welche Sprüche abgelassen werden. Dies alles geschieht im Vorfeld der Sachebene. Wenn eine Frauenrunde zusammenkommt, fällt dies alles weg. Dann kommt das Sachproblem viel schneller auf den Tisch. Neulich sagte mir eine

Frau in bezug auf diese Runden, daß sie in den ersten 20 Minuten nie etwas Sachliches äußere, weil sie die Erfahrung gemacht habe, daß es ohnehin nicht gehört werde. Wenn eine Frau zu schnell etwas sagt, wird sie bemerken, daß die Männer nicht zuhören und daß ein Mann nach vielleicht 20 Minuten die Aussage der Frau als seine Meinung ausgibt. Und dann wird es gehört. Männer, die dieses Spiel beherrschen, wiederholen in einem bestimmten Moment Sachaussagen anderer, z.B. von Frauen, und stellen sie als ihre Meinung vor. Und wenn dies ein hierarchisch hochstehender Mann ist, werden alle anderen hinterher sagen, daß er dies als seine Meinung zuerst vertreten hat. Das kann natürlich auch einem Mann auf einer niedrigeren Hierarchieebene passieren. Frau hat dann auch keine Chance zu sagen, daß sie dies ja vorher schon selbst gesagt habe. Frauen äußern das oft, aber das spielt keine Rolle, denn sie haben es zum falschen Zeitpunkt gesagt.

Man muß die Männerregeln lernen

W.W.: Wie erwehrst Du Dich solcher Mechanismen?

T. Lindhorst: Wer in einer Männerwelt agieren will, muß die Männerregeln lernen. Männer lernen keine Frauenregeln. Es ist wie beim Schachspiel. Wer Schach spielen will, muß die Schachregeln lernen. Keiner kann Schach spielen, ohne die Schachregeln zu kennen. Lernt man die Männerregeln, ist man mit der gleichen Sachaussage viel erfolgreicher.

W.W.: Kannst du mal ein Beispiel nennen, wie du Männerregeln erlernst und damit dann besser durchdringst?

T. Lindhorst: Als erstes ist es wichtig, einen Platz einzunehmen, von dem man auch gehört wird. Man setzt sich also auf einen Platz, den die anderen als wichtig ansehen werden. Praktisch setzt man sich im Raum an einen Tisch an einem wichtigen Ort. An diesem Ort nimmt man am besten auch sehr viel Platz ein.

W.W.: Welches ist der richtige Ort an einem Tisch?

T. Lindhorst: Z.B. der Kopf einer Tafel oder der Platz gegenüber dem Ausgang. Man muß den Raum gut überblicken können, man darf sich nicht an den Rand setzen. Man sucht sich immer den Platz im Zentrum. Es gibt auch Tafelenden, die nicht immer im Zentrum liegen. Unbewußt hat man das Wissen, wo man sich hinsetzen muß, um nicht am Rand zu sitzen. Und es ist wichtig, dies ins eigene Bewußtsein zu rücken. Auf diesem Platz muß man selbst sehr viel Platz einnehmen, sich also breitmachen. Wenn sich z.B. jemand neben eine Frau setzt, dann machen Frauen es häufig so, daß sie zur Seite rücken und vielleicht auch noch fragen, ob der andere Platz habe. Das ist absolut falsch. Man muß auf jeden Fall breit bleiben, nicht zur Seite rücken. Wenn sich ein Mann neben eine Frau setzt, darf man sich als Frau nicht bewegen. Wenn man den Mann fragt, ob er genügend Platz habe, dann ist das für den Mann ein Zeichen, daß sich die Frau unter ihn stellt. Er sagt nicht, daß es freundlich von der Frau ist, daß sie zur Seite rückt, sondern er bemerkt, daß sie sich unterordnet. Das mußte ich alles lernen. Ich wollte mich aber nicht unterordnen, wenn ich eine solche Frage der Höflichkeit stellte, sondern ich wollte lediglich höflich sein. Mittlerweile weiß ich, daß eine solche Höflichkeitsfrage gegen die Schachregeln ist, und deswegen rühre ich mich jetzt nicht mehr vom Platz.

Man kann auch auf der Straße darauf achten, wer einem entgegenkommt und wer einem ausweicht. Männer machen die Erfahrung nicht, aber Frauen machen immer wieder die Erfahrung, daß die einem entgegenkommenden Männer nicht ausweichen und die Frau ihnen selbst ausweichen muß. Als Frau muß man ständig ausweichen. Ich habe es häufig versucht, über die Straße zu gehen und einem Mann nicht auszuweichen – es funktioniert nicht! Männer weichen nicht aus. Frauen weichen aus. Selbst ganz kleine Männer, die einen halben Kopf kleiner als ich sind, weichen ebenfalls nicht aus. Männer sehen einen gar nicht und weichen nicht aus, und so muß selbst ich im letzten Moment ausweichen, weil ich nicht mit dem Mann zusammenstoßen will.

Es gibt viele Regeln und kleine Tricks. Man kann auch die Arme verschränken und dabei die Daumen nach oben stellen; das ist auch eine Dominanzgeste. Dann ist die Stimme vieler Frauen ein Problem, weil die Stimme von Männern oft raumgreifender ist. Eine weitere Regel besteht darin, in einer Gesprächssituation nicht die eigenen Worte zu wiederholen. Oft geschieht es, daß eine Frau in einer Männerrunde etwas sagt, und die Männer sitzen ihr gegenüber, schauen sie an und sagen lediglich *„hm"*. Dann ist die Frau geneigt, dasselbe mit anderen Worten nochmal zu sagen, weil die Antwort nicht kam. Das aber ist ein schwerer Fehler! In einem solchen Fall darf die Frau nichts mehr sagen, denn sie hat es ja schon gesagt. Das müssen Frauen allerdings üben und durchhalten. Wenn sie das schaffen, werden die Umgangsformen besser.

Probleme müssen wir gemeinsam lösen

Frauen müssen in alle Ebenen des gesellschaftlichen Lebens hinein, und es ist überhaupt nicht einzusehen, daß das Problem der Vereinbarkeit von Familie und Beruf auf dem Rücken eines Geschlechts ausgetragen wird. Das darf weder auf dem Rücken der Männer noch der Frauen ausgetragen werden. Dieses Problem müssen wir gemeinsam lösen. Männer und Frauen müssen die Welt miteinander gestalten. Und es ist schlicht ein Machtproblem, daß das meiste von Männern gestaltet wird. Für viele Männer ist es natürlich super, wenn jemand zu Hause alles regelt und man selbst als Held durch die Welt schreitet.

Wenn sich die eine Hälfte der Bevölkerung aus einem System heraushält, wie z.B. vor allem aus der Finanzwirtschaft, dann ist nicht davon auszugehen, daß die Qualität dieses Betriebs so ist, wie sie wäre, wenn auch die andere Hälfte der Bevölkerung mitgestalten würde.

Wir erleben also in einer Männergesellschaft einen Qualitätsverlust. Das gilt für die Wissenschaft genauso. Natürlich gibt es in den Wissenschaftsbereichen einen Konsens, wie man Wissenschaft betreibt, aber dieser Konsens wurde über Jahrhunderte von Männern gestaltet. Auf diese Weise kann Wissenschaft tatsächlich gemacht werden, aber vielleicht funktioniert Wissenschaft ja auch ganz anders! Wenn sie anders gestaltet würde, erschlössen sich vielleicht noch andere Bereiche. Dort, wo männlich geprägte Übereinkünfte über einen Wissenschaftsansatz vorherrschen, fehlt eine Qualität bzw. fällt Qualität weg.

Mir geht es also einerseits um Gerechtigkeit, andererseits um Qualität. Wenn in der Wissenschaft eine adäquate Mischung aus Männern und Frauen vorherrscht, werden sich auch die bisherigen Männerrituale verändern müssen. Dann müssen auch Männer Frauensprache lernen. Menschen müssen Menschen sein können, Individuen müssen Individuen sein können, und es darf nicht wichtig sein, ob man Frau oder Mann ist. Es ist wichtig, wofür sie sich interessieren, es ist wichtig, was sie tun.

W.W.: Ist das alles Schuld der Männer?

T. Lindhorst: Selbstverständlich nicht, auch die Frauen haben daran einen Schuldanteil. Wenn Frauen unterdrückt werden, müssen sie lernen, sich zu wehren. Und wenn sie einen Mißerfolg erleiden, dürfen sie nicht aufgeben, sondern müssen es noch mal versuchen. Oft jammern sie auch und beklagen, daß man ihnen nicht zugehört habe. Das bringt nichts, denn so ist es momentan.

Männergesellschaften realisieren nicht den anderen Teil der Bevölkerung

W.W.: Du bist Vorstandsmitglied der „Gesellschaft Deutscher Chemiker" (GDCh) und stellvertretende Vorsitzende des „Arbeitskreises Chancengleichheit der GDCh". Welche Aufgaben hat diese Gesellschaft, und wie bringst du dich hier für Chancengleichheit ein?

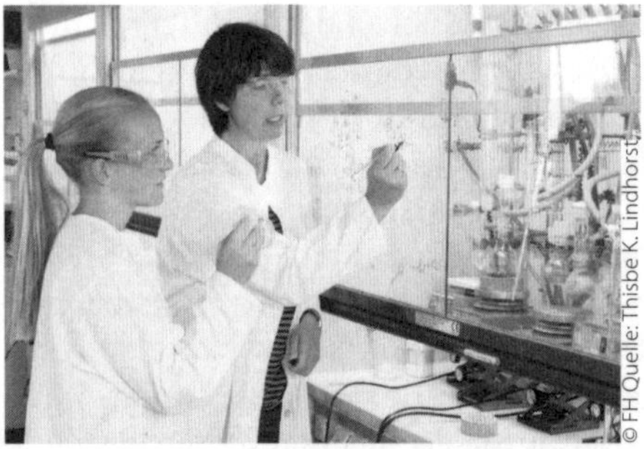

Prof. Dr. Thisbe K. Lindhorst (rechts) im Labor bei Erklärungen

T. Lindhorst: Die GDCh ist die Berufsvereinigung der Chemiker in Deutschland und hat etwa 31.000 Mitglieder. Dort sind die Chemikerinnen und Chemiker der Industrie und der Wissenschaftswelt vereinigt und sitzen miteinander an einem Tisch. Man bewegt die Themen, die sich z.B. um die Universitätsforschungslandschaft ranken, genauso um die chemische Industrie. Man bespricht die Kongresse, die Förderprogramme, alle inhaltlichen Programme. Es ist aber nicht die einzige Organisation, die für die Chemie bzw. die Chemiewirtschaft wichtig ist. Die GDCh erhebt aber schon den Anspruch, die Angehörigen der Chemie in Deutschland zu vertreten.

In der Satzung der GDCh wird die Chancengleichheit der Geschlechter selbstverständlich vertreten, was aber im allgemeinen Betrieb meist ins Hintertreffen gerät. Und der „Arbeitskreis Chancengleichheit der GDCh" hat das Thema der Chancengleichheit ganz vorne. Wir weisen z.B. darauf hin, daß auf einer Tagung unter den Vortragenden nur Männer eingeladen wurden. Oft heißt es dann, daß man gerne Frauen einladen würde, aber keine kenne; und dann weisen wir darauf hin, wo diese Frauen sind. Es stimmt nämlich nicht, daß es keine Frauen in den jeweiligen Bereichen gibt. Männergesellschaften realisieren meist nur andere Männergesellschaften, und sie realisieren nicht den anderen Teil der Bevölkerung. Bekannte laden meist Bekannte ein, Kollegen laden meist Kollegen ein – und das sind immer Männer! Aber es hat sich schon vieles zum Positiven verändert in der GDCh. Neulich habe ich eine Tagung organisiert, die ich unter den Vortragsrednern genau zur Hälfte mit Frauen und Männern besetzt habe. Es war überhaupt kein Problem, dafür genügend hochkarätige Frauen zu finden, ich mußte sie nicht mit der Lupe suchen. Somit habe ich einfach die 50 % der Weltbevölkerung mitbetrachtet. Diese Tagung hatte auch gewisse andere Nuancen, und sie kam sehr gut an.

Die Glykokalyx – der Zuckermantel

W.W.: Dein Forschungsgebiet ist die Glykokalyx. Was genau ist diese zuckrige Schleimschicht?

T. Lindhorst: Glyco bzw. Glyko heißt Zucker, calix kommt vom lateinischen Wort für Kelch, kalyx kommt vom griechischen Wort für Mantel. Hin und wieder wird der Begriff Glykocalix geschrieben, aber die Glykokalyx hat nichts mit einem Kelch zu tun, sondern sie ist ein Mantel. Sie ist ein Zuckermantel um die Zelle herum. Du hast mir gerade erzählt, daß ein anderer Interviewpartner von dir die Glykokalyx auch als ein Zellorganell bezeichnet hat. *(siehe das Interview mit Volker Fintelmann; Anm. W.W.)* Das freut mich sehr, denn dieser Wesensbestandteil ist in der Wissenschaft nicht sehr anerkannt. Genau genommen ist die Glykokalyx aber kein Organell, denn ein Organell ist von einer Haut umgeben; dies ist aber die Glykokalyx nicht.

W.W.: Ist ein Organell ein eigenständiges kleines Organ?

T. Lindhorst: Es ist ein kleines Organ in einer Zelle, ein Zellbestandteil. Die Zelle ist von einer Membran umhüllt, und die Membran hat die Aufgabe, die Integrität der Zelle zu ermöglichen, die Zelle als Ganzes bestehen zu lassen, damit sie sich nicht auflöst; aber sie braucht auch eine Durchgängigkeit. Membranen sind Bereiche mit kontrollierter Durchlässigkeit von in-

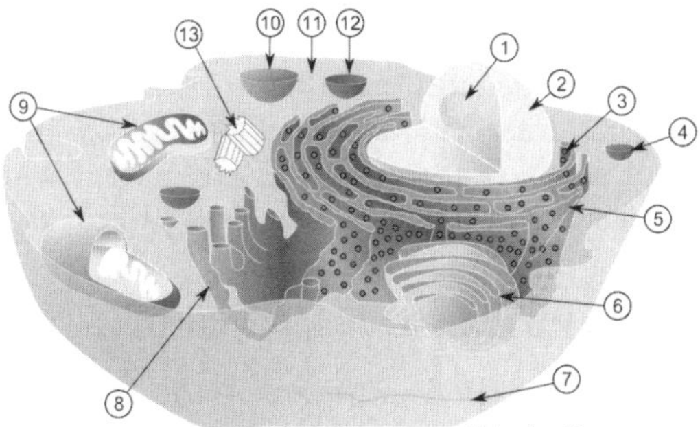

Organisation einer typischen eukaryotischen Tierzelle.
Glykokalyx ist weggelassen.

1. Nucleolus
2. Zellkern (Nukleus)
3. Ribosomen
4. Vesikel
5. Raues Endoplasmatisches Reticulum (ER)
6. Golgi-Apparat
7. Mikrotubuli
8. Glattes ER
9. Mitochondrien
10. Lysosom
11. Zytoplasma
12. Mikrobodies
13. Zentriolen

nen nach außen und von außen nach innen. Sie sind durchlässig für Stoffe und für Signale.

Wir können als Beispiel eine eukaryontische Zelle annehmen, also eine Zelle mit Zellkern: In einer solchen Zelle sind verschiedene Stoffe eingebettet, z.B. Proteine. Ein Membranprotein ist so gebaut, daß es einen extrazellulären Teil hat, einen Transmembranteil, sowie einen intrazellulären Teil. Alle diese membranständigen Proteine sind auf der Außenseite der Zelle glykosyliert. Sie sind sozusagen verzuckert. Verzuckert sind sie aber nur extrazellulär, nicht intrazellulär. Das Zuckrige ist also nur außen gebunden.

Im Zellinneren gibt es kleine, wiederum von Membranen umhüllte Kompartimente, die man Organellen nennt. Sie haben bestimmte Aufgaben. Die Mitochondrien in den Zellen sind für die Zellatmung zuständig, und hier entsteht das meiste ATP, also das energiereiche Molekül Adenosintriphosphat. In der Glykolyse entsteht nur sehr wenig ATP, das meiste bei der Zellatmung. Dann gibt es z.B. noch den Zellkern, in dem die DNA aufbewahrt wird, außerdem das endoplasmatische Retikulum und weitere Organellen. Im endoplasmatischen Retikulum wird die DNA-Information in eine Proteinsprache übersetzt.

Wenn man nun den Begriff Zelle googelt, wird man alles das finden, was ich eben gesagt habe, aber die Glykokalyx wird meist weggelassen.

Der Mensch ist von Zucker durchsetzt

W.W.: Jede Zelle, eine Leberzelle wie eine Blutzelle, hat diese Zuckerschicht, diese Glykokalyx?

T. Lindhorst: Jede Zelle, ja. Die Zuckerschichten sind aber immer unterschiedlich.

W.W.: Der Mensch ist also von Zucker durchsetzt?

T. Lindhorst: Ja, das ist ein guter Satz. Wir sind von Zuckerschichten durchsetzt. Das ist die andere Seite des Zuckers. Das ist die lebendige Seite des Zuckers.

W.W.: Ist dieser Zucker Glukose?

T. Lindhorst: Nein, Glukose ist fast der einzige Zucker, der auf der Zelloberfläche nicht vorkommt. Es sind Oligosaccharide und Polysaccharide ohne Glukosebestandteile.

Zucker bilden eine ungeheuer facettenreiche Vielfalt

W.W.: Als Laie habe ich nun gelernt, daß die Polysaccharide und die Disaccharide im Körper zu Monosacchariden gespalten werden, und nun finden wir auf der Zelloberfläche wieder Polysaccharide. Gehen die von außen kommenden Polysaccharide gleich als Polysaccharide in die Zellschicht, oder kommen sie über den Umweg der Spaltung in Monosaccharide wieder zu einer Zusammensetzung zu Polysacchariden auf der Zelloberschicht?

T. Lindhorst: Zweiteres. Das ist kompliziert. Einerseits ist Zucker ein Energielieferant; er wird im Körper abgebaut, wobei Energie frei wird. Und er steht mit alledem in Verbindung, was wir schon besprochen haben: mit der Speicherung, mit der Umwandlung in Fett, mit der Zuckerneuentstehung, mit dem Insulin usw. Die Welt der Zucker ist aber nicht nur Glukose oder Fruktose, sondern es ist eine viel facettenreichere Welt. Die Zucker bilden eine ungeheuer facettenreiche zellstrukturelle Vielfalt. Wenn ich jetzt von Zucker spreche, meine ich keineswegs nur Glukose. Die Vielfalt der Zucker wird mit der Nahrung aufgenommen oder im Organismus neu aufgebaut. Letzteres nennt man De-novo-Synthese. Dann werden sie aktiviert in eine Form, in der sie auf andere Zucker übertragen werden können. Diese Reaktionen werden von einer Vielzahl von Enzymen bewerkstelligt. Auf diese Weise werden alle komplizierten Zucker aus aktivierten Monosaccharid-Bestandteilen aufgebaut.

Hierbei geht es also nicht mehr um Abbau und Energiegewinnung, sondern um Aufbau dieser komplizierten Zucker. Und dabei wird ein Einfachzucker nach dem anderen angefügt. So entstehen nicht nur lange Ketten, sondern hochverzweigte, baumartige Strukturen. Genau wissen wir es nicht, aber hierbei gibt es mindestens 100.000 verschiedene Strukturen.

W.W.: Wie viele verschiedene Zucker gibt es in diesem Zusammenhang?

T. Lindhorst: Das sind etwa 25 verschiedene Zucker, die aber alle auf sehr unterschiedliche Art zusammengebaut sind, so daß diese hohe Strukturvielfalt dabei herauskommt.

Alle Zellen haben eine verschiedene Glykokalyx

W.W.: Wie differenziert sich die Glykokalyx nun von Organ zu Organ, z.B. bei einer Leberzelle oder einer Gehirnzelle, wie differenziert sie sich bei Frau oder Mann, wie bei Individualität zu Individualität?

T. Lindhorst: Mit dieser Frage befindest du dich am Puls der Forschung. Hierzu gibt es bereits viele Daten. Wir wissen bereits, daß die Zusammensetzung der Glykokalyx zelltypspezifisch ist, daß sie individuell unterschiedlich ist, vom Entwicklungsstand der Zelle abhängt, vom Krankheits- oder Gesundheitszustand der Zelle abhängt, auch davon abhängt, ob es eine Embryonalzelle oder eine adulte Zelle ist. Alle diese Zellen haben eine verschiedene Glykokalyx.

Man kann aber nun nicht sagen, daß diese *eine* bestimmte Glykokalyx zu diesem gegenwärtigen Stand eines Organismus paßt. So weit sind wir noch nicht in der Forschung.

W.W.: Könnte es also sein, daß jeder Mensch seine eigene Glykokalyx hat?

T. Lindhorst: So ist es. Jeder Mensch hat seine eigene Glykokalyx. Sie sind natürlich nicht absolut unterschiedlich, sondern sie befinden sich innerhalb bestimmter Rahmenbedingungen. Wenn von diesen Rahmenbedingungen grob abgewichen wird, hat man eine kranke Zelle, z.B. eine Krebszelle. Die Apoptose, der programmierte Zelltod, hängt auch mit der Glykokalyx zusammen. In jedem Krankheitszusammenhang findet man eine veränderte Glykokalyx. Wir wissen aber nicht, was zuerst da war: der Krankheitszusammenhang oder die veränderte Glykokalyx.

W.W.: Wir sollten vielleicht noch etwas deutlicher beschreiben, ob die Glykokalyx nun ein Zellorganell ist oder nicht.

T. Lindhorst: Sie ist nicht von einer Membran umschlossen, daher ist sie streng nach Definition kein Organell, aber sie ist ein extrazelluläres Kompartiment, welches zu jeder Zelle gehört.

W.W.: Ist die Glykokalyx ein eigenes Organell oder nicht?

T. Lindhorst: Die meisten Wissenschaftler sagen, daß diese Frage unwichtig ist. Sie beschreiben die Glykokalyx so, daß sie die Zelle schützt und löslich macht, denn Zucker sind sehr wasserliebend, sehr hydrophil. Man weiß, daß die Glykokalyx mit Informationsaustausch und auch mit Signalübertragungen zusammenhängt. Ich bin allerdings der Meinung, daß die Glykokalyx ein kleines und eigenes Organell ist; aber daran forsche ich noch.

Dann gibt es noch einen spannenden Zusammenhang mit dem Human Microbiome Project, der Initiative des US-amerikanischen National Institutes of Health mit dem Ziel der Identifizierung und der Charakterisierung des menschlichen Mikrobioms, also aller Mikroorganismen, die in Verbindung mit dem Menschen stehen. Zuvor gab es das Human Genome Project, das das Ziel hatte, das gesamte Genom eines Menschen zu entschlüsseln. Als es im Jahr 2000 so weit war, sagte Bill Clinton u.a., jetzt würden wir die Sprache kennen, in der Gott das Leben erschaffen hat. Man dachte also, wenn man diese Fleißaufgabe erledigt hätte, dann verstehe man alles im menschlichen Zusammenhang. Aber man hat bemerkt, daß man das nicht verstanden hat.

Im Genom liegt die Information für den Körperbau niedergeschrieben. Dann wird sie in die Proteinwelt umgeschrieben, also in die Werkzeuge des Körpers. Und diese Proteine werden mit Zuckern dekoriert. Fast alle Proteine sind mit Zuckern dekoriert. Es ist eine Tendenz in der Wissenschaft, wenn etwas sehr vielfältig ist und mit hohen Zahlen zusammenhängt, daß man versucht, diese ganze Vielfalt einmal zahlenmäßig zu überblicken, um sie zu verstehen. Aber dabei kommt meistens nichts heraus. Vergleichen wir mal die Begriffe Human Microbiome und Human Genome, lauter *omics-Projekte* ...

W.W.: ... Was ist das denn?

T. Lindhorst: Da gibt es die Genomics, die Proteomics, die Glycomics usw. Es gibt auch die Metabolomics oder die Kinomics. *Omics* ist nur eine Endsilbe wie der ismus beim Klassizismus, beim Idealismus usw. Die Genomics wollen auf alle Gene schauen, die Proteomics auf alle Proteine usw. Wenn man z.B. die Welt der Kinasen, also bestimmte Enzyme, in ihrer strukturellen Vielfalt versucht zu verstehen, nimmt man alle zusammen und nennt sie das Kinom bzw. man spricht im Englischen von den Kinomics. Das nimmt zum Teil abstruse Formen an.

Nun hat man gesehen, daß ein Organismus in Wechselwirkung mit unzähligen Mikroben ist; z.B. sind die Nase, der Mund, die Genitalöffnungen, der Darm, die Haut usw. mit verschiedenen Mikroben, Bakterien besiedelt. Manche machen krank, manche machen nicht krank. Kolibakterien im Darm brauchen wir, sie bilden für uns Vitamin K. Kolibakterien in der Blase verursachen Entzündung. Jeder Mensch hat verschiedene Bakterien, z.B. auf der Haut. Und ob ein Mensch z.B. Käsefüße hat, hängt damit zusammen, welche Bakterien er auf seiner Haut hat. Die machen dann den Gestank. Der eine Mensch hat Oberflächenstrukturen, auf denen diese Bakterien festhaken, der andere nicht. Das Mikrobiom, welches ein Mensch mit sich herumschleppt, hat etwas mit dem individuellen Leben, dem jeweiligen Krankheits- bzw. dem jeweiligen Gesundheitszustand zu tun. Und welche Mikroben, welches Mikrobiom wir mit uns herumschleppen, hängt wiederum mit der Zuckeroberflächenstruktur der Zellen zusammen. An dieser heften sich die Bakterien fest.

Man versteht nun immer mehr, daß das Mikrobiom eines Menschen viel mit Krankheit und Gesundheit zu tun hat. Und deswegen ist dieses weltweite Projekt, das Human Microbiome Project, gegründet worden, denn mittlerweile beginnt man auch damit, Oligosaccharidstrukturen auf Zelloberflächen mit mikrobieller Besiedlung in Wechselwirkung zu beschreiben, zu korrelieren.

Diese mikrobielle Besiedlung kann man wiederum mit der Ernährung korrelieren, in Wechselbeziehung bringen. Das aber hängt mit der gesamten angesprochenen Zuckerthematik zusammen. Und hier gibt es viele Zusammenhänge, die nach und nach aufgeklärt werden, die auf Krebsentstehung und die Entstehung von Entzündungen hindeuten und die alle mit dem Zuckerkonsum zu tun haben. Hierbei geht es aber um den Konsum von Monosacchariden, von industriell hergestellten Einfachzuckern. Es geht also nicht darum, wie viele Äpfel man ißt, sondern wie viele Schokoladenriegel bzw. wie viele Zucker man sich in die Getränke schaufelt bzw. wie viele schon in den Softdrinks enthalten sind.

Die Ich-Organisation

W.W.: Vermutlich kann man folgende Frage nicht beantworten, ich stelle sie trotzdem. Weiß man, bzw. kann man vermuten, wie die Glykokalyx vor einigen 100 Jahren aussah, als die Menschen noch keinen industriellen Zucker zu sich nahmen, bzw. wie sie sich verändert hat, seitdem die Menschen zunehmend mehr industriellen Zucker zu sich nehmen?

T. Lindhorst: Das kann niemand beantworten, es wäre aber höchst interessant. Rückblickend kann man dies nicht anschauen, weil die Zuckerschichten abgebaut werden, wenn der Mensch stirbt. Bei der Genomforschung und auch bei der Proteinforschung stehen sehr gute Untersuchungswerkzeuge zur Verfügung; für die Glykokalyx-Untersuchung gibt es diese nicht. Die Untersuchungsmöglichkeiten in bezug auf die Glykokalyx fangen erst an zu entstehen. Sie sind auch sehr viel schwieriger. Man kann die Glykokalyx noch nicht als Ganzes untersuchen. Die DNA-Analyse ist in jedem Krimi Standard, die Zuckeranalyse einer Zelloberfläche ist nicht Standard. Dafür gibt es noch kein Analysesystem. Die Zuckerwelt ist auch viel komplexer als die Proteinwelt und komplexer als die DNA-Welt.

W.W.: Im Interview mit Volker Fintelmann (*siehe im Anschluß an dieses Interview; Anm. W.W.)* haben wir über die Beziehung der übersinnlichen Wesenheit des Menschen, die Beziehung des Ich zum Zucker gesprochen. So wie der Mensch einen Spiegel braucht, um sich selbst zu erkennen, zu spiegeln, so braucht auch das Ich einen Spiegel, um mehr und mehr zu sich selbst zu erwachen. Diesen Bereich nennt man in der Anthroposophie Ich-Organisation, einen Bereich des Ich, der bis in den physischen Leib hineinreicht, und zwar bis in die

Wärme-Organisation. Man kann sogar davon sprechen, daß das Ich bis hinein in die individuelle Zellstruktur einen Abdruck braucht.

Die Ich-Organisation hängt vor allem mit dem Zucker im Organismus zusammen. Das Element für das Ich, mit dessen Hilfe das Ich zu sich selbst erwachen kann, ist im physischen Leib der Zucker. Und hier vermute ich einmal, daß dies die Glykokalyx sein könnte, also die zuckrige Schicht um jede Zelle. Und wenn Du sagst, daß vermutlich jeder Mensch seine eigene Glykokalyx, sogar jede Zelle ihre eigene Glykokalyx hat, dann vermute ich, daß jeder Mensch auch seine eigene Zuckerschicht hat, weil jeder Mensch auch ein individuelles Ich hat. Könnte man das so sagen?

T. Lindhorst: Ja, aber der Mensch hat nicht seinen eigenen Zucker, sondern seine eigene Glykokalyx. Das eine ist die naturwissenschaftliche Ansicht, das andere die anthroposophische; aber aus meinem Verständnis für Moleküle scheint mir der anthroposophische Zusammenhang sehr wahr zu sein.

W.W.: Man könnte doch wissenschaftlich untersuchen, daß der eine Mensch diese, der andere jene Glykokalyx auf den Nierenzellen hat und daß diese nicht nur nach Alter, Krankheit und Gesundheit, Geschlecht usw. unterschiedlich sind, sondern bei jedem Menschen ganz individuell. Und wenn man herausfände, daß wirklich jeder Mensch eine ganz individuelle Glykokalyx hat, dann wüßte man, daß es so viele davon gibt, wie es Menschen gibt. Und das könnte man mit der anthroposophischen Sichtweise zusammenbringen, daß jeder Mensch ein individuelles Ich hat.

T. Lindhorst: Wir wissen bereits, daß die Glykokalyx total individuell ist. Die individuelle Glykokalyx ist auch eine Frage von sehr vielen Daten. Wissenschaftler versuchen, die Zuckerwelt in Daten zu erfassen, und hier zeigen sich schon Individualstrukturbeziehungen. Es gibt z.B. eine Forscherin in Dublin, Pauline Rudd, die ein großes analytisches Zentrum aufgebaut hat, in dem sie Glykan-Strukturen mit bestimmten Krankheitshäufigkeiten korreliert. Sie schaut aber nicht auf einen geistigen Zusammenhang dieser Strukturen.

Atmende Zuckerwatte

Hier sollten wir aber nochmal ein wenig hinschauen. Die Glykokalyx eignet sich sehr gut für einen Abdruck. Wenn man sie unter dem Elektronenmikroskop anschaut, sieht sie wie Zuckerwatte aus. Man hat also um die Zelle herum viel Zuckerwatte. Diese Zuckerwatten-Struktur funktioniert auch noch, wenn man etwas von dieser Zuckerwatte entfernt und immer noch eine zusammenhängende Zuckerwatte bestehenbleibt. Wenn man aber massiv eingreift und ein Loch in diese Zuckerwatte reißt, dann zerstört man etwas. Deswegen ist die Analytik sehr schwer.

Außerdem ändert sich die Zuckerwatte den ganzen Tag. Wenn man also einen Menschen untersucht, ist es davon abhängig, an welchem Tag man ihn untersucht, zu welcher Uhrzeit, unter welchen gesundheitlichen Bedingungen usw. Die Zuckerwatte ändert sich fortwährend. Es geht immer um einen ganz individuellen Augenblick am Tag. Außerhalb des Zellmembran-Zusammenhangs kann man diese Zuckerwatte, die Glykokalyx, nicht intakt behalten. Man kann sie immer nur in Bruchstücke zerlegen. Und wenn man eine Analytik der Glykokalyx macht, sieht man nur immer eine Sammlung von Bruchstücken. Es ist also wie eine Sammlung von einzelnen Musikern, aber man sieht nie das gesamte Orchester. Man sieht und hört sie nie das Konzert spielen. Das ist ein großes Problem bei der Analytik der Glykokalyx.

Die DNA hat die Aufgabe, Informationen zu speichern. Das spiegelt sich auch in ihrer Struktur, denn die Struktur ist klar definiert. Die DNA-Doppelhelix ist und bleibt so, wie sie ist. Wenn sie sich verändert, wird sie wieder repariert. Dafür hat der Organismus Reparaturmechanismen. Bei den Proteinen ist es anders. Je nachdem, welches Protein wir anschauen, faltet es sich in eine bestimmte Struktur, und diese Struktur gehört zu seiner Funktion. Das eine ist ein Enzym, das andere ein Rezeptor. Aber die Glykokalyx macht nichts von dem – sie faltet sich nicht, sie bleibt auch nicht immer gleich, sie ist ständigen Änderungen unterworfen, hat also einen ganz anderen Charakter. Sie ist so, als würde sie atmen.

Aus einer geistigen Perspektive könnte man vielleicht vorsichtig sagen, daß in der DNA das Wissen gespeichert ist, vielleicht auch die Weisheit. Die Proteinwelt ist die Welt der Mittel bzw. der Macht des Organismus. In der Welt der Glykane, der Welt der Zucker, könnte man die Liebe annehmen bzw. das Individuelle, was der Mensch aus seinem Leben macht.

W.W.: Ein Forschungsansatz bestünde also darin, die Glykokalyx so zu betrachten, daß sie ein Abdruck der menschlichen Individualität ist, und zu erforschen, wie sie sich z.B. durch die persönliche Entwicklung des Menschen verändert, z.B. bei einem Schicksalsschlag, bei einer Lebensumstellung, beim Reiferwerden des Menschen.

T. Lindhorst: Genau. Interessant ist ja auch, daß die Blutgruppenzugehörigkeit durch die Glykokalyx-Zucker eines Individuums bestimmt werden. Ein Angehöriger der Blutgruppe A hat andere Zucker auf der Oberfläche der roten Blutkörperchen als eine Angehörige der Blutgruppe B. Da steckt ja der Zusammenhang zwischen Glykokalyx und Individualität schon sehr unmittelbar drin. Und man müßte daran forschen, inwieweit ein Mensch die Glykokalyx verändern bzw. entwickeln kann. Und daraus folgend wäre die Frage zu betrachten: Was bedeutet es für das organismische Geschehen, welches zu dieser bestimmten Physis gehört?

W.W.: Oder noch etwas anders formuliert: Verändert sich die Glykokalyx dadurch, daß der Mensch sein Leben verändert, sein Ich ergreift, sich also dadurch selber verändert? Der Ansatz dazu wäre im Geistigen zu finden, der Abdruck im Physischen, also in diesem Fall in der Glykokalyx.

T. Lindhorst: Genau. Dem widerspreche ich nicht. Es wäre also die Frage, wie sich die Glykokalyx mit dem Sein des Menschen verändert, bzw. wie er sein Ich ergreift und wie sich dann die veränderte Glykokalyx auf das organismische Geschehen auswirkt. Das würde bedeuten, daß durch eine Ich-Arbeit die physische Gesundheit beeinflußt wird. Wenn man hinschaut, kann man das sogar sehen.

Zu kompliziert

W.W.: An dieser Stelle sollte man vielleicht noch einmal betrachten, welche Auswirkungen der industrielle Zucker auf die Glykokalyx hat, denn ich vermute, daß es ein Unterschied ist, ob der Mensch selbst aus der Stärke seine Glukose herstellt oder diese aus dem Industriezucker aufnimmt.

T. Lindhorst: Ich sagte ja schon, daß in der Glykokalyx verschiedene Zucker enthalten sind, aber die Glukose gerade nicht. Warum das so ist, wissen wir noch nicht. Aus chemischer Sicht wird jedes Molekül von anderen Molekülen erkannt. Innerhalb der Zelle wird Glukose als Energieträger umgesetzt und durch die Glykolyse abgebaut, über den Weg von Glucose-6-Phosphat, Fructose-6-Phosphat usw. Dazu gehören auch bestimmte Enzyme. Diese Zucker sollte man aber nicht mit den Zuckern auf der Zelloberfläche verwechseln, denn die Zucker auf der Zelloberfläche haben andere Aufgaben. Deshalb kommt die Glukose nicht in der Glykokalyx vor, die Fruktose ebenfalls nicht. Es befinden sich in der Glykokalyx also keine Monosaccharide, ebenfalls sind diese beiden Zucker nicht als Monosaccharid-Bestandteile enthalten.

Die Biosynthese dieser komplexen Zucker wird wiederum kontrolliert, wie alles im Körper. Auch die Biosynthese der Oligosaccharide wird kontrolliert. Das geschieht am endoplasmatischen Retikulum (siehe Bild Seite 101). Dort werden die Glykoproteine, die verzuckerten Proteine, zusammengesetzt. Und nun gibt es einen Mechanismus, der überprüft, ob das auch gut funktioniert. Dieser Mechanismus hängt nun wiederum mit Glukose-Molekülen zusammen, die als Kontrollen auf diese Moleküle gebracht werden. Das alles spielt sich im Inneren der Zelle ab.

Die Zucker werden dann wie mit einem Shuttle nach oben zur Zellmembran gefahren. Bei der Biosynthese gibt es nun drei Glukose-Moleküle, die innerhalb eines Controlling-Prozesses eine Rolle spielen. Wenn das Controlling sagt, daß alles gut ist, werden die Glukosen abgespalten, und der synthetisierte Zucker kommt an die Zelloberfläche. Die Glukose ist also beim Controlling auch dabei.

Diese Zusammenhänge sind so kompliziert, daß auch die Förderlandschaft für diese Prozesse nicht sehr freudig bewegt ist, weil es ihr zu kompliziert ist.

Zucker dient der Individualisierung – und ist ein Suchtmittel

Die Zucker im Körper haben also verschiedenste Aufgaben. Zum einen die Energiegewinnung, zum anderen den Aufbau der Glykokalyx, die man vielleicht anthroposophisch als den Spiegel des Ich bezeichnen könnte und die naturwissenschaftlich etwas mit der Zellkommunikation zu tun hat. Wenn man diese verschiedenen Aufgaben der verschiedenen Zucker betrachtet, kann man auch verstehen, daß so viele verschiedene Gefühle, Ansichten und Kontroversen mit dem Zucker zusammenhängen. Auf der einen Seite haben wir die gewinnorientierte Zuckerindustrie, Zucker als Droge in immer mehr Lebensmitteln, dann aber auch wieder die ganz anderen Aspekte im Bereich der Glykokalyx als Stütze und Spiegel des Menschheits-Ich. Zucker dient also auf der einen Seite der Individualisierung, auf der anderen Seite ist er ein Suchtmittel.

Wenn Rudolf Steiner darüber spricht, daß Zucker der Ich-Träger sei, dann meint er bestimmt die Glykokalyx; die hat er aber damals noch nicht gekannt. Wenn er davon spricht, daß Zucker auch den Egoismus fördert, meint er mit Sicherheit den Industriezucker und vielleicht auch teilweise die Glukose im Körper. Deswegen finde ich es schön, wenn durch diese Interviews klar wird, daß Zucker nicht gleich Zucker ist, denn Zucker ist eine sehr vielfältige und reichhaltige Welt, in die jede Zelle eingebettet ist. Und diese Welt hat, wie eigentlich alles in unserem Leben, Pole, Gegensätze.

Ich selbst bin von den physischen Zusammenhängen des menschlichen Organismus fasziniert; deswegen bin ich Chemikerin geworden. Aber ich bin auch von den geistigen Zusammenhängen des Menschen fasziniert. Und es ist mir vollkommen klar, daß es dann, wenn es einen geistigen Zusammenhang des Menschen gibt, auch einen geistigen Zusammenhang einer molekularen Struktur geben muß bzw. einen Abdruck des Geistigen in dieser Struktur.

Die Glykokalyx von Krebszellen

W.W.: Krebszellen lieben ja Glukose. Wie verhalten sich die Krebszellen in bezug auf die Glykokalyx?

T. Lindhorst: Die Glykokalyx dieser Zellen löst sich mehr und mehr auf. Bei Krebszellen kommen Oligosaccharid-Strukturen vor, die auf gesunden Zellen nicht gefunden werden; das sind die sogenannten tumorassoziierten Antigene. Sie werden in der Klinik auch als Tumormarker verwendet. Tumormarker sind Oligosaccharide. Man findet sie nur auf Krebszellen. Außerdem gehört zu den Krebszellen eine ganz deutlich abgebaute Glykokalyx.

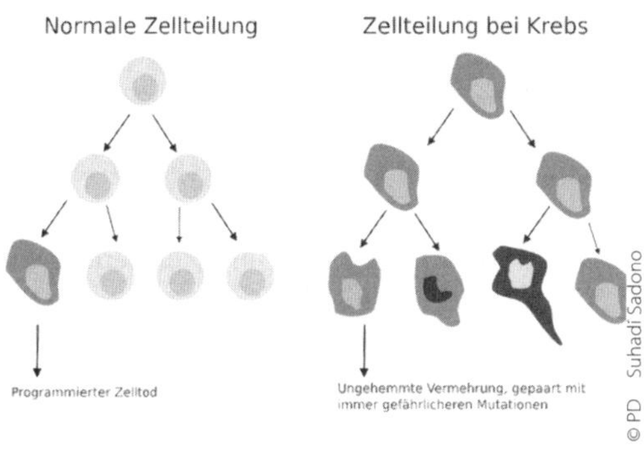

W.W.: Wie sieht diese unter dem Mikroskop aus?

T. Lindhorst: Sehr viel kleiner als bei gesunden Zellen, dünner und oft zerfetzt, und manchmal ist diese Glykokalyx ganz verschwunden. Eine Krebszelle hat einen ganz starken Metabolitenbedarf, weil sie sich ja fortwährend teilt. Sie braucht viel Baumaterial. Dadurch werden die Biosynthese-Wege angeworfen, die besonders auf Glukose angewiesen sind.

W.W.: Könnte sich bei Krebszellen auch Glukose in die Glykokalyx einbauen?

T. Lindhorst: Nein, das glaube ich nicht. Man muß immer die verschiedenen Wege im Organismus betrachten. Zum einen haben wir den Weg, der die Glykokalyx aufbaut; auf der anderen Seite haben wir die Glykolyse, und beide haben nichts miteinander zu tun. Aber die Glykolyse hat etwas mit dem Metabolismus der Krebszelle zu tun. Die Krebszelle atmet weniger und hat einen höheren Glukosebedarf, weil sie mehr aufbauen muß.

Was man noch nicht über die Krebszelle weiß, ist, ob die Glykokalyx zuerst in die Dysfunktion kommt, also kaputtgeht, und eine Zelle daraus folgend zu einer Krebszelle wird, oder ob die Zelle zuerst eine Krebszelle ist und daraus folgend eine Dysfunktion in der Glykokalyx entsteht. Das ist das Henne-Ei-Problem. Auf der molekularen Ebene ist das noch nicht gelöst. Im anthroposophischen Zusammenhang hat es eine große Logik, daß hier die Ursache im Geistigen liegt.

Spannend ist eigentlich nur die Glykokalyx

W.W.: Wie beurteilst du den Wahrheitsgehalt der Wissenschaft in bezug auf sogenannte wissenschaftliche Aussagen, z.B. im Bereich Zucker?

T. Lindhorst: Eine wissenschaftliche Studie muß keineswegs wahr sein. Auch in der Wissenschaft zählt wie fast überall der Einfluß von Interessen, also der sogenannte Lobbyismus, ebenfalls Terrainverteidigung, Manipulation und Überzeugungskraft. Es ist ja nicht so, daß sich eine Wahrheit mit großer Kraft entfaltet, nur weil es eine Wahrheit ist; also muß man das, was man erforscht hat, gut erklären und gut verkaufen. Man muß sich bemühen, möglichst viele Menschen zu finden, die die jeweiligen Forschungen wichtig finden. Und schon beginnt der Lobbyismus.

W.W.: Bemerkst du in deinem Umfeld Tendenzen, die dahin gehen, daß man verschweigen möchte, daß Zuckerkonsum zum Diabetes und zur Adipositas führt bzw. daß Zucker auch zu einer Droge werden kann?

T. Lindhorst: Nein, eigentlich eher das Gegenteil. Ich habe in den Kreisen, in denen ich verkehre, auch auf den Zusammenhang zwischen Ernährung, Zuckerstoffwechsel und Gesundheit hingewiesen. Und diese Zusammenhänge kommen aus meiner Wahrnehmung immer stärker in den Fokus. Allerdings stellt sich immer die Frage: in den Fokus von wem? Trotzdem gibt es im Zusammenhang mit dem Zukker starke Manipulationen. Auch die Förderung von Zuckerforschung mit Fördergeldern hat ein Problem, was nicht einmal mit Lobbyismus zusammenhängen muß, sondern auch damit, daß die gesamte Zuckerproblematik höchst kompliziert ist. Und je komplizierter eine Materie ist, desto leichter kann man etwas in eine falsche Richtung pauschalisieren.

W.W.: Wird die Zuckerforschung stark durch die Industrie gefördert?

T. Lindhorst: Eigentlich eher wenig, denn es gibt recht wenige Medikamente auf Zuckerbasis, weil die gesamte Zuckerchemie und auch die Biochemie sehr kompliziert sind und alles sehr stark mit Gesundheit und Krankheit verknüpft ist. Hier ist es schwierig, Einzelheiten auf den Punkt zu bringen.

W.W.: Die Zuckerindustrie hat ja sicherlich auch wenig Interesse daran, Forschungen zu unterstützen, die belegen könnten, daß Zucker schädlich ist, zu Krankheiten führt, süchtig macht.

T. Lindhorst: Das stimmt, denn die Industrie will ihre Profite machen. Unter Zuckerforschung verstehe ich übrigens nicht Glukoseforschung, denn Glukose ist mittlerweile ein sehr langweiliges Molekül: Man kennt alles im Zusammenhang mit der Glukose, auch die Stoffwechselwege. Spannend ist eigentlich vor allem die Glykokalyx. Glukoseforschung gibt es fast nur im Bereich der nachwachsenden Rohstoffe, denn Glukose ist ein nachwachsender Rohstoff. Außerdem gibt es noch die Forschung in bezug auf die komplexen Oligosaccharide, die auf natürliche Weise in der Humanmilch vorkommen. Aber man versucht nun, diese Oligosaccharide synthetisch herzustellen, um das Immunsystem des neugeborenen Menschen, der nicht gestillt wird, zu stärken. Glukose ist sehr billig, komplexe Oligosaccharide dagegen sind sehr, sehr teuer. Sie sind sehr schwer herzustellen, man kann sie nicht leicht in großen Mengen machen, man kann die Herstellung nicht automatisieren. Man braucht sehr viel individuelles Knowhow und muß jeden einzelnen Fall wieder neu nuanciert ausarbeiten.

Zucker – Notwendigkeit und Übel des Ich

Interview mit Dr. Volker Fintelmann

von Wolfgang Weirauch

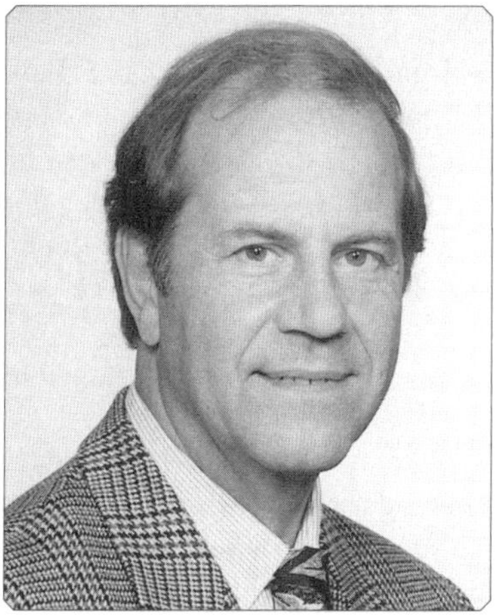

Prof. Dr. med. Volker Fintelmann, *geb. 1935 in Berlin. Arzt für Innere Medizin 1968, Teilgebietsbezeichnung Gastroenterologie 1977. Leitender Arzt der DRK-Klinik Helenenstift Hamburg, seit 1977 zusätzlich Leitender Arzt der Medizinischen Abteilung des DRK-Krankenhauses Beim Schlump Hamburg. Seit 1980 Leitender Arzt der Medizinischen Abteilung B am Krankenhaus Rissen der DRK-Schwesternschaft Hamburg e.V., dessen Ärztlicher Direktor und Geschäftsführer seit 1986. Seit 1997 in privatärztlicher Praxis am Krankenhaus Rissen und als Vorstand der Carl Gustav Carus Akademie für Ganzheitsmedizin in Hamburg freiberuflich tätig. 1996 Verleihung des Ehrentitels Professor durch den Senat der Freien und Hansestadt Hamburg. Wissenschaftliche Arbeiten in der Hepatologie, im besonderen zu toxischen Leberschäden und chronisch-aktiven Hepatitiden; praktische und methodische Ausarbeitung einer modernen Phytotherapie und einer anthroposophisch ergänzten Medizin. Mitglied der Zulassungs- und Aufbereitungskommission für Phytotherapie beim Bundesgesundheitsamt Berlin (Kommission E) von 1978 bis 1989, deren Vorsitzender seit 1983. 1989 bis 1991 1. Vorsitzender der Deutschen Gesellschaft für Phytotherapie. Zahlreiche Publikationen, Vorträge und Seminare zu den o.g. Wissenschaftsgebieten.*

Am Zucker scheiden sich die Geister – im wahrsten Sinne des Wortes. Weil der Mensch in seinem Ich einen geistigen Wesenskern hat, ist auch er ein geistiges Wesen. Dieses Ich benötigt für seine Existenz im Leib verschiedene Stoffe. Vor allem der Zucker bzw. die Glukose wird zum Träger der Ich-Tätigkeit. Durch Zucker bekommt das Ich Interesse am Leib. Entscheidend aber ist, ob sich der Mensch die körpereigenen Zucker selbst aus natürlicher Nahrung bildet oder ob man seinen Organismus mit Mengen von industriell hergestellten Zuckern überflutet oder dem Ich durch Zuckerersatzstoffe eine Parallelwelt vorgaukelt.

Das Ich braucht Zucker, um als Erdenmensch initiativ zu werden, aber erstickt heutzutage zugleich in den ungeheuren Mengen von industriellem Zucker, die immer mehr Menschen durch die moderne Nahrung zu sich nehmen.

In dem Interview mit Volker Fintelmann sprechen wir über diese beiden konträren Seiten der verschiedenen Zucker sowie die Auswirkungen der Zucker auf den Organismus und das Seelisch-Geistige des Menschen, wie z.B. die Adipositas, die verschiedenen Formen der Diabetes, die Rolle des Insulins und vor allem über das Genie Leber, welches als Ich-Organ entscheidend viele Zuckerprozesse lenkt.

Wolfgang Weirauch: Würden Sie sagen, daß Zucker genauso zu einer Droge werden kann wie Nikotin und Alkohol?
Volker Fintelmann: Im Grunde kann man das bejahen. Bei jeder Sucht macht sich der Mensch als seelisch-geistiges Wesen von seinem Leib abhängig, genauso wie man sich bei den heute weitverbreiteten Zwangskrankheiten vom Seelischen abhängig macht. Wenn man die Sucht so betrachtet, ist der übermäßige Zuckerkonsum ganz eindeutig eine Sucht. Normalerweise würde man die Zuckersucht nicht mit der Sucht in bezug auf Alkohol und Drogen vergleichen, aus ärztlicher Sicht ist es aber eine entsprechende Sucht. Zuckersucht ist ganz eindeutig eine leibliche Abhängigkeit.

Immer mehr völlig verfettete Menschen

W.W.: Es gibt seit vielen Jahren immer mehr dickleibige Menschen, auch wenn sich das in letzter Zeit auf einem gewissen hohen Niveau einpendelt. Ist die Ursache der zunehmenden Dickleibigkeit Bewegungsfaulheit, Fett oder Zucker?

V. Fintelmann: Die Ursache ist eindeutig vor allem der Zucker. Aus meiner Sicht will man dieses Problem gar nicht wirklich klären, und der Einfachheit halber schiebt man die Ursachen der Dickleibigkeit in die Richtung der Bewegungsfaulheit. Eigentlich hat man aber

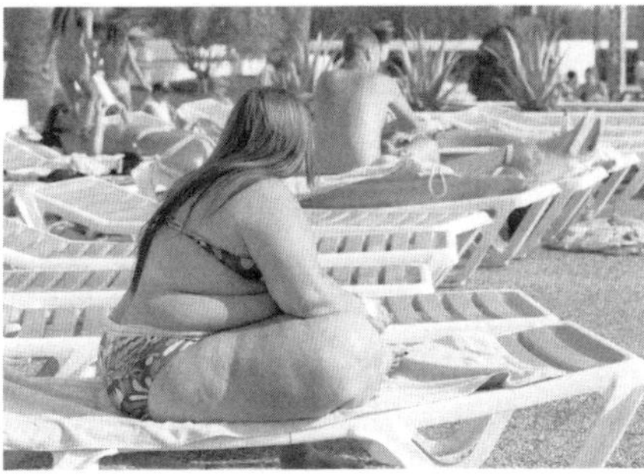

immer gewußt, daß man mit Zuckersubstanzen auch mästen kann und die Menschen durch Zucker unglaublich dick werden können. Der nicht mehr zu verarbeitende bzw. als Glykogen zu speichernde Zucker wird entweder aus dem Organismus ausgeschieden oder aber meist in Fett umgewandelt.

Aus früheren Zeiten kennt man vielleicht noch den dickbäuchigen Bierkutscher, der meist einen Tageskonsum von drei Litern Bier hatte. Man hat kaum je wieder solche Leberverfettungen gesehen wie bei diesen Menschen. Aber die Leberverfettung resultierte nicht vom Alkohol, sondern von den Kohlenhydraten. Bier ist im Gegensatz zu Wein ein außerordentlich kohlenhydrathaltiges Getränk. Wenn man also die Hauptursachen von Adipositas sucht, wird man auf jeden Fall vorwiegend auf den Zucker als Ursache stoßen. Die USA sind dafür das extremste Beispiel, aber auch in Europa kann man eigentlich nirgendwo über die Straßen gehen, ohne sehr viele fette Menschen zu sehen. Ich bin oft in Skandinavien: Auch dort sieht man zunehmend völlig verfettete Menschen, vor allem auch Kinder und Jugendliche.

Adipositas ist eigentlich die Fettsucht. Grundlage ist ein durch und durch träges Stoffwechselsystem. Und daraus folgt heutzutage immer öfter das sogenannte Metabolische Syndrom, eine Erkrankung mit enormer Dickleibigkeit, mit Bluthochdruck, mit sehr hohen Blutfettwerten und Insulinresistenz. Und alles entwickelt sich aus dem modernen Lebensstil, durch zuviel Zucker in der Nahrung, der dann in Fett abgelagert wird. Besonders junge Menschen haben immer häufiger sehr hohen Blutdruck, und sie bekommen schon in frühen Jahren den Altersdiabetes, Diabetes Typ 2. Hier steht man gesellschaftlich vor einer Situation, die man eigentlich nicht mehr beherrschen kann. Der Bewegungsmangel spielt in bezug auf die Adipositas nur eine sehr marginale Rolle. Auch Fett allein macht einen nicht wirklich dick. Die wirkliche Mast, die zum Fett im Organismus des Menschen führt, wird durch die Kohlenhydrate ausgelöst, und unter ihnen ganz besonders die industriell hergestellten Zucker in der Nahrung.

W.W.: Gleichermaßen wie die Zahl der fettleibigen Menschen nahm bisher auch die Zahl der Diabetiker massiv zu; in Deutschland gibt es bereits 6 Millionen Diabetiker. Zum einen gibt es Schätzungen, daß sich diese Zahl in den nächsten 10 Jahren verdoppeln könnte, zum anderen gibt es eine gerade veröffentlichte Studie aus den USA, die besagt, daß die Diabetes-Zahlen in den USA stagnieren. Wie auch immer, es sind zu viele. Sprengen die Kosten der Zuckersucht mit ihren körperlichen Folgen bald unsere Sozial- und Gesundheitssysteme?

V. Fintelmann: An dieser Stelle werden noch sehr viele Probleme auf uns zukommen, davon bin ich fest überzeugt. Ich vermisse auch das volkswirtschaftliche Bewußtsein in bezug auf diese Fragen, denn wir müßten längst extreme Anstrengungen unternehmen, um den Zuckerkonsum massiv einzuschränken. Hier müßte volksweit wirklich etwas Gravierendes unternommen werden. Und das ist vor allem eine Frage der Aufklärung der Bevölkerung, denn die meisten Menschen haben überhaupt keine Ahnung, in welcher Form man sich vernünftig ernähren muß. Sie haben keine Ahnung, wie sich z.B. die verschiedenen Zucker und die Zuckerersatzstoffe in der Nahrung – durch die Werbung massiv gefördert – negativ auf ihre Gesundheit auswirken. Und ich bin mir ziemlich sicher, daß die Vertreter der Lebensmittelindustrie gar nicht daran interessiert sind, hier zu einer Aufklärung beizutragen.

Ich denke ebenfalls, daß es gar keinen Sinn hat, diätetische Ideen vorzubringen bzw. diätetische Lebensmittel zu sich zu nehmen. Es gibt ja darüber hinaus eine Menge von Pulvern, die man einnehmen kann, um angeblich dünner zu werden. Das A und O ist für mich aber die Volksaufklärung und die gesunde, natürliche Ernährung. Ich denke, daß es heutzutage eine Pflicht sein müßte, die aus dem Gesundheitswesen kommen müßte, den Menschen ein Gesundheitsbewußtsein zu vermitteln.

Die Volkswirtschaft wird m.E. in die Knie gehen, wenn sie dieses grundsätzliche Problem erst am Ende lösen will und all die Komplikationen, die durch die Fettsucht entstehen, behandeln muß. Denn das Gesundheitssystem ist heute schon überlastet, und es wird wegen der überbordenden Kosten immer mehr ausgegliedert. In dieser Hinsicht gehen wir aus meiner Sicht ganz schwierigen Zeiten entgegen. Das führt in Extremfällen dazu, daß dicke Menschen in Flugzeugen zwei Sitze buchen müssen, die Tragen der Krankenwagen das Gewicht nicht mehr aushalten oder Menschen mit der Feuerwehr aus der Wohnung getragen werden müssen. Hier ist etwas unglaublich aus dem Ruder gelaufen.

Der Mensch ist nicht sein Leib

Rudolf Steiner hat darauf hingewiesen, daß sich die Menschen zukünftig entweder seelisch oder leiblich determinieren werden. Die seelische

Determination sind die Zwangskrankheiten, die leibliche Determination bezieht sich auf das, was wir hier im Interview besprechen. Bei der Adipositas bestimmt der Leib das Menschsein. Es gibt sogar Kulturen, auch in der Vergangenheit, in der der Hochbeleibte eigentlich der wirkliche Mensch ist. Auch viele Darstellungen Buddhas zeigen ihn als einen sehr wohlbeleibten Menschen; ob er aber je so beleibt war, entzieht sich meiner Kenntnis. Auch während des Mittelalters war der Wohlbeleibte eigentlich der Gewichtigere im doppelten Sinne, nicht aber der Magere. Und ich denke auch, daß in Richtung dieser leiblichen Bestimmtheit von gewissen Kreisen ganz bewußt etwas gelenkt wird, weil den Menschen suggeriert werden soll, daß sie eigentlich dieser Leib sind. Aber durch die Anthroposophie ist ganz konkret benannt, daß dies nicht stimmt.

Traubenzucker aus der Nahrung

W.W.: Wenn der Mensch mit seiner Nahrung Mehrfachzucker, z.B. Stärke, durch Kartoffeln oder Getreide zu sich nimmt, spaltet der Körper diese Polysaccharide letztlich in Glukose, also in Einfachzucker. Welche Prozesse vollziehen sich dabei im Organismus?

V. Fintelmann: Als Grundgedanken möchte ich vorausschicken, daß der Mensch vorwiegend den Traubenzucker, die Glukose, braucht, denn nur dieser ist wirklich gesund für den Organismus. Und der Traubenzucker ist auch nur dann gesund, wenn er selbst vom Organismus hergestellt wird. Kohlenhydrate sind die idealen Lieferanten für den Traubenzucker, den sich der Organismus selbst herstellt. Glukose ist ein chemischer Begriff, Traubenzucker ist für mich ein biologischer Begriff. Traubenzucker ist ein Stoff, der ganz eindeutig primär aus den Pflanzen stammt, und er entspricht in gewisser Hinsicht der Welt der Trauben, die in unseren Breiten eine besondere Bedeutung haben. Denn die Traube ist eine der beiden Ingredienzien des christlichen Kultus, also von Wein und Brot. Beides sind Kohlenhydrate. Unter Wein verstehe ich jetzt allerdings nicht so sehr den alkoholischen Wein, sondern den Traubensaft.

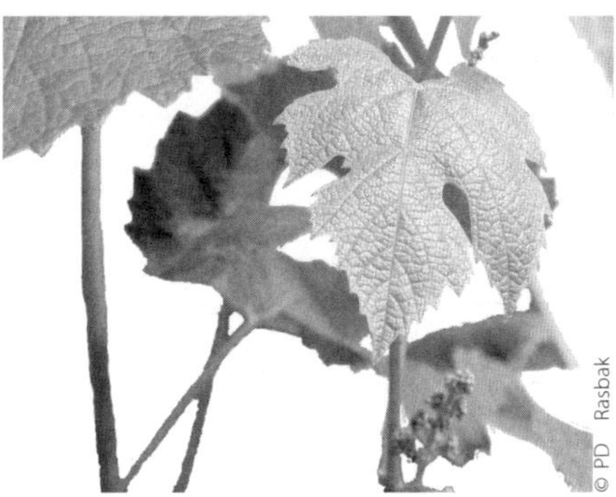
© PD Rasbak

Der Wein ist eine außerordentlich interessante Pflanze, die im Gegensatz zu den meisten anderen Pflanzen nicht selber stehen kann, sondern immer eine Stütze benötigt, weil sie im Grunde genommen eine Schlingpflanze ist. Die heutigen Weinstöcke sind Kulturerscheinungen.

Den Traubenzucker benötigt der Mensch vorwiegend durch die Pflanze, und dadurch bekommt er eine ganz tiefe Beziehung zu der Welt der Pflanzen. Für den Zucker gibt es verschiedene Ursprünge, in Mitteleuropa die Zuckerrübe, darüber hinaus mittlerweile weltweit das Zuckerrohr. Aber der aus diesen Pflanzen gewonnene Zucker ist aus meiner Sicht schon eine beginnende Fehlentwicklung, denn im idealen Fall sollten wir Menschen unseren Traubenzucker aus dem Brot herstellen. Das Brot ist die dem Menschen am ehesten gemäße Kohlenhydratnahrung. Dabei geht es nicht um die Stärke, denn die ist für den menschlichen Organismus ein Fremdstoff, sondern es geht um die durch den menschlichen Organismus daraus gebildete Glukose bzw. um die Speicherform der Glukose, das Glykogen.

Wenn man sich anschaut, welche Wachstumsgeste im Getreide vorhanden ist, dann sieht man eine Pflanze, die aus einer relativ zarten Wurzel entspringt und einen unglaublich standfesten Halm bildet, der statisch etwas vollkommen Absurdes bildet, nämlich diese schwere Ähre an seinem oberen Ende. Diese Pflanze symbolisiert eine Ich-Geste und entspricht dem modernen, auf sein Ich gegründeten Menschen.

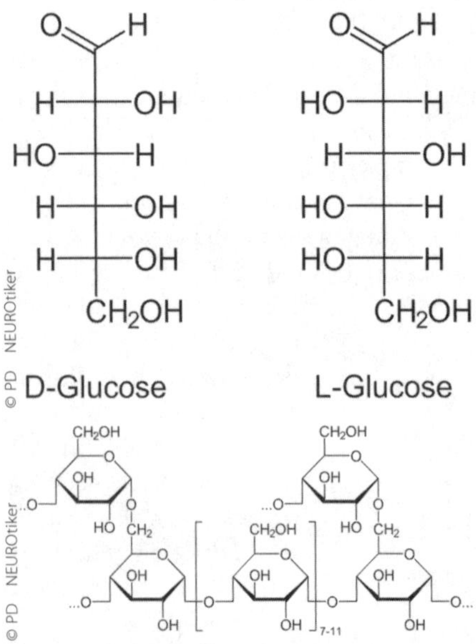

Strukturformel Glukose (oben) und Glykogen (unten)

Kohlenhydrate sind unverzichtbar für den Menschen

Und es ärgert mich, daß man diese vielen Diäten nicht völlig ausradieren kann, die sich gegen die Kohlenhydrate wenden. Kohlenhydrate sind in der letzten Zeit zu etwas ganz Gefährlichem deklariert worden; dabei sind sie absolut unverzichtbar für den Menschen. Bereits in der Mundhöhle verdaut der Mensch anfänglich die Stärke mit dem Ferment Ptyalin, und im Magen geht dann die Verdauung weiter. Dort ist die Zuckerverdauung aber noch gering. Von der Bauchspeicheldrüse, im Zwölffingerdarm und im oberen Dünndarm, werden dann die Polysaccharide radikal auseinandergenommen und in die Einfachzucker, die Monosaccharide, verwandelt. Und von denen interessiert vorwiegend nur die Glukose, also der Traubenzucker. Aus dieser Glukose macht dann der Organismus alles das, was er an eigenen Kohlenhydraten benötigt.

Traubenzucker als Aktivator des Ich

W.W.: Warum müssen die Mehrfach- und Zweifachzucker im Organismus in Einfachzucker, also z.B. in Glukose, aufgespalten werden, bevor sie in die Blutbahn kommen?

V. Fintelmann: Mit dem Hintergrund der Anthroposophie kann man es so formulieren, daß die Glukose zum Träger der Ich-Tätigkeit wird. Rudolf Steiner schildert diesen Traubenzucker im Organismus als den Stoff, welcher das Ich des Menschen in Tätigkeit versetzt. Traubenzucker ist sozusagen ein Aktivator des Ich. Er ist kein Stoff, welcher dem Ich unbedingt gefällt, sondern er ist der Stoff, welcher dem Ich ein Stück Impulsivität gibt. Dieser Stoff ermöglicht es dem Ich obendrein, sich über das rein Vegetative zum Menschengemäßen zu erheben. Das bedeutet also, daß wir Menschen dort, wo unser Leib nur ein vegetatives, also ein pflanzliches Element hat, nicht wirklich Mensch sind. Das sieht man z.B. daran, daß wir eine Vielzahl von Bakterien in uns tragen, die dem Organismus nicht schaden, aber sie haben in dem vegetativen Bereich ihren Sinn.

Im Seelischen sind es die Emotionen und Begierden, die auch zum Menschen gehören, aber auch in diesem Bereich wird der Mensch erst wirklich zum Menschen, wenn er alle diese Emotionen wirklich mit seinem Ich beherrscht. Das Beherrschende und das eigentliche Menschsein ist unser Ich. Das hat mich schon als junger Mensch an dem zentralen menschenkundlichen Buch von Rudolf Steiner, *Theosophie*, fasziniert, daß er dort schreibt, daß das Eigentliche des Menschen sein Ich ist, während alle anderen Bereiche nur Hüllen und Werkzeuge sind. Aber alle diese Hüllen – das Seelische, das Lebendige und das Leibliche – benötigt das Ich, um in dieser physischen Welt agieren zu können. Diese Hüllen sind nicht eigentlich menschlich, sondern müssen auf lange Sicht gesehen vom Ich verwandelt werden. Die Aufgabe des Ich ist es, alle diese Hüllen zum Menschlichen hin zu orientieren. Natürlich ist das eine langwierige und sehr mühsame Tätigkeit über viele Inkarnationen hinweg.

Süßes entspricht dem Ich

Aber damit das Ich dies kann, benötigt es während der Inkarnation Zucker. Und unter den Zuckern ist dies vor allem der Traubenzucker. Süßes ist also etwas, was dem Ich entspricht. Ein Mensch, der einen starken Bedarf zum Süßen hat, äußert sich dadurch ein wenig zu seiner Ich-Natur. Wer ein starkes Bedürfnis zum Sauren hat, lebt ein wenig mehr im Seelischen, wer stark zum Salzigen neigt, ist tendenziell ein wenig mehr vom Physischen geprägt. Das sind natürlich nur ganz anfängliche Tendenzen, aber die Geschmacksrichtungen des Menschen haben alle eine Beziehung zum menschlichen Leib. Deswegen finde ich es auch vollkommen legitim, daß ein Kind einen Süßigkeitsbedarf hat. Denn Ich- und Leibentwicklung sind eine absolut notwendige Voraussetzung für den heranwachsenden Menschen. Die Frage und die Schwierigkeit ist aber immer, womit man dieses Süßigkeitsbedürfnis stillt und welche Mengen man zulassen will. Alles, was übermäßig ist, ist selbstverständlich schädlich.

W.W.: Es gibt eine Studie der kanadischen Ärztin Clara Davis aus dem Jahr 1928, die einjährigen Kindern verschiedenste Nahrungsmittel vorlegte, u.a. Obst als Süßes, und sie stellte fest, daß Kinder in diesem Lebensalter kein verstärktes Bedürfnis für Süßes haben.

V. Fintelmann: Das kann ich unterstreichen, denn das Bedürfnis nach Süße ist nicht in den ersten drei Lebensjahren ausgeprägt vorhanden, sondern erst danach. Das Ich des Menschen beginnt ja auch erst etwa mit dem dritten Lebensjahr stärker und eigenständiger im Menschen zu wirken. Vorher arbeitet das Ich noch nicht aus eigener Kompetenz am Leib. Die Süße der ersten Zeit bekommt das Kind durch die Muttermilch, wobei man deutlich sagen muß, daß dies keine zuckrige Flüssigkeit ist. Trotzdem hat sie einen ganz leisen süßen Geschmack.

Kohlenstoff

Ein weiterer wichtiger Baustein für den Organismus ist der Kohlenstoff. Aminosäuren z.B. haben auch Kohlenstoff, aber in ihnen sind die Moleküle sehr viel komplexer, während in den Kohlenhydraten der Kohlenstoff lediglich mit Wasserstoff und Sauerstoff verbunden ist und dadurch sehr leicht abspaltbar ist. Es bleibt dann reiner Kohlenstoff übrig. Wasser wird abgespalten. Der Kohlenstoff aber ist dasjenige, was der Mensch vorwiegend aus der Nahrung aufnimmt und benötigt. Die Kohlenstoff-Seite, die wir aus der Nahrung aufnehmen, kommt vorwiegend aus den Kohlenhydraten, nicht so sehr aus den Fetten und Eiweißen.

Blutzucker

W.W.: Was geschieht, wenn die Glukose in das Blut gelangt?

V. Fintelmann: Glukose geht in jedem Fall zuerst in das Blut, sie verweilt dort auch eine gewisse Zeit. Wenn jemand Kohlenhydrate aus der natürlichen Nahrung oder Industriezucker zu sich nimmt, kann man in kürzester Zeit einen mächtigen Anstieg von Glukose im Blut nachweisen. Auch wenn man nur eine Schwarzbrotscheibe ißt, kann man diesen Anstieg innerhalb der nächsten halben Stunde feststellen. Wenn man in diesem Moment den Blutzucker messen würde, könnte man der Meinung sein, daß dieser Mensch einen Diabetes hat, aber nach etwa zwei Stunden ist das Verhältnis wieder total normalisiert.

Wenn jemand z.B. 100 g Zucker mit Tee zu sich nimmt, geht die Zuckerkurve fast schon ins Pathologische hinauf, obwohl es gar nicht pathologisch ist. Und nach spätestens zwei Stunden ist die Kurve wieder normal. Hat der Mensch aber eine diabetische Konstitution, benötigt er vielleicht vier Stunden, bevor das Zuckerverhältnis wieder normalisiert wird. Die normalerweise steil abfallende Zuckerkurve ist beim Diabetiker sehr viel langsamer. Durch diese Zuckerbelastungskurve kann man sehr gut den Diabetes im Anfangsstadium feststellen. Dann braucht man gar nicht mehr darauf zu warten, daß der Mensch krank wird.

Diese Untersuchungen werden aber heute kaum noch gemacht. Früher haben wir fast jeden Patienten, der zu uns in die Klinik kam, einer Zuckerbelastung unterzogen, denn wenn man die Tendenz zum Diabetes früh erkennt, kann man sehr viel dagegen tun. Wenn der Diabetes dagegen fortgeschritten ist, wird es sehr schwierig.

Das Zuckerauge Leber

Im Zusammenhang mit dem Zucker und dem Blut gibt es ein sehr wichtiges Organ, das wie eine Art Zuckerauge fungiert, und das ist die Leber. Die Leber nimmt den Zucker im Blut wahr. Schulmedizinisch drückt man das durch entsprechende Rezeptoren

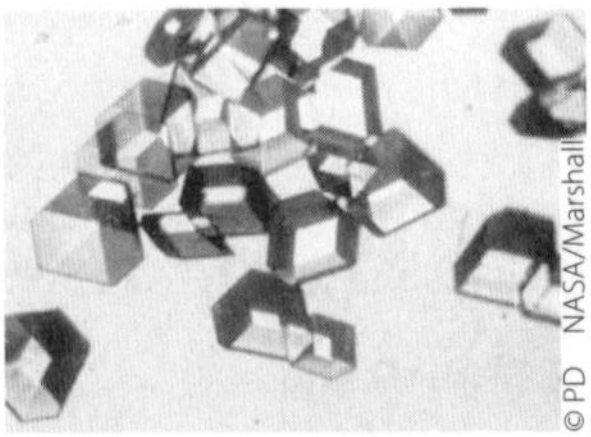

Insulinkristalle

aus. Ich möchte hinzufügen, daß die Leber den Zucker wahrnimmt bzw. schmeckt. Die Leber holt den Zucker aus dem süßen Blut heraus und baut ihn in die Speicherform der Glukose, in das Glykogen, um. Die Leber hat also einen hohen Anteil dieses Glykogens, denn sie weiß, daß sie immerzu Zucker bereithalten muß, falls er irgendwo im Organismus gebraucht wird. Das Gehirn ist z.B. ein außerordentlich zuckerbedürftiges Organ, auch die Niere ist ein solch zuckerbedürftiges Organ, ebenso der Muskel, vor allem dann, wenn er bewegt wird. Und das Insulin ist für die Leber wichtig, um den Zucker zu regulieren. Die eigentliche Instanz, die das Insulin regelt, ist nicht die Bauchspeicheldrüse, sondern die Leber. Die Bauchspeicheldrüse ist nur der Lieferant. Die Leber braucht das Insulin in zweierlei Richtung: Sie ist das Organ, das dazu dient, den Zucker aus dem Blut herauszufiltern. Dann hilft Insulin auch beim Aufbau von Glykogen. Außerdem ist Insulin ein zentrales Hormon, um den Zucker in die Muskulatur einzuschleusen. So gesehen ist Insulin eigentlich kein Blutzuckersenker, sondern ein genialer Vermittler der drei Tätigkeiten: Filtern des Blutes mit dem Ziel, den überschüssigen Zucker herauszuziehen, Aufbau von Glykogen in der Leber, Einschleusung von Zucker in die Muskulatur wie auch in die anderen Organe.

Man sagt ja heutzutage relativ plakativ, daß Zucker ein Energieträger sei, aber der Begriff Energie ist zu einem Abstraktum geworden, so als hätte man eine Batterie im Körper. Die Wirklichkeit der Energie ist allerdings die Fähigkeit, tätig zu sein. Und so sollte man den Zucker betrachten, daß das Ich den Zucker für seine Tätigkeit benötigt. Wer nicht ausreichend Zucker im Organismus hat, wird träge.

Wo Zucker ist, ist Ich-Organisation

W.W.: Im Organismus des Menschen laufen im Zusammenhang mit den Zuckern viele geheimnisvolle biochemische Vorgänge ab: also z.B. die Spaltung der Kohlenhydrate, der Transport der Glukose in das Blut, der Aufbau des Glykogens sowie der Abbau des Glykogens, die Glykogenolyse, und die Glykolyse – also der schrittweise Abbau der Glukose. Können Sie noch ein wenig darüber berichten, welche Weisheit mit diesen Vorgängen übersinnlich verbunden ist?

V. Fintelmann: Biochemisch nennt man den Prozeß, durch den in den Zellen aus der Glukose der Speicherstoff Glykogen gebildet wird, die Glykogensynthese. Wenn der Organismus wiederum Glukose benötigt, verwandelt die Leber das Glykogen wieder in Glukose, Glykogenolyse genannt. Diese Prozesse sind nötig, weil das Ich für seine Tätigkeit die Glukose benötigt. Das Entscheidende bei diesen Prozessen ist aber, daß das Ich alle diese Prozesse ergreift. Überhaupt kann man sagen, daß jede Bewegung im Organismus, jede Muskelbewegung, wenn sie gesund ist, eine vom Ich gesteuerte ist. Deswegen hat jede Bewegung auch eine bestimmte Richtung. Überall dort, wo etwas Intentionales geschieht, also eine Willensausführung, wirkt das Ich. Und daß das Ich nicht müde wird, diese Tätigkeiten auszuführen, bewirkt der Zucker bzw. die Glukose. Deswegen sagt Steiner den sehr interessanten Satz: Wo Zucker ist, ist Ich-Organisation.

W.W.: Können Sie kurz erklären, was unter Ich-Organisation verstanden wird?

V. Fintelmann: Steiner erklärt diesen Begriff nicht absolut eindeutig, aber ich verstehe darunter, daß die Ich-Organisation das den Leib bildende Ich ist. Ich-Organisation ist das am Leib tätige Ich. Es gibt ja auch einen Bereich des Ichs, welcher den Leib nicht so sehr im Blick hat, nämlich das Ich, welches denkt. Aber auch das denkende Ich benötigt den Leib, und deswegen zweigt es einen Aspekt als Ich-Organisation ab. Und dieser physische Leib muß dauernd gebildet werden, um dem Denken zur Verfügung zu stehen. Der Leib hat – so hat es Steiner wunderbar formuliert – einen dem Denken entsprechenden Bau. Es wäre eine großartige Medizin, die den Menschen so betrachten würde, daß sein Leib deswegen gesund sein muß, damit dieser Mensch richtig denken kann. Und hier kommt der Zucker als zentrale Substanz ins Spiel, denn ohne sie kann das Ich nicht mit diesem Leib denken.

W.W.: Welche Rolle spielt der Zucker bzw. die Glukose für die Zellmembran?

V. Fintelmann: Glukose ist für jede Zellmembran eine unverzichtbare Substanz. Die Zellmembranen, die die Oberfläche der Zelle bilden, sind die Spiegelorgane, Spiegelflächen für das Denken. Aber immer wieder sollte man betonen, daß das Denken ein rein geistiger Vorgang ist, kein physiologischer, auch wenn oft angenommen wird, daß das Denken kein geistiger Vorgang sei. Das Gehirn alleine als physische Masse kann nicht einen einzigen Gedanken produzieren, aber es hat die einzigartige Fähigkeit, dem Ich sein Denken zu spiegeln. Kein Mensch hätte sich jemals gesehen, wenn er sich nicht irgendwo mit dem Angesicht spiegeln könnte, und genauso ist es eine typische Ich-Geste, daß sich das Ich selbst wahrnehmen kann, also am Gehirn spiegeln kann. Aber das Gehirn ist dafür nur der eine Ort, denn eigentlich denken wir mit dem gesamten Leib. Ich hoffe, daß die Medizin oder andere wissenschaftliche Bereiche irgendwann einmal entdecken werden, daß es auch ein Leberdenken, ein Herzdenken, ein Nierendenken usw. gibt. Es gibt überhaupt kein Organ, welches nicht zum Denken benutzt wird.

Die Glykokalyx

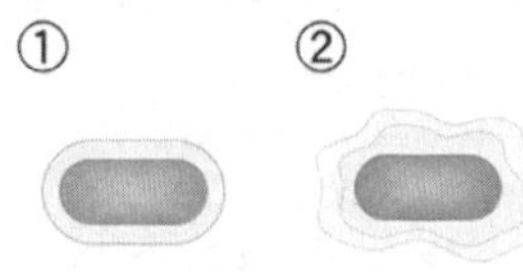

1. einfache bakterielle Kapsel
2. Glykokalyx (Schleimschicht)

W.W.: Ist diese Zellmembran, die Sie eben als Spiegelorgan für das Denken bezeichneten, diese äußere Schicht einer jeden Zelle, die Glykokalyx?

V. Fintelmann: Genau.

W.W.: Kann man diese Glykokalyx auch als eine Art eigenes kleines Organ, als ein Organell, bezeichnen?

V. Fintelmann: Das würde ich so sehen. Ich würde diese Schicht allerdings als ein ganz zentrales Ich-Instrument ansehen. Denn die Membran ist eigentlich der Ort, an dem das Ich am meisten in Erscheinung tritt. Innerhalb der Zelle wirkt sehr viel mehr die Welt der Lebenskräfte, auch bestimmte seelische bzw. psychosomatische Kräfte. Aber die Oberfläche ist Ich-Instrument. Deswegen wird die heutige meist ichferne oder gar ich-feindliche Wissenschaft sagen, daß diese Oberfläche, diese Zellmembran, kein eigenständiges Organ ist. Eines Tages wird sich zeigen, daß dort ein ganz zentrales Geschehen im menschlichen Organismus abläuft.

Zucker als Basisstoff für den initiativen Menschen

W.W.: Greift das Ich bei der Glykogensynthese und der Glykogenolyse auch über die Leber ein?

V. Fintelmann: So ist es. Das ist eine ganz unbezweifelbare Ich-Funktion. Das Organ, welches das Ich benutzt, ist die Leber.

Steiner gibt zwei unterschiedliche Darstellungen. Zum einen scheint das eigentliche Organ des Ich das Herz zu sein. Mit Blick auf den Stoffwechsel gibt es allerdings die überraschende Nuance, daß er die Leber als das eigentliche Ich-Organ erklärt, aus dem sich u.a. der heutige moderne Mensch sein Selbstbewußtsein bildet. Was auf der leiblichen Ebene geschieht, hat immer auch einen Spiegel bis in die Bewußtseinsseele, und Selbstbewußtsein heute bedeutet nicht, daß man einen Koffer mit Geld besitzt, sondern daß man immer mehr entdeckt, wer man selbst eigentlich ist, was man in dieser Welt will, warum man sich von anderen unterscheidet und auch dazu steht, daß man dies tut. Selbstbewußtsein bedeutet nicht, in den Strom der glattgebügelten Menschen einzutauchen.

Selbstbewußtsein aber unterstützt die Leber. Deshalb kann man auch gut verstehen, daß heutzutage der Alkoholkonsum noch so gepflegt wird, nämlich der Prozeß, diese Ich-Arbeit zu behindern. Man kann sein Selbstbewußtsein gar nicht mehr belasten, wenn man sich vom Alkohol abhängig macht. Das heißt jetzt nicht, daß man nicht irgendwann einmal ein wenig Alkohol zu sich nimmt, denn auch in der Überwindung des Alkohols kräftigt sich das Ich. Es geht immer um das Paracelsische Gesetz, daß etwas Gift bzw. Arznei je nach der Dosis ist. Jeder Mensch muß für sich das rechte Maß, das rechte Quantum entdecken. Alkohol darf nie das Selbst überwältigen. Aber wenn man in die heutige Welt schaut, sieht man, wie Alkohol in ungeheuren Mengen konsumiert wird und wie dadurch eine Abhängigkeit entsteht. So gesehen ist für mich die Leber das heutige moderne und zentrale Ich-Organ.

Neben dem Alkohol gibt es heute vielerlei Gefährdungen für die Leber, die dazu führen, daß sie diese Ich-Bildung bzw. Selbst-Bildung als dafür im Leib zuständiges Organ nicht mehr genügend bewältigen kann. Eine weitere Belastung für die Leber kommt durch die verschiedenen Aromastoffe, Nahrungsergänzungsmittel, Konservierungsstoffe, Farbstoffe, die man in immer mehr Nahrungsmitteln findet. Damit führt man den Nahrungsmitteln etwas zu, was ihnen überhaupt nicht entspricht, was sie gar nicht sind. Und im Endeffekt bedeutet dies, daß die Leber dauernd getäuscht wird. Sie wird dauernd zu falschen Stoffwechselvorgängen genötigt. Sie denkt z.B., daß sie Erdbeeren verdaut, aber in Wirklichkeit ist es nur ein Aromastoff. Dadurch nimmt die Nahrung falsche Stoffwechselwege ein, es entstehen Substanzen, die wir heute als die sogenannten freien Radikale bezeichnen und die den Organismus zusätzlich belasten.

Im Zuckerstoffwechsel steht die Leber vollständig im Mittelpunkt, weswegen man die zu große Zuckerbelastung auch zuerst in der Leber entdeckt, indem sich die Leber verfettet. Dadurch entsteht z.B. eine Leberträgheit. Die Leber hat nicht nur einen physischen, einen ätherischen und einen geistigen Anteil, sondern auch einen seelischen, und was die Seele an der Leber gewinnt, ist die Initiative. Wenn ich als Arzt die heutigen Menschen betrachte, so erscheint es mir als die größte Komplikation neben der Ich-Frage zu sein, daß es immer weniger wirklich initiative Menschen gibt. Etwas überspitzt könnte man sagen: Wo entdeckt man denn heutzutage noch einen initiativen Menschen? Natürlich gibt es sie, aber es sind erschreckend wenige. Man kann auch die Gesamtgesellschaft betrachten und entdecken, wie sie so strukturiert ist, daß sie die Initiativkraft der einzelnen behindert. Wir sind also mit dem Zucker im Zentralgeschehen dieser Fragen, denn Zucker ist auch ein Basisstoff für den initiativen Menschen. Deswegen darf man den in Maßen zu sich genommenen Zucker keineswegs verteufeln, denn die Glukose, die im Organismus aus den Kohlenhydraten gebildet wird, ist etwas absolut Notwendiges, etwas absolut Unverzichtbares für unser Menschsein.

Auf raffinierten Wegen in den Organismus schleichen

Nun aber kommt die Gemeinheit, daß man den raffinierten – ein sehr interessanter Begriff in diesem Zusammenhang – Zucker erfunden hat, der sich an sehr vielen Prozessen im Körper vorbeimogelt. Er ist äußerlich ein Mineral und kann wie das Salz ohne weiteres vom Menschen aufgenommen werden. Das Salz kann einfach in den Organismus aufgenommen werden, es braucht keinen besonderen Verdauungsvorgang. Und dieser Zucker, der aber gar kein Salz ist, schleicht sich eigentlich in seiner raffinierten Form in den Organismus ein, schleicht sich an der eigentlichen Verdauungstätigkeit von den Mehrfachzukkern zur Glukose vorbei und wird lediglich, da der kristalline weiße Zucker ein Zweifachzucker ist, im Organismus gespalten. Durch die Zufuhr von weißem kristallinem Zucker hat der Organismus nur sehr wenig eigene Arbeit zu leisten.

Der Zuckerbegriff

Einfügen möchte ich an dieser Stelle einmal, daß der Begriff Zucker verwirrend bzw. zu allgemein ist, weil es eben sehr viele Arten von Zucker gibt und die Menschen diese meist nicht unterscheiden können. Zucker ist eigentlich ein Sammelbegriff aller süß schmeckenden Einfach- und Zweifachzucker. Meist aber wird unter Zucker der weiße kristalline im Handel erhältliche Zucker bezeichnet. Dieser weiße kristalline Zucker ist eigentlich schon eine Art Stärkeersatzstoff, denn bei seiner Aufnahme hat der Organismus nicht mehr sehr viel Verdauungstätigkeit zu leisten.

Riesige Müllhalden im Organismus

Und weil wir Menschen sehr viel industriellen Zucker zu uns nehmen – weißen Zweifachzucker, der in sich aus Glukose und Fruktose besteht –, zusätzlich zu dem Traubenzucker und Fruchtzucker in der natürlichen Nahrung, schickt der Körper diese zusätzlichen Zucker weitgehend in die Ablagerung.

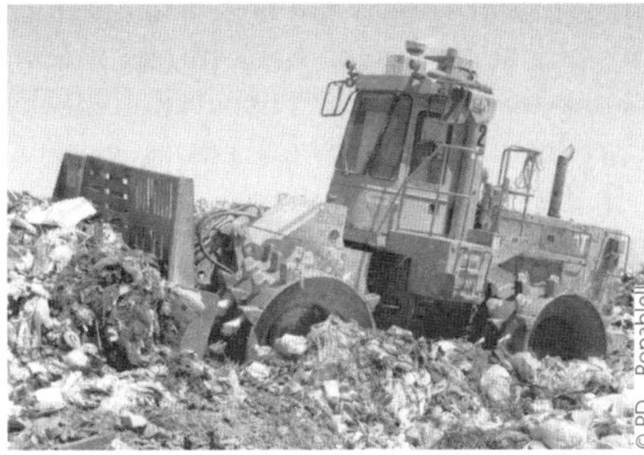

© PD Ropablelli

Plötzlich entstehen dadurch im Organismus riesige Müllhalden. Ich habe immer das Bild der riesigen Müllhalden vor den Städten vor mir, mit den Kränen und den vielen Möwen, wie man es noch vor einigen Jahrzehnten sah; so ähnlich kann man sich die Müllhalden im Organismus vorstellen, die nennt man dann den Wanst, Bauchringe, Fettleber. Wirklich gefährlich ist bei den Menschen eigentlich nur das Stammfett, also die sogenannte Wampe bzw. der Bierbauch, weil es ein bedeutender Risikofaktor für Herzkrankheiten ist bzw. auch für den Diabetes. Wenn man sich solche Menschen mit Stammfett anschaut, so haben sie einen sehr dicken Bauch, aber eigentlich meist spindeldürre Arme und Beine.

Wenn man hier die Grundidee einmal aufgenommen hat, dann kann man es einfach so formulieren: Zucker bzw. Glukose ist nur dann gesund, wenn man Glukose selbst aus den Kohlenhydraten aufnimmt, herausspaltet. So gut wie jeder direkt von außen gegebene Zucker ist zunächst erst einmal eine Belastung für den Organismus.

Gesunde Lust auf Süßes oder Gier

Nun sollte man natürlich auch die Kirche im Dorf lassen, denn der Mensch, der das Bedürfnis hat, einige Stücke Schokolade zu essen, der macht keinen Fehler. Die Idee der Askese, gar nichts mehr zu sich zu nehmen an süßen Stoffen, ist mindestens genauso übertrieben und gefährlich. Es gehört zum Menschsein auch die Lust auf etwas Süßes, aber eben nur in geringem Maße. Alles, was danach folgt, ist schon die Gier. Und dann ißt man mit einem Mal die ganze Tafel Schokolade oder auch eine zweite.

Der Begriff Raffination bezeichnet normalerweise ein technisches Verfahren, mit dem man Stoffe veredelt oder reinigt oder trennt, trotzdem ist der Begriff *raffiniert* in bezug auf den Zucker doppeldeutig, denn vom raffinierten Zucker wird man eigentlich nie gesättigt, weil man immer wieder die Gier nach mehr bekommt. Dieser Zucker hat in sich das Verlangen nach immer mehr. Und hier beginnt die Sucht. Sucht ist also nicht nur ein psychologischer, sondern auch ein leiblicher Vorgang. Der Leib fordert etwas, was er überhaupt nicht braucht. Daß wir diese Zusammenhänge aus dem Denken der Gewinnmaximierung der Wirtschaft und der Politik so gefördert haben, ist eigentlich eine riesige Sauerei. Die meisten Ärzte sind dieser Entwicklung nicht entgegengetreten. Denn man differenziert einfach nicht, daß der aus den Polysacchariden der natürlichen Nahrung gebildete Zucker im Organismus, also die Glukose, etwas ganz anderes ist als der Zucker, den man als raffinierten Zucker oder den zusätzlich in die Nahrungsmittel eingebrachten industriellen Zucker zu sich nimmt.

Das hat zum einen die ungeheuren negativen Folgen für den gesamten Organismus des Menschen, aber es ist zusätzlich auch eine Ich-Frage. Aber in der heutigen Menschheit spielt das Ich kaum eine Rolle. Trotzdem: Je mehr man sich mit dem Immunsystem des Menschen beschäftigen wird, desto eher wird man auch dazu kommen müssen, daß es so etwas wie ein Ich gibt. Denn wenn ich definiere, daß das Selbst bzw. das Immunsystem selbst alles Fremde erkennt, wer ist dann dieses Selbst? Wir leben in einer Zeit, in der die Kräfte, die gegen den Menschen gerichtet sind und ihn instrumentalisieren, sich gar nicht so sehr um den Leib und um die Seele kümmern, sondern ausgesprochen ich-feindlich sind. Es gibt starke Tendenzen, daß die moderne Ich-Entwicklung, die wir auch Bewußtseinsseelen-Entwicklung nennen, absolut verhindert werden soll. Letztendlich ist dies eine existentielle Frage. Denn bin ich heutzutage ein Mensch, dann muß ich auch ein Ich-Mensch sein, und dann kann ich nicht auf der Fastfood-Stufe dahinvegetieren.

Ich-Organisation und Wärmeorganismus

W.W.: Können Sie noch ein wenig genauer beschreiben, wie die Ich-Organisation wirkt?

V. Fintelmann: Bildlich könnte man sie als einen Arm bezeichnen, durch den sich das Ich in den Leib hinein ausstreckt, während es sich sonst eigentlich außerhalb des Leibes aufhält, also den Leib nur als ein Gegenüber benutzt. Dies geschieht sehr strukturiert und organisiert physisch nur im Bereich der Wärme. Diesen hochdifferenzierten Wärmeorganismus hat die Schulmedizin noch nicht richtig entdeckt – im gesamten menschlichen Organismus gibt es keine einheitliche 37-Grad-Wärme, denn es gibt auch Organe, die kälter und wärmer sind, wobei die Differenzen oft minimal sind. Für die Leber ist es sofort eine Schwierigkeit, wenn sie fünf Zehntel Grad kälter oder wärmer ist. Das Ich betritt als einzigen physischen Ort im Leib dasjenige, was wir Wärme nennen, also die leibliche, nicht die seelische Wärme.

Man hat zwar eine Thermographie vom Körper entwickelt, aber das Problem ist, daß die Wärme nicht immer gleich ist, denn in bezug auf die Wärme ist überall im Organismus alles permanent im Fluß. Ein wirklich warmer Ort ist z.B. kurz danach wieder kühler und umgekehrt. Das Ich ist keine Struktur, wie z.B. das Skelett oder das Gefäßsystem, welche immer am gleichen Ort verharren, sondern die Wärme-Organisation des Ich ist permanent unterwegs. Deshalb kann eine statisch denkende Medizin damit nicht sehr viel anfangen. Man hatte z.B. die Hoffnung, daß man über eine Thermographie den Krebs im Frühstadium entdecken könnte, denn man weiß, daß Krebszellen immer kalt sind; ein krebsbefallenes Organ ist ein Ort, der sich aus dem übrigen Gefüge heraussondert und deutlich kühler ist als die Umgebung. Es ist nur schwierig, so etwas zu fixieren, weil solche Orte durch kühlere oder wärmere Regionen überlagert werden.

Die Ich-Organisation ist also eine strukturierte Wärme-Organisation. Man merkt dies besonders an den eigenen Händen, die mal kalt, mal warm sind. Dies ist die typische Körperwärme, in die die Ich-Organisation hineinreicht. In dem Moment, in dem sich die Wärme staut, halten wir sie nicht aus; z.B. beim Hitzschlag. So gesehen ist Wärme also ein hochfluktuierendes Element – und das ist Ich-Organisation.

In den Astralleib geht die Ich-Organisation nicht mehr hinein, sondern sie schickt in die seelische Wärme nur die Boten, die wir dann als seelische Wärme wahrnehmen. Im physischen Leib können wir sogar beobachten, daß Wärme nicht nur durch Muskelbewegungen entsteht, sondern daß kurz bevor ein Muskel bewegt wird, die Wärme an ihn herankommt. In der populären Anschauung wird dies umgekehrt dargestellt. Natürlich entsteht durch Muskelbewegung auch Wärme, aber die Intention der Muskelbewegung setzt Wärme voraus. Dies ist also Ich-Wärme, aber das Ich geht nicht mit. Denn dort, so hat es Steiner ausgedrückt, wo das Ich unmittelbar in den Leib eintreten würde, müßte es den Leib zerstören. Denn das Ich ist rein geistige Substanz, und die rein geistige Substanz kann mit dem physischen Leib nur über Mittler umgehen.

Grenzbildendes Ich in der Kieselsäure

W.W.: Und wie hängt nun der Zucker mit dieser Wärme zusammen?

V. Fintelmann: Die Substanz Zucker – also meist Glukose – ermöglicht im Leiblichen, im Physischen, die Tätigkeit. Es gibt auch andere Substanzen, die genau die gleiche Funktion für das Ich haben, nur mit einem anderen Ergebnis, z.B. die Kieselsäure. Die Kieselsäure gibt dem Ich die Möglichkeit, Oberflächen, Membranen, Häute zu bilden, sich nach außen abzugrenzen. Die ungeheuer vielen Bakterien im Darm bekommen z.B. von der Ich-Funktion über die Kieselsäure eine Abgrenzung. Wenn z.B. Kolibakterien aus dem Dickdarm in das Blut oder ins Gewebe eindringen, sind wir krank. In einer solchen Situation steht dem Ich nicht genügend Kieselsäure zur Verfügung. Hier versagt das Ich in der grenzbildenden Situation.

Tätiges Ich im Zucker

Der Zucker ist also nur ein Aspekt für die Ich-Arbeit im physischen Organismus, und zwar besonders dort, wo das Ich initiativ wird. Damit hängt auch zusammen, daß der Zuckerspiegel während des Schlafes sinkt. Etwas übertrieben könnte man formulieren, daß der gesunde Mensch während des Schlafes unterzuckert ist. Wenn man ohnmächtig wird, kann dies Unterzuckerung sein, was man dann als Hypoglykämischen Schock bezeichnet. In einem solchen Fall ist es zwar ratsam, für den ersten Moment eine Dosis Zucker zu geben, aber danach wäre es eigentlich das Richtige, wenn der Mensch einen Apfel essen würde. Denn aus diesen hochmolekularen Kohlehydraten des Apfels, den Polysacchariden, muß sich der Mensch seine eigene Zuckersubstanz bilden.

Man sollte in der Medizin nicht nur alle Phänomene lediglich sammeln und nebeneinanderstellen, sondern die Verbindungen zum Ganzen knüpfen, denn dann beginnt man eigentlich alles zu verstehen. Und dann muß man auch nicht mehr in bezug auf Rudolf Steiner behaupten, daß er dies und jenes sage, sondern er schildert aus einer Gesamtperspektive Zusammenhänge, die man eigentlich alle im einzelnen finden kann. Die moderne Wissenschaft ist aber weitgehend eine Faktensammlung, und hier weiß sie unglaublich viel – aber es fehlt oft das geistige Band.

Das Ich braucht den Erdenmenschen

W.W.: Ich finde es faszinierend, daß das Ich mit dem Zucker bzw. der Glukose einen Stoff als Basis hat, um tätig wirken zu können.

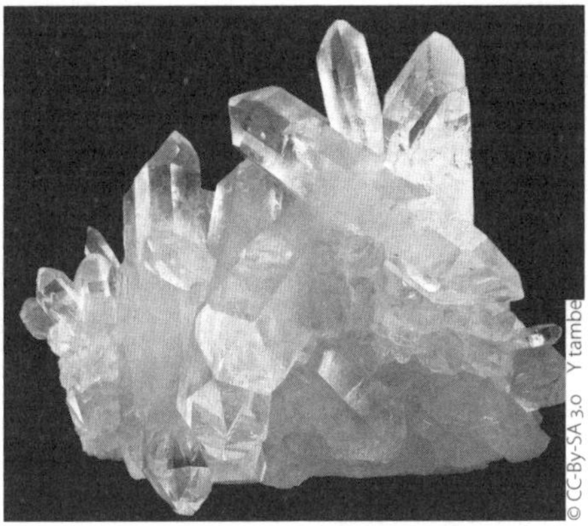

Bergkristall oder Quarz oder Kiesel (SiO_2) (Orthokieselsäure) $Si(OH)_4$.)

V. Fintelmann: Ja, und so kann man den Menschen als eine Dualität betrachten, einerseits aus der geistigen Welt des Ich, andererseits in seinem leiblichen Gegenüber auf der Erde. Steiner bezeichnet deswegen den materiellen Leib auch als den Erdenleib. Das Geheimnis des Menschseins ist es, warum das Ich diese Erfahrung an und auf der Erde braucht. Das Ich könnte sich ja auch rein theoretisch immer im Geistigen aufhalten, was für das Ich sicherlich unproblematischer wäre, aber es geht immer wieder in das Fleisch, also in den Leib. Und das Ich braucht den Erdenmenschen bis hinein in die verschiedenen Substanzen.

Prägung durch Schein-Iche aus der virtuellen Welt

Kiesel z.B. ist die wichtigste Substanz des Bindegewebes, und es gibt kein Organ ohne Bindegewebe. Auch die Leber ist ganz durchzogen von feinstem Bindegewebe, welches man erst mikroskopisch sichtbar machen muß. Aber es ist ein wie den ganzen Organismus durchziehendes Gerüst. Ein interessantes Phänomen ist es heutzutage, daß man immer mehr erlebt, wie die jüngeren Menschen beim Sport einen Bänderriß nach dem anderen bekommen, oft bei den kleinsten Belastungen. Meine Erklärung dazu heißt, daß sie einen tief gestörten Kieselsäureorganismus haben. An dieser Stelle kommt das Ich nicht zum Wirken. Wenn man sich die heutige Welt anschaut, in der die Jugendlichen leben, wundert einen das nicht – sei es in der Pädagogik, vor allem aber durch die Beschäftigung mit der virtuellen Welt. Die Hauptprägung von immer mehr Menschen kommt nicht mehr aus dem eigenen Ich, sondern durch Schein-Iche aus der virtuellen Welt, mit einer eindeutigen und sehr deutlichen Vereinnahmungstechnik. Es zeigt sich in dieser Welt auch ein ganz deutlicher Wille, daß wir Menschen dieser Welt und ihren Initiatoren gehören, nicht aber umgekehrt.

Hier sind gerade für die jungen Menschen Grenzen notwendig, und Grenzen kennen die jungen Menschen heute oft nicht. Abenteuer und gewisse Ich-Herausforderungen sind gut, aber keine Übertreibungen. Ich würde z.B. kein Bungee-Springen machen. Die Welt der Events bietet keine wirklichen Ich-Erlebnisse, auch weil fast alle dieser Erlebnisse Gruppenerlebnisse und keine Einsamkeitserlebnisse sind.

Man kann auch andere Substanzen nehmen, z.B. das Salz und andere Substanzen, die das Ich für seine speziellen Leibbildungen benötigt, für das Realisieren des Ichs am Leibe.

W.W.: Wenn das Ich durch die verschiedenen Zucker, vor allem die Glukose, im Körper seine Substanz hat, durch die es Initiativkraft entwickeln kann, dann vermute ich gewisse Unterschiede des Ich zu den verschiedenen Zuckern. Welche Beziehung hat das Ich einerseits zum Glykogen, andererseits zum Blutzucker?

V. Fintelmann: Eigentlich braucht das Ich nur die Glukose. Andere Zucker interessieren es weniger. Und Glykogen ist ja quasi nur eine Lagerungsform der Glukose. Im Blut ist die Glukose unmittelbar für die Selbsterfahrung notwendig, in allen anderen Organen Voraussetzung für die Ich-Tätigkeit. Daß das Ich überhaupt im Gehirn oder in den Muskeln aktiv werden kann, setzt diese Glukose, diesen Zucker voraus.

Mit Initiative meine ich, daß man eine gedachte Tat auch in die Handlung verändern, in die Handlung überführen kann. Daß man also wirklich etwas tut, nicht nur darüber nachdenkt. Wer also permanent zuwenig Zucker im Organismus hat, wird höchstwahrscheinlich zuwenig Initiative haben. Das Paradoxe heute ist aber, daß die Menschen viel zuviel Zucker in sich aufnehmen, aber trotzdem initiativlos sind, und das liegt daran, daß man die falschen Zucker aufnimmt, weil es chemisch hergestellte Zucker oder andere Zuckerersatzstoffe sind und man sie nicht aus den Kohlenhydraten der Nahrung selber bildet.

Deswegen brauchen wir überhaupt keine Zuckerersatzstoffe. Sie sind nur ein Ablenkungsmanöver. Zuckerersatzstoffe verschieben das Ganze noch einen Schritt weiter; sie geben nur den Geschmack der Süße und haben eigentlich überhaupt keine andere Funktion. Zuckerersatzstoffe halte ich für außerordentlich gefährlich. Und in meiner Zeit im Krankenhaus haben wir es immer abgelehnt, Zuckerersatzstoffe bei Diabetes zu geben, sondern wir haben die Ernährung umgestellt und in kontrolliertem Maße Polysaccharide in Form gesunder Nahrung gegeben. Denn bei Diabetikern geht es vor allem auch darum, daß sie ihren eigenen Zucker bilden können. Aber einen Diabetiker muß man völlig frei von Industriezucker halten. Denn der Diabetiker hat ohnehin schon einen Organismus mit starken Ablagerungen, bis hin zur Arteriosklerose, was durch industriellen Zucker noch verstärkt wirkt.

Das Ich erstickt im Zucker

W.W.: Was geschieht seelisch-geistig bei einer Absenkung des Blutzuckers?

V. Fintelmann: Der leicht unterzuckerte Mensch bemerkt zuerst Müdigkeit, er kommt nicht in die Gänge. Steigert sich dies, entsteht Initiativlosigkeit, er kann seinen Leib nicht mehr mit seinem Willen ergreifen. Das Ich braucht die Seele als Mittler zum eigentlichen Leib, also zum physischen Leib und zum Ätherleib; aber wenn hier die Glukose nicht ausreichend vorhanden ist, kommt das Ich nicht mehr über die Seele an den Leib heran. Dann entsteht zuerst seelische Inaktivität und als Steigerung Ohnmacht oder Schlaf, also auch eine Lockerung von Astralleib und Ich.

Umgekehrt kann aber auch eine tiefe Koma-Bewußtlosigkeit eintreten, wenn zuviel Zucker im Blut ist. Das ist schwieriger zu erklären. Denn wenn das Blut ganz mit Blutzucker überladen ist, kommen auch Ich und Astralleib nicht mehr an den Leib heran. Hier kann ich es nur im Bild ausdrücken: Hier erstickt das Ich im Zucker.

Es gibt das Märchen *Der süße Brei* aus den Kinder- und Hausmärchen der Brüder Grimm, ein Märchen, welches ich als Kind überhaupt nicht mochte, in dem ein Topf vorkommt, mit dem man Hirsebrei bereiten kann. Aber die Mutter vergißt den Spruch, mit dem das Töpfchen aufhört, Hirsebrei zu bereiten, so daß die ganze Stadt mit Brei begraben wird. Das war für mich eine ziemlich eklige Geschichte, und bei der Überzuckerung scheint mir etwas Ähnliches zu geschehen. Eigentlich müßte sich das Ich in diesen Zucker hineinfressen, aber damit ist es vollkommen überfordert.

Der Schlaf ist eine natürliche Hypoglykämie, die Ohnmacht ist eine vorübergehende Hypoglykämie, die sich meist von selbst regelt, aber das Koma geht oft in die Lebensbedrohung. Dabei wird auch das Blut so dick, daß es nicht mehr vernünftig fließt; hier muß man dann massiv, z.B. mit Insulin, eingreifen. Wir hatten in den 50er Jahren sehr viel mit dem Coma diabeticum zu tun, dem Diabetischen Koma, aber das gibt es heute kaum noch. Es entstand eine Bewußtlosigkeit durch absoluten oder relativen Insulinmangel, denn die 50er und 60er Jahre waren eine Zeit, in der das therapeutisch genutzte Insulin noch relativ primitiv entwickelt war und die Menschen relativ häufig in diese Überzuckerungssituation gerieten. Aber daß heute auf einer

Intensivstation noch ein Diabetisches Koma behandelt werden muß, ist sicherlich die Ausnahme. Das steuert man heute sehr viel besser mit dem Insulin, bis hin zur Insulinpumpe.

Das Verhältnis der Lust des Ich zum Leib ist die Süße

W.W.: Kann man es so formulieren, daß das Ich durch die Süße, in diesem Fall durch die Glukose, ein Interesse am Leib bekommt?

V. Fintelmann: Ja, das ist eine sehr schöne Definition. Die Neigung zur Süße bedeutet immer, daß das Ich zum Leib will. Aber es gibt ungeheuer viele Hindernisse im Leib, und der Leib ist keineswegs immer willig, das Ich aufzunehmen, er hat einen gewissen Eigensinn. Und wenn der Mensch etwas Süßes ißt, entsteht das Erleben der Süße als seelisches Erleben, und dadurch kommt das Ich zum Leib. Wenn ein kleineres Kind zu einer absoluten Naschkatze wird, müßte man als Arzt schauen, wo eine Ich-Leib-Störung vorliegt, die man behandeln muß. Aber ganz allgemein: Das Verhältnis der Lust des Ich zum Leib ist die Süße.

W.W.: Wenn man Polysaccharide, also z.B. Stärke in Kartoffeln, ißt, hat man kein Süßeerlebnis. Erst wenn man im Mund z.B. Getreide länger zerkaut, beginnt das Süßeerlebnis, weil dort schon eine anfängliche Verdauung stattfindet. Wenn nun die Polysaccharide im weiteren Organismus in Glukose zerlegt werden, so hat man kein bewußtes Süßeerlebnis mehr. Könnte es so sein, daß dann das Ich unabhängig vom bewußten Erleben des Menschen eine Art Süßeerlebnis im Organismus hat?

V. Fintelmann: Auf jeden Fall. Das ist für mich ein ganz wichtiges Thema, auch für die Leber. Jede Art von Geschmack setzt sich bis tief in das Unterbewußtsein fort, und das Zentrum des Schmeckens findet in der Leber statt. Im Mund schmecke ich eine gewisse Quantität des Süßen, also mehr oder weniger süß, während die Leber das Süße nicht mehr als Quantität, sondern als Qualität schmeckt. Die Leber schmeckt, ob sie etwas Gesundes Süßes oder etwas Ungesundes Süßes empfindet. Die Stufen vom quantitativen bis zum qualitativen Schmecken gehen vom Mund über den Magen, den Dünndarm und zur Leber. Das sind die vier Stufen, auf denen das Schmecken immer geistiger wird und auf denen ein immer mehr qualitatives Erleben stattfindet. Im Mund kann man eher nicht das gesunde und ungesunde Süße unterscheiden, die Leber kann dies aber immer. Aber auch sie hat eine Kraftgrenze, und wenn sie an ihre Grenze stößt, entstehen die verschiedensten Ablagerungsvorgänge. Ich glaube, daß das erste echte und wirkliche Süßeerleben im Dünndarm geschieht, dann in der Leber.

Cholesterin wird zu Unrecht verteufelt

W.W.: Wenn zuviel Glykogen im Organismus vorhanden ist, wird dieses durch die Leber in Fett verwandelt. Was geschieht bei diesem Prozeß?

V. Fintelmann: Der Organismus ist so eingerichtet, daß die Leber sehr leicht aus dem Zukker Fett machen kann; sehr viel schwieriger ist es, Eiweiße daraus zu machen. Wenn es einen Überschuß von Kohlenhydraten im Körper gibt und wenn diese nicht über die Niere ausgeschieden werden können, macht der Körper daraus Fette. Durch Fett selbst kann man eigentlich nicht fett werden, und das Cholesterin wird zu Unrecht verteufelt, wobei es hier noch das sogenannte gute und das sogenannte schlechte Cholesterin gibt, also das HDL, High-Density Lipoprotein, und das LDL, das Low-Density Lipoprotein.

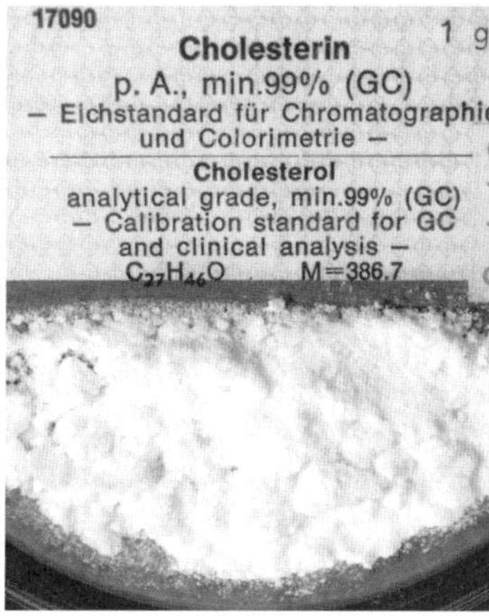

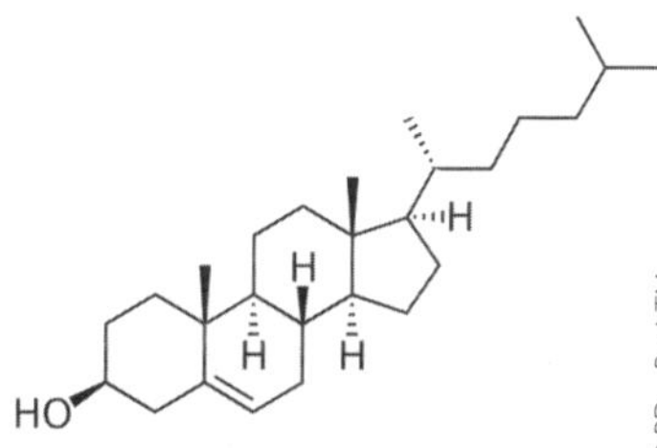

Strukturformel Cholesterin

Rein aus der Nahrung kann man ungefähr nur 10 % des Gesamtcholesterins aufnehmen, weswegen Ernährungsstrategien bei einem zu hohen Cholesterinanteil im Blut fast immer umsonst sind. Cholesterin im Übermaß entsteht eigentlich fast immer aus den nicht gebrauchten und nicht verdauten Kohlenhydraten. Deswegen halte ich es nicht für richtig, daß immer mehr Erwachsene Lipidsenker nehmen müssen, also Mittel zur Behandlung von gestörten Blutfettwerten, sondern statt dessen sollte man zuerst eine vernünftige Kohlenhydraternährung durchführen, ebenfalls eine Lebertherapie.

W.W.: Was sind die Triglyzeride?

V. Fintelmann: Früher nannten wir sie die Nahrungsfette. Sie werden zwar von der Medizin sehr wach beobachtet, sind aber nicht im Bewußtsein der meisten Menschen. Das sind die Fette, die am allerdeutlichsten bestimmen, was als Fett aus der Nahrung kommt. Und wenn man eine richtig fette Schweinehaxe zu sich nimmt, hat man hinterher ein lipämisches Blut, dann ist das Blut voller Triglyzeride. Wir haben sogar früher Menschen gesehen, die ein milchiges Blut hatten, weil es ungeheuer fett war. Aber nachdem man eine solche Haxe gegessen hat, wird man schon nach wenigen Stunden wieder ein sauberes Blut haben, weil die Leber die Fette genauso wie die Glukose herausfiltert und abbaut; sie macht daraus erst einmal Glyzerin und Fettsäuren. Die Fettsäuren werden dann weiter verstoffwechselt, woraus dann später u.a. die Gallensäuren gebildet werden.

Cholesterin ist ein ungeheuer wichtiger Baustoff für viele Hormone, z.B. für die Gallensäuren, auch für die Lipidstruktur der Membranen. Neben der Zuckerstruktur gibt es auch eine Fettstruktur. Insofern ist es etwas hoch Unsinniges, das Cholesterin zum Feind zu machen. Und unter dem Cholesterin gibt es, wie gesagt, das HDL und das LDL, und hier muß man immer nach dem sogenannten Cholesterinquotienten schauen, also dem Wert für LDL-Cholesterin dividiert durch das HDL-Cholesterin. Denn das Gesamtcholesterin ist immer wesentlich höher als das LDL-Cholesterin. Das wird aber recht selten gemacht, denn die Milliarden, die man mit den Lipidsenkern verdient, möchte man nicht missen.

So gesehen ist Fett keineswegs etwas Feindliches. Und das, was wir heute an Fettstoffwechselstörungen haben, ist zu einem hohen Grad zuckerbedingt. Das sagt aber kaum jemand.

Die Strategie pro Margarine ist finanziell voll aufgegangen

W.W.: Wenn also das Blutfett nur zu einem geringen Teil aus dem Fett der Nahrung stammt und zum überwiegenden Teil aus den Zuckern in der Nahrung, so müßten die Mediziner dies doch wissen; und wenn nicht, sind sie dann von Interessen geleitet?

V. Fintelmann: Irgendwann hat sicherlich jeder einmal diese Zusammenhänge gelernt, aber dann auch recht schnell wieder verlernt. Ich stamme noch aus der Generation, in der die Margarine aufkam. Vor einigen Jahrzehnten basierte die Propaganda für die Margarine auf einer recht interessanten Strategie, auf die fast alle Mediziner hereinfielen. Die Forscher waren meist abhängig von Drittmitteln, und im Zuge dessen wurde erklärt, daß die Butter ein ganz gefährliches Fett sei, während die Margarine das Nonplusultra sei. Wir haben in unserer Klinik immer darüber gesprochen, daß die Butter als Milchfett das gesündeste Fett ist, während die Margarine ein rein synthetisches Fett ist.

Die Strategie pro Margarine ist für eine gewisse Zeit finanziell voll aufgegangen. Die Verdummung von uns Menschen durch Marketing in der Wirtschaft ist wirklich ein heißes Thema. Im Medizinstudium wird aus meiner Sicht viel zuwenig eine ärztliche Intelligenz ausgebildet, sondern es bildet sich eher eine Art Arztspeicher, der viele Informationen speichert, weniger aber das Denken von Zusammenhängen. Hinzu kommen die unzähligen Pharmavertreter, die die einzelnen Ärzte aufsuchen. Diese Ärzte haben gar keine Zeit, über die Zusammenhänge nachzudenken, denn sie erhalten meist nur die Botschaft, daß dieses Mittel dafür und jenes Mittel dafür gut sei. Und dann verordnen die Ärzte diese Mittel. Das ist aus meiner Sicht das tiefgreifendste Problem der modernen Medizin. Es ist eine Medizin, in der immer weniger in größeren Zusammenhängen gedacht wird, sondern eher punktuell. Aber dahinter stehen Kräfte, die die Faktenwelt mit ihren Interessen befeuern.

Mit Süßigkeiten werden Milliardenbeträge umgesetzt

Wir haben als junge Ärzte noch von unseren Lehrern gelernt, den Menschen anzuschauen, wir hatten noch nicht so viele Arzneimittel und noch nicht soviel Diagnostik. Wir lernten, daß wir uns z.B. eine Grundanschauung in bezug auf das Cholesterin machen sollten, nämlich das Alter plus 200. Wenn also ein Sechzigjähriger einen Cholesterinwert von 260 hatte, brauchte man sich keine Gedanken zu machen. Man unterschied noch nicht zwischen HDL und LDL, zwischen gutem und schlechtem Cholesterin. Heute aber heißt es, daß alles über 200, also das Gesamtcholesterin, von Übel sei. Aber dieses Gesetz kam, als die modernen Lipidsenker erfunden wurden, und mit diesem niedrigeren Cholesterinwert hatte man nämlich plötzlich einen guten Markt. Hätte man das alte Gesetz mit Alter plus 200 gelten lassen, hätte man vielleicht nur ca. 5 % der Lipidsenker gebraucht. Insofern ist hier auch sehr viel Manipulation im Spiel. Und ich glaube, daß viele Ärzte oft nicht dieses Manipulative bemerken. Das erschüttert mich immer ein wenig.

Und die Wissenschaftler können eigentlich nicht ohne Drittmittel forschen. In der Medizin wird kaum noch etwas erforscht, was nicht aus irgendwelchen Interessengruppen kommt. Wenn ein Mediziner beschreibt, daß ein bestimmtes Mittel nichts taugt, dann hat er mitunter zum letzten Mal Drittmittel bekommen. Auch hier besteht eine ungeheure Abhängigkeit. Viele Klinikforscher werden sicherlich über meine Worte erzürnt sein, aber ich weiß aus eigener Erfahrung – denn ich habe in dieser Welt gearbeitet –, daß Studien, die ein negatives Ergebnis bringen, meist nicht publiziert werden. Wir wissen heute sogar, daß auch hochkarätige Studien gefälscht sein können; natürlich nicht grundsätzlich, aber es kommt vor. Und daß durch die Zuckerindustrie mit stärkstem Interesse Einseitigkeiten angeschoben werden, dürfte auf der Hand liegen. Mit Süßigkeiten werden Milliardenbeträge umgesetzt.

W.W.: 10 % des Weltzuckerverbrauchs kommen allein durch Coca Cola.

© Gemeinfrei The Coca-Cola Company

V. Fintelmann: Sehen Sie, daran kann man sehen, daß solche Firmen das allergrößte Interesse daran haben, daß wir keine neuen Ideen über den Zuckerkonsum verbreiten.

Man nimmt den Schaden in Kauf

Wenn man solche Fälschungen im Bereich der Physik machen würde, dann würden vielleicht plötzlich alle Flugzeuge abstürzen, weil man den Luftwiderstand oder etwas anderes verfälscht hat. Hier würde es nie auf diese Weise vorkommen. Aber in der Medizin gibt es allein durch falsche Anwendungen ungeheuer viele Tote, über die man eher nicht spricht. Das geschieht durch die Gabe von falschen Medikamenten, durch unterlassene Behandlung, durch Krankenhausinfektionen, durch überflüssige Operationen usw.

Früher galt unter den Ärzten das Prinzip des Nihil Nocere, also das Prinzip, daß man nicht schaden soll. Heute dagegen nimmt man den Schaden einer sehr großen Anzahl von Menschen in Kauf. Das ist ein Skandal. Hier beginne ich immer zu staunen, daß es diesen Interessen, größtenteils aus der Wirtschaft, gelingt, solche Probleme mehr oder weniger geheimzuhalten. Auch die Medien gehen nur sehr zögerlich an diese Probleme heran. Denn ansonsten verlieren sie u.a. die Anzeigenkunden. So gesehen gibt es keine wirkliche Pressefreiheit. Ich möchte aber auf keinen Fall einzelne Menschen angreifen, sondern nur auf dieses System schauen, welches uns alle mehr oder weniger im Griff hat.

Zucker und Fett

W.W.: Können sie noch ein wenig ausführlicher darstellen, wie die Leber Zucker in Fett verwandelt und wie die Glukoneogenese, also

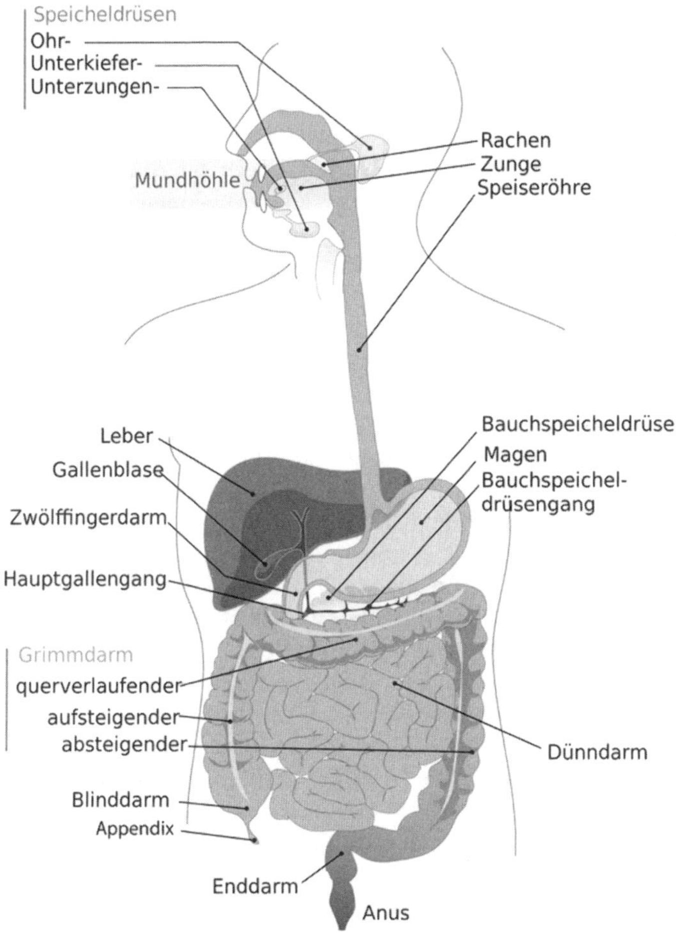

©PD BMK/LadyofHats

die Zuckerneuentstehung, auch bei der Rückverwandlung von Fett in Zucker, vor sich geht?

V. Fintelmann: Die Leber ist eine Art Chemiker. Die Nahrung besteht eigentlich nur aus sehr wenigen Grundstoffen, vor allem aus Kohlenstoff, Sauerstoff, Wasserstoff und Stickstoff sowie aus einem gewissen Anteil von Schwefel; hinzu kommen noch seltenere Baustoffe, die aber ganz wichtig sind. Eigentlich sind es nur die sogenannten großen Vier, und dann kommt noch der Schwefel hinzu, z.B. bei sogenannten Disulfidbrücken, d.h. wenn zwei Schwefelatome eine bestimmte Brücke zwischen zwei Kohlenwasserstoffatomen bilden. Wenn man das zu Ende denkt, bemerkt man, aus wie wenigen Grundbestandteilen eine extreme Fülle von Stoffen entsteht.

Die Leber hat nun die Fähigkeit, alle Stoffe total zu analysieren. Sie kann aus den Kohlenwasserstoffen den Sauerstoff und den Wasserstoff herausholen bzw. aus anderen Verbindungen den Stickstoff, und sie verändert diese Bausteine bis zu den entsprechenden Fettmolekülen. Die Intelligenz der Leber bzw. das organische Wissen der Leber ist enorm. Indem die Leber das Glykogen zur Glukose abbaut, entsteht interessanterweise meist als Zwischenprodukt Milchsäure, sogenannte Lactate. Dies geschieht in vielen Schritten. Wenn im menschlichen Organismus Fette aufgebaut werden, sind dies originäre Fette, die es außerhalb des menschlichen Organismus nicht in dieser Form gibt. Ich nenne das immer Menschenfett, auch wenn sie chemisch sicherlich genauso wie Naturfette aufgebaut sind, z.B. wie Kokosfett. Diese Zusammenhänge hier im Interview zu schildern würde aber bei weitem den Rahmen sprengen, denn hierbei handelt es sich nicht um einfache Prozesse. Menschen haben immer eine Vereinfachungstendenz und glauben, daß dann, wenn zuviel Glukose im Organismus ist, dieser die Glukose ausscheidet. Das aber ist nicht so einfach möglich, denn es geht über diese eben erwähnten vielen Schritte. Die Milchsäure aber kann man ausscheiden. Milchsäure begünstigt aber auch die Entstehung von Fettpolstern.

Die Verwandlung von Glukose in Fette unterliegt hochkomplizierten Zyklen, meist in zwölf oder mehr Schritten. Und immer entstehen dabei viele, viele Zwischenprodukte, manchmal bleibt der Prozeß auch bei gewissen Zwischenprodukten stehen, woraus dann verschiedene speicherbedingte Krankheiten entstehen, oder man bekommt Ablagerungskrankheiten. Auch diese Zusammenhänge zu schildern wäre hier im Interview zu komplex.

Das Genie Leber als Helfer des Ich

Aber alle diese Prozesse machen einen aufmerksam auf das Genie Leber. Wobei man sagen muß, daß die Leber nicht nur seit Äonen gelernt hat, die richtigen Stoffwechselschritte zu vollziehen, sondern sie kann sich individuell anpassen, denn sie kann immerzu Schritte vollziehen, die in ihrem Programm offensichtlich nicht vorhanden waren. Wenn der Mensch neuartige Stoffe aufnimmt, reagiert die Leber auch auf diese, und sie sind in keinem Leberprogramm enthalten. Deswegen erleben wir, daß die Leber mitunter auf Arzneimittel und verschiedene

Aromastoffe falsch reagiert, so daß z.B. die freien Radikale entstehen bzw. Substanzen, die selbst für die Leber giftig sind. Aber allgemein ist die Leber ein absolutes Chemikergenie. Auf jede Substanz leitet sie den richtigen Weg der Verstoffwechslung ein. So gesehen ist die Leber ein Helfer des Ich.

Wir müssen die Leber allerdings auch in der Evolution betrachten, denn die Zucker-Stoffwechselwege hat die Leber eigentlich erst in den letzten Jahrhunderten ausgebildet. Die Leber eines Menschen vor 2000 Jahren mußte hier ganz andere Wege des Stoffwechsels beschreiten, weil die Nahrung der Menschen vollkommen anders war, vor allem auch mit sehr viel weniger Zucker. Heute ist die Leber tendenziell überfordert, da die Nahrung immer raffinierter wird. Deswegen sollten wir uns nicht über die zahlreichen Leberprobleme wundern.

Fett lagert sich überall ein

W.W.: Wenn der Mensch über die Nahrung Kohlenhydrate aufnimmt, entsteht – wie schon erwähnt – im Organismus Glukose und daraus als Speicherstoff Glykogen. Im Umkehrprozeß wird dann Glykogen über die Glykolyse zur regelmäßigen Unterstützung des Organismus wieder abgebaut. Wird aus der überschüssigen Glukose gleich Fett gebildet?

V. Fintelmann: Idealerweise benötigt der Mensch immer eine bestimmte Menge Fett. Glykogen und die daraus wieder entstehende Glukose wird kontinuierlich abgebaut, in die Einzelbestanteile Kohlenstoff, Sauerstoff und Wasserstoff zerlegt und wieder zu Fett synthetisiert. Das ist ein ganz natürlicher Weg. Wenn aber zuviel Zucker von außen in den menschlichen Organismus kommt, werden diese Zucker durch die komplexen Vorgänge im Organismus auch zu überschüssigem Fett synthetisiert und eingelagert. Die Leber nimmt diese Glukose gar nicht erst als Glykogen auf, sondern zerlegt sie sofort und baut daraus Fette. Glykogen kann eigentlich wesentlich nur in der Leber gespeichert werden; nur ein wenig auch in den Muskeln. Die überschüssigen Zucker, die der Mensch mit der Nahrung aufnimmt, werden also meist sofort in Fett verwandelt. Dies geschieht immer auf dem gleichen Wege: Die Glukose wird in die Bestandteile zerschlagen, Kohlenstoff, Wasserstoff, Sauerstoff, und daraus wird Fett gebildet.

W.W.: Warum bildet sich so schnell Fett?

V. Fintelmann: Weil Fett überall im Organismus gelagert werden kann, im Gegensatz zum Glykogen. Es gibt eigentlich keinen organischen Ort, der nicht Fett speichern kann. Fett ist ein ideales

Ablagerungsprodukt. Logistisch ist der Zusammenhang sehr ideal, denn die Leber muß überlegen, wo sie mit den ganzen Kohlenhydraten abbleibt, und wenn die Glykogenkapazität erschöpft ist, baut die Leber die Glukose in Fette um und lagert sie ab. Das hat den Vorteil, daß man dann, wenn man richtig fastet, die Fette langsam wieder abbaut, und zum Teil kann daraus der regelmäßige Glukosebedarf gedeckt werden. Beim gesunden Fasten kommt man eigentlich nie in die Hypoglykämie, also zu einem niedrigen Blutzuckerspiegel. Nach einigen Tagen verschwindet auch beim Fasten das Hungergefühl, was daran liegt, daß das Fett wieder zur Glukose rückverwandelt wird. Der Weg ist also nicht nur einseitig.

Neuroborreliose und mobiles Telefonieren

Es gibt sogar – wenn auch sehr selten – eine gewisse Hirnverfettung. Eigentlich ist das Hirn nur über die Blut-Hirn-Schranke zu erreichen, und diese ist normalerweise geschlossen. Vielleicht sind wir hier den immer zahlreicher werdenden Phänomenen von Demenzen auf der Spur. Und es gibt auch Untersuchungen, daß die Blut-Hirn-Schranke nicht immer geschlossen ist. Es gibt Studien darüber, daß nach mehr als zweiminütigem Telefonieren mit einem Mobiltelefon die Blut-Hirnschranke geöffnet wird. Mobiltelefone sind also ein vernünftiges Instrument für kurzes Austauschen, aber überhaupt kein Verständigungsinstrument für längere Gespräche.

W.W.: Was genau passiert dabei?

V. Fintelmann: Es ist ein Effekt der Wärme, der diese Schranke öffnet. Es gibt Studien, die behaupten, daß die Neuroborreliose, also eine Infektionskrankheit, die durch ein Bakterium hervorgerufen wird, überhaupt erst ins Hirn kommt, seitdem die Menschen mobil telefonieren und dort durch die Strahlung aktiviert werden und Neurotoxine, also nervenschädigende Stoffe, ausschütten. Ob dies stimmt, entzieht sich meiner Kenntnis, aber ich habe als Arzt früher die Neuroborreliose nicht gekannt. Es ist eine Erkrankung, die etwa seit den 90er Jahren in Erscheinung tritt. Früher war dies lediglich eine Krankheit der Gelenke, heute ist es die durch die Zecken übertragene sehr tückische Krankheit, die das zentrale Nervensystem ähnlich belastet wie früher die Lues, also die Syphilis. Die Borrelia ist eigentlich eine Lues-Verwandte. Statt der Geschlechtskrankheit haben wir heute die Zecken-Übertragungskrankheit.

Ablagerungskrankheit Fett

W.W.: Adipositas nimmt immer mehr zu. Welche Folgen hat der Körper durch Adipositas zu tragen?

V. Fintelmann: Interessant ist, daß die Adipositas alleine nicht unbedingt eine Belastung sein muß, denn es gibt auch sehr dicke Menschen, die wirklich gesund sind. Diese sind aber konstitutionell dick. Sie sind von Kindheit an immer mehr in das Rundliche gegangen. Ich habe sie früher immer die beweglichen Dicken genannt, weil sie meist auffällig gut tanzen können. Ein eher rundlicher Mensch ist nicht unbedingt adipös im Sinne der Krankheit. Krank wird der Mensch erst, wenn es sich um ein permanentes Ablagerungsphänomen im Sinne unseres eben geführten Gespräches handelt, also wenn das Übermaß des genossenen Zuckers im Organismus als Fett abgelagert wird. Hier gibt es heute noch keine wirklichen diagnostischen Unterscheidungen zwischen dem allgemeinen bzw. gesunden Dicksein und der pathologischen Adipositas.

Man hat aber erkannt, daß das Gefährliche eigentlich nur das Bauchfett ist, und das Bauchfett ist ein ganz typisches Ablagerungsfett. Ein Ablagerungstyp hat eher dünne Beine, während ein gesunder dicker Mensch eher dickere Beine hat. Er hat auch dicke Arme und ein dickes Gesicht. Bei diesen Menschen ist das Fett gleichmäßig verteilt. Der Ablagerungstyp lagert das Fett in Bereichen ab, in die es nicht hingehört.

Sehr problematisch wird es bei diesen Menschen, wenn der Speicher des Stamms, des Bauchs, nicht mehr reicht und neue Speicher gesucht werden müssen. Dann werden als neue Speicher die Gefäße gesucht. Arteriosklerose ist zunächst eine Verfettung der Gefäßwände. Die Arteriosklerose ist ein Endstadium, und eigentlich müßte man von einer Arterio-Lipomatosis sprechen, einer Arterienverfettung. Hierbei treten richtig fette Polstereinlagerungen auf. Und das Spannende ist, daß man sie, wenn man sie rechtzeitig entdeckt, mit richtiger Ernährung, mit Fasten z.B., auch wieder wegbekommt.

Wenn die Verfettung aber bis zur Verkalkung fortschreitet, wenn ein Endstadium erreicht ist, kann man nichts mehr machen. Die Halde muß also möglichst frühzeitig wieder abgebaut werden. Wenn die Halde nicht abgebaut wird – und das ist eine typische Reaktion des Immunsystems –, entstehen Radikale, die z.B. Oxidationsprozesse veranlassen; dann entstehen Entzündungen. Entzündung bedeutet, daß diese Ablagerungen auf einem anderen Wege weggeschafft werden sollen, was hier aber nicht möglich ist. Dann durchwachsen sie das

Bindegewebe, und es entstehen diese sogenannten Plaques, diese Haufen, die sehr viel fester sind als das übrige Gefäß. Und wenn überhaupt nichts mehr möglich ist, werden diese auch noch mit Kalk abgestreut und damit für alle Zeiten abgelagert.

Eigentlich ist also nicht die Adipositas primär das Problem, sondern die Ablagerungskrankheit Fett. Wenn die natürlichen Ablagerungsstätten belegt sind, wird es gefährlich, weil als neue Ablagerungsorte die Gefäße oder auch die Organe, wie z.B. die Leber, gesucht werden.

Altersdiabetes als Krankheit des Willens

W.W.: Es gibt aber immer mehr Jugendliche, die absolut übergewichtig sind, die nicht nur einen dicken Bauch haben, sondern überall fett sind. Was liegt dem zugrunde?

V. Fintelmann: Sie haben weniger das Problem der Arteriosklerose, sondern mehr das Problem des Diabetes. Und hier handelt es sich neuerdings um den Diabetes Typ 2, der früher Altersdiabetes genannt wurde. Man könnte diesen Typ auch Erschöpfungsdiabetes nennen. Das Interessante ist, daß beim Altersdiabetes oft genug, manchmal sogar zuviel Insulin gebildet wird. Dann wird das Insulin nicht mehr von der Leber aufgegriffen und in die Funktionen geschickt, in denen es gebraucht wird, weil die Leber erschöpft ist mit der Tätigkeit, die sie seit Jahren überfordert hat.

Der Altersdiabetes ist eigentlich eine Krankheit des Willens, also z.B. der Menschen, die Zeit ihres Lebens tendenziell zu träge gewesen sind; bis in den Stoffwechsel hinein. Sie haben den Zucker für ihr tätiges Ich nicht benutzt, denn der Zucker bzw. die Glukose kann das Ich nicht tätig machen, wenn das Ich nicht will. Das Ich ist immer ein Willenselement, das uns im Stoffwechsel unbewußt bleibt. Wenn das Ich nicht will, kann man – auch als Arzt – nichts machen. Jede Therapie braucht zuerst ein willensfähiges Ich.

Die dicken jungen Menschen heutzutage haben das Problem der durchgängigen Stoffwechselträgheit; sie haben einen nicht mehr vom Ich ergriffenen Stoffwechsel. Deshalb entsteht das enorme Übergewicht, die Ablagerungen im fast gesamten Organismus. Und diese Trägheit geht meist auch bis ins Seelische. Man will oft auch gar nicht aktiv werden und ergibt sich in die Trägheit. Man will sich z.B. berieseln lassen.

Interessant ist aber auch, daß der gesunde Dicke meist deutlich älter wird als der schlanke Mensch. Früher meinte man, daß die Dicken früher sterben; aber das hat sich als völlig falsch erwiesen.

Die pathologische Adipositas dagegen ist die Ablagerungskrankheit. Merkwürdigerweise sind übrigens die Venen nicht in der Lage, mit ihrer dünnen Gefäßwand Fett aufzunehmen. Es gibt eigentlich keine Venenverfettung.

Das Ich *schmeckt* das Blut durch die Bauchspeicheldrüse

W.W.: Wie bemerkt die Bauchspeicheldrüse Zucker, so daß sie Insulin ausschüttet?

V. Fintelmann: Die Schulmedizin hat die Theorie, daß die Bauchspeicheldrüse ganz winzige Fühler, Rezeptoren, in das Blut schickt, mit denen permanent die Glukose gemessen wird. Ob das rein äußerlich wirklich so ist, möchte ich einmal dahingestellt sein lassen, aber es ist Tatsache, daß die Bauchspeicheldrüse genau weiß, wieviel Glukose vorhanden ist und wieviel Insulin gebraucht wird.

Mit dem anthroposophischen Verständnis kann man dazu sagen, daß auch dies wiederum eine Ich-Funktion ist, also z.B. daß das Ich das Blut durch die Bauchspeicheldrüse „schmeckt". Es bemerkt sofort, ob es zu süß oder zuwenig süß ist. Die Bauchspeicheldrüse kann von sich aus nichts, wird aber dann aufgefordert, Insulin auszuschütten oder zurückzuhalten. Es ist also ein regulatorischer Vorgang. Dieser Vorgang wird aber nicht durch ein Zuckerzentrum im Gehirn gesteuert, sondern dahinter steht die Ich-Funktion des Menschen. So gesehen hat die Bauchspeicheldrüse einen sehr hohen Ich-Bezug.

Auf der anderen Seite gibt es Organe, die sehr viel seelischer sind, astralleibbezogen, wie z.B. der Magen. Deswegen erlebt man im Magen auch viel eher Schmerzen oder Störungen, während man die Bauchspeicheldrüse lediglich dann merkt, wenn sie krank ist. Alles, was mit der Bauchspeicheldrüse zusammenhängt, liegt tief im Unbewußten. Gerade dann, wenn die Ich-Funktion agiert, hat sie es mit Organen zu tun, die tief im Unbewußten wirken. Daran sehen wir, daß das Ich auch eine Schicht hat, die ganz tief im Unterbewußten arbeitet. Die Ich-Funktion entscheidet also, ob mehr oder weniger Insulin ausgeschüttet wird.

Jugendlicher Diabetes

W.W.: Wie kann man den Diabetes in seiner seelisch-geistigen Bedeutung beschreiben?

V. Fintelmann: Der klassische Diabetes hängt mit der Unfähigkeit des Ich zusammen, diese eben beschriebenen Wahrnehmungen zu machen. Dadurch wird die Bauchspeicheldrüse allmählich ohnmächtig. Im Organisch-Biologischen gibt es eine Gesetzmäßigkeit, die die modernen Menschen eigentlich sehr viel mehr kennen müßten: daß etwas degeneriert, wenn es nicht genutzt wird. Wenn ich z.B. einen Muskel viele Wochen in einen Gips legen muß, ist der Muskel sehr viel schwächer, und man muß sich sehr anstrengen, bis er wieder seine alte Kraft bekommt. Sehr viele Menschen machen sich keine Gedanken darüber, daß ein Gehirn, welches selten oder nie trainiert wird, eines Tages in die Demenz kommt.

Und wenn ich eine Leber nicht auffordere, kräftig zu verdauen, dann degeneriert sie. Problem heute ist, daß die Kinder von frühauf sehr viel und zu viel Zucker genießen bzw. in der Nahrung mit aufnehmen. Wenn aber ein Ich nicht von frühauf lernt, über die Bauspeicheldrüse den Zucker im Blut zu schmecken, dann degeneriert das insulinbildende Zellsystem, und dann entsteht der Diabetes. Die Schulmedizin hält man den Diabetes Typ 1 auch für eine Autoimmunkrankheit, weil man glaubt, daß das Immunsystem auf das eigene Organ zerstörend wirkt. Es gibt keine Inselzell-Antikörper. In Wirklichkeit aber ist es so, daß etwas wunderbar Angelegtes von Anfang an nicht genutzt wird und dadurch degeneriert.

Tragisch ist, daß man meist den Diabetes im Organismus zu spät entdeckt, da man kaum eine präventive Medizin hat; aber dann ist der Zug meist schon abgefahren. Dann sind die Menschen lebenslang insulinbedürftig. Rudolf Steiner führt diesen Jugendlichen Diabetes, den Diabetes Typ 1, auf Schocksituationen in der Schwangerschaft oder frühen Jugend zurück. Schock aber bedeutet ein elementares Heraustreiben des Ich aus dem übrigen Leib.

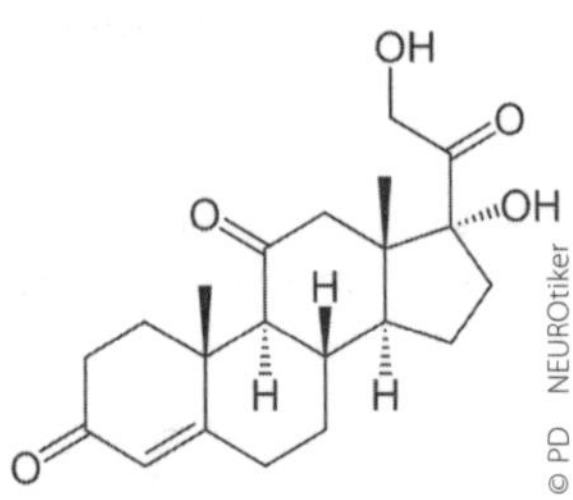

Strukturformel Kortison

Interessant ist, daß es einen künstlichen Stoff gibt, mit dem man das Ich ganz schnell wieder an den Leib heranzwingen kann, und das ist das Kortison. Kortison zwingt das Ich an den Leib, aber nicht freiwillig. Es muß, ob es will oder nicht. Kortison hat natürlich sehr viele Nebenwirkungen, ist aber in einer Schocksituation ein unglaublicher Helfer. Problematisch wird es nur, wenn man glaubt, damit langfristig Probleme lösen zu können.

Intellektuelle Schocks

W.W.: Was genau ist mit diesen Schocks gemeint?

V. Fintelmann: Das genau ist die Frage. Also welche Schocks sind es, die das Ich aus der Bauchspeicheldrüse herausheben? Beim älteren Menschen sind es die Schocks der zunehmenden Perspektivlosigkeit. Bauspeicheldrüsenerkrankungen haben häufig damit zu tun, daß Menschen in Lebenssituationen geraten, in denen sie nicht wissen, wie es weitergehen soll. Sorge, Ausweglosigkeit, Streß führen häufig zur Pankreatitis, der Bauchspeicheldrüsenentzündung, die auch zum Diabetes führen kann.

Der Jugendliche Diabetes wird m.E. auch durch einen vorgeburtlichen Schock ausgelöst. Ich glaube, daß dies heute ein ziemlich häufiges Erlebnis ist, weil der sich inkarnierende Mensch vor der Geburt eine Lebensvorschau hat. Und wenn man als ein Mensch, der aus einer ganz anderen Zeit vor vielen Jahrhunderten kommt, in diese Welt hineingeboren wird und sich diese Verhältnisse heutzutage anschaut, vor allem wie das individuelle Leben sein wird, dann muß man fast einen Schock bekommen. Eigentlich kann man eher staunen, daß nicht sehr viel mehr Menschen den Jugendlichen Diabetes bekommen.

Ich habe allerdings noch nicht die Frage gelöst, welche Art von Schock die Menschen im Vorgeburtlichen oder während der Schwangerschaft oder frühesten Kindheit bekommen haben, wenn sie am Jugendlichen Diabetes, Diabetes Typ 1, erkranken. Wenn man die Bauchspeicheldrüse seelisch betrachtet, so dient sie der Ausbildung des intellektuellen und analytischen Denkens, nicht dem assoziativen und dem spirituellen Denken. Mit ihr hängt lediglich der nüchterne Verstand zusammen. Sie ist also die Stütze einer stofflich-materiellen Weltauffassung und damit das Organ unserer Zeitepoche. Die Welt der Abstraktion ist eigentlich keine Gehirnleistung, sondern eine Leistung der Bauchspeicheldrüse, also einer Welt, die nur aus Begriffen besteht und dadurch keine richtige Wirklichkeit hat. Man müßte also danach suchen, was vor oder während der Schwangerschaft intellektuelle Schocks sind.

W.W.: Sie meinen also nicht den Schock, den jeder Mensch notwendigerweise vor der Geburt bei der Vorschau auf dieses Leben bekommt bzw. beim Eintauchen in den physischen Leib?

V. Fintelmann: Nein, denn dann müßte jeder Mensch Diabetiker werden. Es muß mit der auch vorgeburtlich veranlagten Intellektualität zusammenhängen. Wir beide sind uns aber darin einig, daß der

Intellekt im Sinne der Abstraktionsfähigkeit eine positive Eigenschaft ist. Problematisch wird es nur in der Vereinseitigung, denn wie will man z.B. ohne Mathematik die Statik eines Gebäudes berechnen. Ich bin mir noch nicht klar, wie man diese Zusammenhänge definieren kann. Man muß also suchen, welche vorgeburtlichen oder Schwangerschaftserlebnisse in bezug auf diese intellektuelle Welt einen Schock hervorrufen. Das müssen wir hier offenlassen; es bleibt ein Forschungsthema.

W.W.: Zuviel Zuckerkonsum – und man bekommt eher Diabetes, zuviel Intellektualität – und man bekommt auch eher Diabetes.

V. Fintelmann: Das ist zwar ein wenig kurz formuliert, ist aber im Trend richtig. Ich habe oft erlebt, daß ein jugendlicher Diabetiker, vielleicht im 8. oder 10. Lebensjahr, eine absolut erwachsenengemäße Intelligenz hat, die man bemerkt, wenn man richtig hinlauscht. Sie lernen auch sehr schnell, mit ihrer Krankheit umzugehen, Insulin zu spritzen und auch die Krankheit voll und ganz zu verstehen, oft mehr als der Arzt. Wenn man sie anschaut, so sind dies oft sogenannte Kopfkinder, eher blasse Kinder mit einem ausgeprägten Intellekt. Wenn ich solche Kinder behandelte, war es mein erster Weg zu fragen, wie man diese Kinder aus dem Kopf ganz in den Bauch bekommen konnte. Vielleicht kann ich es so bezeichnen: Wie bekomme ich sie in ein kreatives Chaos. Das erreicht man meistens mit einem künstlerischen Element, z.B. künstlerischer Therapie.

Oft haben die Menschen mit Jugendlichem Diabetes ein Elternteil bzw. Großelternteil, bei dem auch schon der Diabetes vorkam. Für eine Prävention hat die Schulmedizin keine Mittel. Da bräuchte man die Anthroposophie und ein anthroposophisches Heilmittel. Denn das Element, das dafür sorgt, daß das Ich den Leib ergreifen kann, ist der Phosphor. Der Phosphor ist die Substanz, die das Ich am stärksten an den Leib heranführt. Und die Kunst ist es, wie man den Phosphor auf die Bauchspeicheldrüse fokussieren kann. Die Schwierigkeit, die wir damals mit diesen Kindern hatten, war, daß die mit dieser Behandlung verbundene Veränderung des Kindes von den Eltern oft nicht akzeptiert wurde, denn sie waren ungeheuer stolz auf ihr so kluges Kind. Und sie sahen den Zusammenhang mit der ungeheuren Klugheit des Kindes und dem Diabetes überhaupt nicht. Dieses Problem habe ich häufig erlebt, und so habe ich mich früh dafür entschieden, Arzt für Erwachsene zu sein, weil ich immer wieder erlebte, daß man bei der Behandlung von Kindern eigentlich die Eltern mitbehandeln mußte. Und das ist sehr mühsam!

Ich möchte aber die Hypothese in den Raum stellen, daß Diabetes Typ 1 keine unheilbare Krankheit ist und nicht als Schicksal genommen werden muß, wenn es gelänge, diese in ihrer Entstehung schon behandeln zu können, u.a. mit dem richtigen Phosphorpräparat.

Diabetes im Anfangsstadium ist heilbar

W.W.: Was ist der Unterschied zwischen Jugendlichem Diabetes und Altersdiabetes?

V. Fintelmann: Der Jugendliche Diabetes, also Diabetes Typ 1, ist äußerlich dadurch gekennzeichnet, daß die Insulinproduktion versagt. Wenn es soweit kommt, kann sie eigentlich auch nie wieder aufgebaut werden. Das damit zusammenhängende Zellsystem kann nicht regeneriert werden. Deswegen versucht man mit der modernen Medizin, Stammzellen zu züchten und sie der Bauchspeicheldrüse einzufügen, was experimentell schon ziemlich weit gediehen ist. Aber das ist ein Weg von außen.

Beim Altersdiabetes, Diabetes Typ 2, wird sehr wohl Insulin produziert, oft sogar zu viel, weswegen die Freßsucht, wenn der Altersdiabetes mit der Adipositas kombiniert ist, sich noch verstärkt. Insulin macht immer Appetit. Wie ich schon erwähnt habe, hat man hier die Theorie, daß das Meldesystem mit den Rezeptoren unscharf geworden ist, den Blutzucker im Blut nicht mehr meldet, weswegen noch mehr Insulin produziert wird. Seelisch-geistig gesehen kann man in bezug auf den Altersdiabetes sagen, daß das Ich bei Menschen mit dieser Krankheit überhaupt nicht die Glukose zur Tätigkeit ergreift. Diese Stoffwechselträgheit resultiert meist aus der Ernährung, denn die Welt des industriellen Zuckers bzw. die Welt der kurzkettigen Saccharide fördert keine Tätigkeit des Ich, sondern diese Tätigkeit wird ihm durch die verschiedenen Zucker abgenommen, das Ich wird mehr oder weniger brachgelegt.

In bezug auf den Jugendlichen Diabetes kann man die schon beschriebene zu frühe Intellektualität bei den Jugendlichen feststellen, beim Altersdiabetes den zu träge gewordenen Willen. Hier meine ich allerdings den Willen im Stoffwechsel.

Von der natürlichen Seite kam der Altersdiabetes häufiger vor. Früher war ein Mensch mit 60 oder gar mit 70 schon sehr alt und hatte in früheren Zeiten auch ein gewisses Recht, träger zu werden. Aber mittlerweile bemerkte man, daß der Altersdiabetes im Lebensalter immer weiter nach vorne schritt, und plötzlich hatte man 40jährige Altersdiabetiker. Dann hatte man 30jährige Altersdiabetiker, und mittlerweile gibt es 15jährige Altersdiabetiker. Deswegen vermeidet man heute weitgehend den Begriff Altersdiabetes und nennt diese Krankheit Diabetes Typ 2. Diese Krankheit ist eine völlig andere Krankheit als der Jugendliche Diabetes, Diabetes Typ 1. Eigentlich müßte man für diese zweite Form einen neuen Namen bilden.

Es gibt aber noch eine dritte Form, die wir den Hepatogenen Diabetes genannt haben, einen Leber-Diabetes, der entsteht, wenn die Leber nicht richtig arbeiten kann, also eigentlich eine Zuckerverwertungsstörung. Vom Hepatogenen Diabetes spricht man, wenn der Zucker einfach nicht verwertet werden kann. Das liegt daran, daß die Arbeit, die hier geleistet werden muß, nicht vom Ich in der Leber geleistet wird. Deswegen glaube ich, daß auch der Altersdiabetes keine eigentliche Pankreasproblematik ist, sondern eine Leberproblematik.

W.W.: Es gibt viele Zuckerkritiker, die behaupten, daß man den Altersdiabetes im Anfangsstadium heilen kann, und zwar binnen einer Woche, wenn man sich vernünftig ernährt. Sehen Sie das auch so?

V. Fintelmann: Das ist so, ja. Das haben wir in der Klinik immer wieder durchgeführt. Wenn man z.B. fastet, ist der Altersdiabetes im Anfangsstadium weg; wenn der betreffende Patient danach wieder genauso lebt wie vorher, ist die Krankheit aber genauso schnell wieder da.

Die Verdummung der Menschheit ist grandios gelungen

Deswegen haben die Pharmaindustrie und alle damit zusammenhängenden Lobbyvereinigungen nicht das geringste Interesse, daß man diese Heilmethode bzw. Ernährungsumstellung in den Vordergrund rückt, weil man an den Insulin-Präparaten verdienen will. Man will die Krankheit Diabetes nicht auf natürlichem Wege verändern. Die einen verdienen, die anderen möchten vielleicht sogar möglichst viele träge Menschen erzeugen. Hier wirken verschiedenste Manipulationen in unserer Gesellschaft – von wem auch immer sie ausgehen, aber sie wirken enorm. Die Verdummung der Menschheit ist grandios gelungen.

W.W.: In bezug auf die Insulinpräparate gibt es eine der größten Gewinnspannen im Pharmabereich.

V. Fintelmann: So ist es. Insulin ist vor allem ein enormes Geschäft geworden, seitdem man in der Lage ist, Insulin gentechnisch zu synthetisieren. Früher haben wir bei uns in der Klinik noch mit natürlichem Insulin aus den Bauchspeicheldrüsen von Rindern oder Schweinen gearbeitet. Besonders aus der Bauchspeicheldrüse der

Schweine haben wir natürliches Insulin isoliert, denn das Schwein ist gewebetechnisch von allen Tieren den Menschen am ähnlichsten. Beim Schwein bekommt man die geringsten Abwehrreaktionen. Mittlerweile stellt man Insulin gentechnisch her, und dies nennt man dann ganz frech Humaninsulin. Das ist ein toller Begriff, und wer will da noch Insulin von Tieren? Der Begriff Human ist hier allerdings nicht im Ansatz berechtigt, abgesehen davon, daß man beim gentechnisch erzeugten Insulin die gleichen Aminosäurenketten erzeugt hat, wie sie im Menschen vorhanden sind. Damit verdienen dann Firmen wie z.B. Novo Nordisk ein ungeheures Geld.

Aber im Zusammenhang mit Diabetes wird kaum über die einfachen Mittel einer veränderten Ernährung gesprochen, sondern man schaut dem Phänomen der immer größeren Diabeteszahlen zu. Und hier sollte man den Mut haben, ganz offen über diese Thematik zu sprechen. Man macht sich zwar angreifbar, aber ich habe immer wieder im Leben erlebt, daß man dann, wenn man diesen Mut hat, auch geschützt ist. Angegriffen werden immer nur die Halbherzigen.

W.W.: In Deutschland werden bereits 20 % der Ausgaben der gesetzlichen Krankenversicherungen für die Behandlung des Diabetes und seiner Begleit- und Folgeerkrankungen aufgewendet. Die Ausgaben für die Behandlungen der Zuckerkrankheit und ihrer Folgen belaufen sich schon auf ca. 40 Milliarden.

V. Fintelmann: Sehen Sie – und diese Gewinne sind leicht zu erwirtschaften, weil man in bezug auf Insulin-Präparate kaum noch Forschung benötigt.

Schwangerschaftsdiabetes

W.W.: Was ist Schwangerschaftsdiabetes?

V. Fintelmann: Schwangerschaftsdiabetes hängt oft damit zusammen, daß der mütterliche Organismus durch eine Schwangerschaft extrem verändert wird. Immer mehr Frauen bekommen mit der Schwangerschaft Probleme, weil die Frau während der Schwangerschaft außerordentlich viel von ihrer eigenen Ich-Natur hergeben muß. Deswegen glaube ich, daß Schwangerschaftsdiabetes im Grundsatz bedeutet, daß sich die Mutter ich-mäßig stark zurückziehen muß, damit die Ich-Natur des Kindes in ihr eine ideale Brutstätte findet. Dabei gibt es nicht nur Schwangerschaftsdiabetes, sondern auch Schwangerschafts-Fettleber, Vergiftungen der Niere – alles Phänomene einer gewissen Ich-Entfremdung gegenüber dem eigenen Leib. Aber es geschieht aus der mütterlichen Haltung, daß das Kind ideal in der Mutter gedeihen soll und daß es nicht durch das fremde Ich, das Ich der Mutter, belastet werden soll.

W.W.: Aber wenn sich eine Mutter außerordentlich schlecht ernährt, viele Zucker aus der Ernährung während der Schwangerschaft aufnimmt, Softdrinks trinkt und ähnliches – wird dann der Diabetes gleich an das Kind übergeben, bzw. gebärt die Mutter dann gleich ein „vollgefressenes" Kind?

V. Fintelmann: Selbstverständlich, aber das wäre dann ganz klassisch der Diabetes Typ 2. Es können auch riesige Kinder geboren werden, auf jeden Fall Säuglinge, die für den Typ 2 prädestiniert sind.

Der Jugendliche Diabetes ist also eine Krankheit des Intellekts, der Altersdiabetes eine Krankheit des Willens. Beim Typ-1 ist das Zentralorgan die Bauchspeicheldrüse, beim Typ-2 ist das Zentralorgan die Leber. Deswegen hilft man dem Typ-2-Kranken eigentlich überhaupt nicht, wenn man ihm Insulin gibt, denn im allgemeinen mästet man ihn damit noch mehr. Eigentlich ist hier eine Willensschulung angesagt, z.B. eine vollkommen andere Ernährung, mitunter auch Fasten, ebenso körperliche Bewegung; auch Kunsttherapie ist sehr hilfreich. Man braucht beim Typ-2 also keineswegs von vornherein Arzneimittel, beim Typ-1 allerdings von vornherein. Beim Typ-1 spielt die Diät eine unterrangige Rolle. Ein Jugendlicher mit Jugendlichem Diabetes muß heute alles essen können, er muß eigentlich nur eine sehr sichere Strategie mit dem Insulin haben.

Insulinresistenz

W.W.: Was ist Insulinresistenz?

V. Fintelmann: Das ist ein interessantes Phänomen, denn hier kann man auch aus der Anthroposophie heraus erklären, daß das Ich selbst auf das künstliche Insulin nicht mehr reagiert. Es hat irgendwann entdeckt, daß es auf etwas hereingefallen ist, daß man ihm etwas vorgemacht hat. Eigentlich gibt es keine stoffliche Erklärung, warum ein Körper plötzlich aufhört, auf Insulin zu reagieren.

W.W.: Diese Gegenreaktion des Ich ist ja eigentlich eine gesunde Reaktion.

V. Fintelmann: Eigentlich ist es ein sehr schönes Zeichen, daß das Ich wieder erwacht ist. Und hier muß man den Menschen dann eine Lebens- und Ernährungsveränderung angedeihen lassen. Wir haben früher in der Klinik Menschen mit unserer Therapie – mit Hilfe von Phosphor und verschiedenen Bittersubstanzen, die auch das Ich herausfordern – zwar nicht geheilt, aber wir konnten sie von 80 Einheiten

Insulin, die sie täglich benötigten – damals wurde es noch in Einheiten gemessen –, auf 10 herabsenken. Das bedeutete zugleich, daß man wesentlich länger mit dem Insulin ohne eine aufkommende Insulinresistenz auskam. Therapie war also, dem Ich eine neue Möglichkeit zu geben. Insulinresistenz ist also eigentlich eine Verweigerung des Ich, mit diesem künstlichen Insulin zu arbeiten.

W.W.: Ist Insulin eine Art Ich-Krücke?

V. Fintelmann: Das natürliche Insulin ist ein Ich-Helfer. Künstliches Insulin ist im Grunde genommen eine Krücke. Eine Krücke ist aber durchaus etwas Gutes, denn jemand, der sich einen Fuß verknackst hat, nimmt eine gewisse Zeit auch eine Krücke zur Hilfe. Aber eine Krücke will man wieder loswerden. Wenn ich aber das Ich zwinge, fortwährend mit einer Krücke zu gehen, dann wird das Ich entweder abhängig – und dann braucht man immer mehr Insulin –, oder es verweigert sich, und dann kommt die Insulinresistenz. Künstliches Insulin ist immer nur eine Krücke. Und ein gesundes Ich will die Krücke wieder loswerden.

W.W.: Kann Insulin auch dick machen, also Körperfett aufbauen?

V. Fintelmann: Insulin ist ein sehr wichtiges Steuerungshormon und wird beim gesunden Menschen so ausgeschüttet, daß es dem Menschen über den Hunger signalisiert, daß der Organismus wieder Arbeit braucht. Dann ißt der Mensch wiederum. Ein Zuviel an Insulin kann aber auch bedeuten, daß zuviel gegessen wird, zu viele Zucker in den Organismus kommen und infolgedessen zuviel Insulin ausgeschüttet wird. Insofern kann man sagen, daß Insulin Adipositas prädestiniert bzw. unterstützt.

Aber Insulin hat auch immer seine Gegenspieler, z.B. das Glukagon. Glukagon signalisiert dem Insulin, daß die Ausschüttung eingeschränkt werden muß, und seine Hauptaufgabe ist die Erhöhung des Blutzuckerspiegels. Bei einer Insulinresistenz läßt sich das Insulin vom Glukagon nichts mehr zeigen.

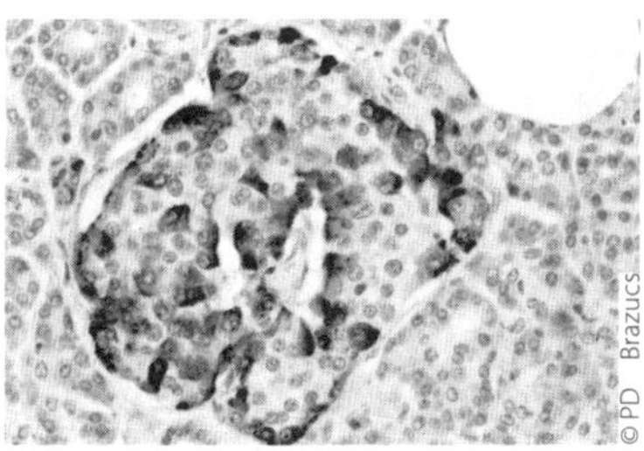

Produktion von Glucagon (dunkel) in den Langerhans-Inseln

Immer genau auf die Individualität des Menschen schauen

Wir sollten aber noch einmal darauf hinweisen, daß wir mit diesem Gespräch sehr deutlich in den Vordergrund stellen, daß die Hauptakteure nicht Glukagon oder Insulin sind, sondern daß die entscheidende Arbeit in diesen Zusammenhängen immer das Ich hat. Genauer gesagt handelt es sich immer um eine Ich-Störung, denn das eigentliche Ich ist selbstverständlich immer gesund. Deswegen muß man immer genau auf die Individualität des Menschen schauen, darauf, wo seine spezielle Störung liegt und welche individuelle Therapie er benötigt.

Wir benötigen keinen industriellen Fruchtzucker

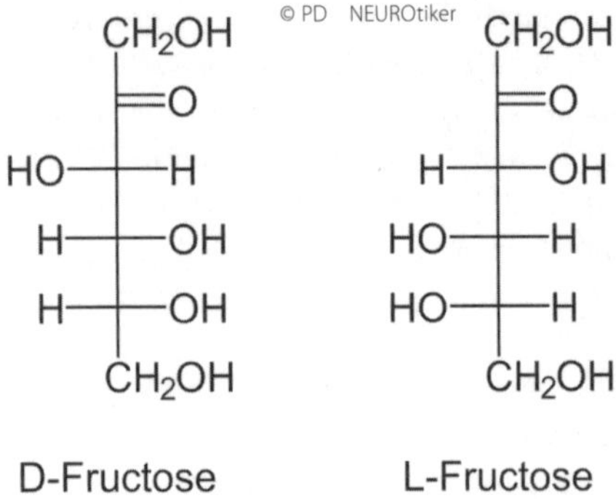

© PD NEUROtiker

Strukturformel Fruktose

W.W.: Es gibt immer mehr Menschen, die keinen Fruchtzucker mehr vertragen können und an Fruktosemalabsorption leiden. Sie leiden an einer mangelhaften Aufnahme von Fruchtzucker, und es führt dann auch häufig zur Intestinalen Fruktoseintoleranz, zur Fruchtzuckerunverträglichkeit. Was genau ist im Organismus eines Menschen los, der an Fruktosemalabsorption und an Intestinaler Fruktoseintoleranz leidet?

V. Fintelmann: Ich kenne noch die Zeiten, in denen die Theorie bestand, daß der einzige Zucker, den ein Diabetiker essen dürfe, der Fruchtzucker sei. Bei der Fruktosemalabsorption und der Fruchtzukkerunverträglichkeit kann nicht mehr genügend Fruchtzucker vom Dünndarm aufgenommen werden, und deswegen gelangt Fruktose auch in den Dickdarm, was zu Stoffwechselproblemen führt.

Die natürliche Fruktose kommt im Obst vor, aber die Aufnahme dieses Fruchtzuckers ist nicht so gefährlich, weil die Ballaststoffe im Obst die Wirkung des Fruchtzuckers ausgleichen. Der industrielle Fruchtzucker, der immer mehr in den Nahrungsmitteln enthalten ist, schafft die eigentlichen Probleme, denn Fruktose schmeckt fast doppelt so süß wie Glukose und wird deswegen oft als Süßstoff in Softdrinks und anderen Süßigkeiten verwendet. Immer mehr Menschen nehmen deswegen immer mehr industrielle Fruktose zu sich. Schon die geringe Menge von 25 g Fruktose täglich führt bei sehr vielen Menschen zur Fruktosemalabsorption.

Ein Großteil der aufgenommenen Fruktose wird auch in der Leber gespalten und anschließend in Fett oder auch in Glukose verwandelt, so daß ein Übermaß an Fruktose mit Sicherheit für das Übergewicht der Menschen anteilig verantwortlich ist. Fruktose löst allerdings keinen Insulin-Anstieg aus, und das ist der Grund, warum man den Diabetikern früher Fruchtzucker empfahl. Ich bin davon überzeugt, daß die Zufuhr von künstlichem Fruchtzucker genauso schädlich ist wie die Zufuhr von künstlicher Glukose.

Im normalen Haushaltszucker haben wir ja beides. Da der normale industriell hergestellte Haushaltszucker aber etwa nur zur Hälfte Fruchtzucker enthält, wird bei der Zufuhr von industriell hergestelltem Fruchtzucker der Effekt rein rechnerisch sogar verdoppelt. Deswegen ist industrieller Fruchtzucker meiner Ansicht nach ein Stoff, den wir überhaupt nicht benötigen. Denn der natürliche Fruchtzucker im Obst reicht für die Ernährung vollständig.

Industrieller Fruchtzucker ist ein Stoff, der ganz stark Ablagerungsprozesse involviert. Das ist ein ungeheuer tragischer Zusammenhang, weil man sehr lange geglaubt hat, daß der Fruchtzucker so unglaublich gesund sei. Ganz viele Menschen haben auf Fruchtzucker umgestellt, in der Vorstellung, sich gesund zu ernähren, wenn sie Diätprodukte zu sich nehmen. Dort, wo der Fruchtzucker natürlich vorkommt, also z.B. im Pfirsich oder bei anderen Obstsorten, ist er auch wirklich gesund. Das ist der tragische Zusammenhang bzw. der verführerische. Mit diesem industriellen Fruchtzucker kann das Ich überhaupt nichts anfangen.

Und die Fruktoseintoleranz ist eine Krankheit, von der man aus der Anthroposophie heraus sagen kann, daß das Ich diese Zufuhr von industriell hergestelltem Fruchtzucker entdeckt hat und sich dagegen wehrt. Eigentlich ist das Ich aufgewacht, und man sollte ihm die Kraft geben, zu helfen, daß die geschwächte Verdauung wieder gestärkt wird, und dem betreffenden Menschen nicht sagen, daß er lebenslang dies und jenes nicht mehr essen dürfe. Oft wird diese Intestinale Fruktoseintoleranz als ein lebenslanger Prozeß betrachtet, die Menschen werden in eine ungeheure Einseitigkeit getrieben, weil sie fast nichts mehr essen können.

W.W.: Wie kann man hier helfen?

V. Fintelmann: Es gibt ein sehr altes und sehr gutes Mittel, welches Enzynorm heißt; es besteht aus Pepsin und aus Salzsäure in einer organischen Form. Und damit wird sehr stark das Gastrin angeregt, also das Hormon, welches eigentlich alle Stoffwechselvorgänge steuert. Also z.B. auch die Insulinsekretion. Damit wird dem Magen wieder die Möglichkeit gegeben, zu entdecken, wo die Verdauungsschwäche liegt. Kombinieren kann man dieses Mittel noch mit bestimmten Bitterstoffen, z.B. der Wegwarte, vielleicht auch mit der Nelkenwurz (Geum urbanum) oder dem gelben Enzian – dann kann die Verdauung so gestützt werden, daß die Schwäche wieder aufgehoben wird. Auf diese Weise habe ich sehr viele Menschen erfolgreich behandeln können.

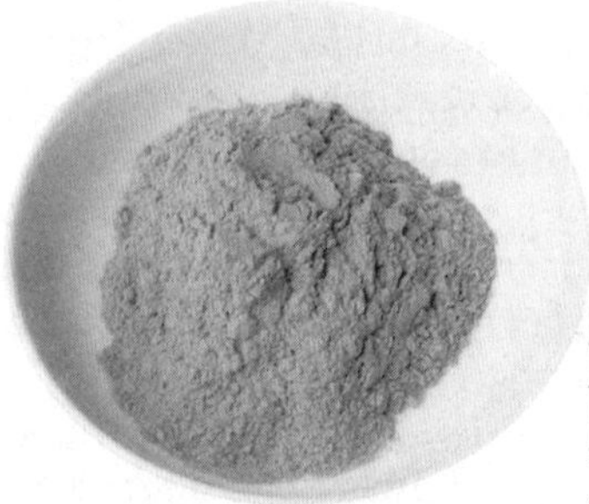

© PD Morn the Gorn

Es gibt noch ein weiteres Element, was man in diesem Zusammenhang geben kann, nämlich ein Kieselsäurepräparat, also z.B. das alte Mittel Heilerde. Heilerde ist fast nichts anderes als eine reine Kieselsubstanz, sozusagen ein reiner Sand. Durch die Heilerde lernt das Ich wiederum die Grenzziehung. Der Darm ist die unglaubliche Grenze gegen alles, was von außen kommt, und mit der Heilerde kann man verhindern, daß die synthetische Fruktose die Darmwand berührt oder in den Darm eindringt. Auch dahinter verbirgt sich die Ich-Funktion der Grenzbildung.

W.W.: Das Konsumieren von industrieller Fruktose in der künstlichen Nahrung kann auch zum Metabolischen Syndrom führen. Was genau ist das?

V. Fintelmann: Von der Schulmedizin wird es Syndrom genannt, weil sich verschiedene Symptome kombinieren, also vor allem Fettsucht und Bluthochdruck, zu hohe Blutfettwerte, Insulinresistenz und Diabetes Typ 2. Ich glaube, daß dies ein wirkliches Krankheitsbild und kein Syndrom ist. Es handelt sich m.E. nicht unbedingt nur um den Zusammenbruch des Stoffwechselsystems, sondern um ein unglaublich träge gewordenes Stoffwechselsystem, in dem dessen Vorgänge vielleicht dreimal so lange dauern. Auf diese Weise entstehen Staus, die auf längere Zeit nicht mehr einholbar sind. Es ist also eine Art extreme Verlangsamung des Stoffwechsels.

Zuckerersatzstoffe gaukeln eine Parallelwelt vor

W.W.: Wie schätzen Sie Zuckerersatzstoffe ein, also z.B. modifizierte Stärke, Aspartam – einen Stoff, den man in Cola Light, im Red Bull zuckerfrei, in Ricola-Bonbons, im Wrigley's-Kaugummi und in mindestens 9000 weiteren Produkten findet?

V. Fintelmann: Hier bin ich kein Fachmann, aber allgemein kann man sagen, daß Zuckerersatzstoffe wirklich sehr gefährlich sind, daß sie keinesfalls tolerabel sind, und zwar vor allem deswegen, weil das Ich durch sie getäuscht wird, denn das Ich erlebt eine Süße, welche der Süße, die das Ich erleben will, keineswegs entspricht.

Wenn man unter Menschen permanent jemanden täuscht, dann ist dieser andere irgendwann enttäuscht. Dadurch werden diese Stoffe mehr und mehr zum Gift. Gift ist etwas, was gegen das Ich gerichtet ist und durch das das Ich an eine Grenze gelangt, welche es überwinden kann oder nicht.

Zuckerersatzstoffe sind allein schon vom logischen Konzept her ein Unding. Außerdem sind sie sehr häufig krebsfördernd. Wenn die armen Menschen, die aufgrund ihrer Figur keinen Zucker mehr essen und statt dessen z.B. zuckerfreies Kaugummi mit Sorbit kauen oder die Saccharin-Pillen in den Tee geben, wüßten, daß sie ihrer Gesundheit sehr viel mehr schaden als ohne diese Ersatzstoffe, dann würden sie es sehr schnell lassen. Ich persönlich habe nie auf meine zwei Stück Zucker im Espresso verzichtet und bin immer noch ein ziemlich gesunder Mensch in einem bereits recht hohen Alter.

W.W.: Durch die Zuckerersatzstoffe entsteht also eine Parallelwelt von Stoffen, die dem Organismus bzw. dem Ich etwas vorgaukeln, bis das Ich abstoßend darauf reagiert.

V. Fintelmann: Dieses Vorgaukeln ist exakt die richtige Beschreibung, man könnte auch von einer Illusion sprechen. Es wird eine Süße vorgegaukelt, die keine natürliche Süße ist; noch weniger als Industriezucker. Dadurch wird das Ich nicht befriedet. An dieser Art von verfremdeter Süße hat das Ich keinerlei Vergnügen. Am Zucker will das Ich durchaus ein gewisses Vergnügen haben.

Zur Lebenslust gehört die Süße

Wir sprachen vorhin davon, daß das Ich durch den Zucker Interesse am Leib bekommt, aber durch die Zuckerersatzstoffe wird ihm ein falsches Interesse vermittelt, bzw. es verliert das Interesse. Ein gesundes Ich braucht Lebenslust, und deswegen ist die Askese auch ein Irrweg. Und zu dieser Lebenslust gehört auch die Süße. Ich bin ein unglaublicher Dessert-Mensch, und meine Frau amüsiert sich immer, daß ich in der Speisekarte schon immer die Desserts studiere, während alle anderen noch die Hauptspeisen aussuchen. Süß ist also ein elementarer

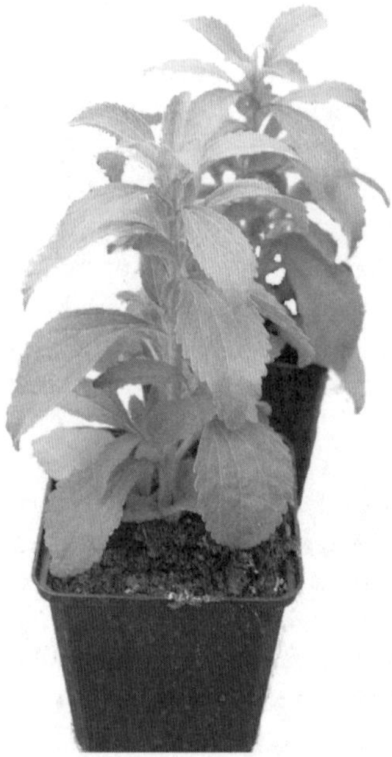

Bestandteil eines gesunden Ich-Lebens, allerdings nur in einem gesunden Maß. Und es muß eine Süße sein, welche das Ich auch wirklich mag. Und Sorbit mag das Ich überhaupt nicht.

W.W.: Wie stehen Sie zur Stevia-Pflanze bzw. zu dem weißen Pulver, welches von vielen als Alternative gepriesen wird?

V. Fintelmann: Die Pflanze selbst ist sicherlich unbedenklich, aber man hat gemerkt, daß die Pflanze selbst nicht die grandioseste Süße bringt. Also hat man diesen Stoff synthetisch hergestellt, oft auch aus gentechnisch veränderten Pflanzen. Auch dadurch kommt ein scheinbarer Süßegeschmack auf. Von dieser Süße halte ich auch nichts.

Es gibt aber einen alternativen süßen Stoff, den viele Menschen vergessen haben, und das ist der Honig. Einen medizinischen Tee, der ein wenig Süße haben darf, habe ich immer mit Honig süßen lassen, nie mit Zucker, schon gar nicht mit Zuckerersatzstoffen. Die Honigsüße ist eine Süße, die dem Ich außerordentlich schmeichelt, allerdings eher bei den älteren Menschen. Jenseits des 40. Lebensjahres sollte die Süße des Honigs immer bedeutender werden. Bei Kindern sollte man da eher etwas vorsichtiger sein. Honig ist mehr die Nahrung des älteren Menschen. Auch Obst-Dicksäfte sind sehr geeignet, wenn es natürliche sind.

Fluor

Aber die meisten künstlichen Konzentrate sind nichts weiter als ein Betrug. Und die gesüßten Getränke, auch die Tees für die Kinder, die es früher gab – das war im Grunde schon etwas Kriminelles. Ohnehin ist es ein grandioses Ablenkungsmanöver, die gesamte Problematik Zucker nur auf Karies zu reduzieren und Karies dann auch noch rein äußerlich mit Fluor entgegenzutreten.

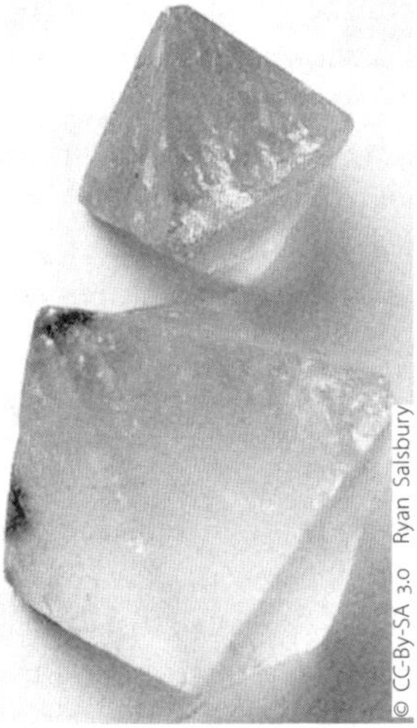

Fluoritkristalle

W.W.: Wie wirkt Fluor auf den Menschen?

V. Fintelmann: Darüber hat Steiner interessanterweise zu den Ärzten gesprochen. Er hat Fluor so beschrieben, daß Fluor etwas ist, was das Ich zur Ausbildung des Intellekts benötigt. So gesehen verstärkt man mit Fluor in dem in diesem Interview besprochenen Sinn eigentlich die Tendenz zum Diabetes Typ 1. Und wenn man das Trinkwasser mit Fluor versetzt, so ist das wirklich schlimm. In vielen Ländern in Südamerika, aber auch in den USA und in Irland, gibt es dieses fluoridierte Trinkwasser. In Deutschland wurde es mehrfach versucht, wurde aber Gott sei Dank abgelehnt.

Hier steckt also die Tücke im gesamten System. Statt daß man lernt, was man richtig machen muß, macht man das Falsche weiter und gibt dagegen wiederum ein Gegenmittel, was das Ganze aber noch falscher macht. In dieser jetzt besprochenen Welt mit diesen tückischen Systemen und Interessen waltet eine unglaubliche Intelligenz.

Zucker bei Rudolf Steiner

W.W.: Rudolf Steiner benutzt oft den Begriff Zucker ganz allgemein. Welchen Zucker meint er damit?

V. Fintelmann: Das ist schwierig. Wenn er positiv über den Zucker spricht, meint er eindeutig den Traubenzucker bzw. die Glukose; wenn er negativ über den Zucker spricht und auch eine gesteigerte Ausbildung des Intellekts am Zuckerkonsum festmacht, dann meint er den industriell hergestellten Zucker. Hier muß man sehr wach sein, weil er, wie jeder normale Mensch auch, Zucker als einen allgemeinen Oberbegriff benutzt und nicht jedesmal über den natürlichen Traubenzucker, die Glukose, den industriell hergestellten Zucker, Fruktose oder was auch immer spricht.

Es ist ja auch interessant, wie unterschiedlich der Zuckerkonsum im letzten Jahrhundert in den einzelnen Ländern war, also wieviel mehr Zucker z.B. in Großbritannien und den USA konsumiert wurde, wie wenig dagegen in den asiatischen Ländern. Heute ist das natürlich ganz anders verteilt. Trotzdem wird wahrscheinlich immer noch in den USA am meisten Zucker konsumiert. So gesehen spricht Steiner auch über diesen einseitigen Intellekt negativ, weil dieser immer auf dem Egoismus aufbaut, nicht aber auf dem Ich, welches auch alle anderen Wesen miteinbezieht und welches den Altruismus in sich trägt. Eigentlich gibt es kein gesundes Ich, welches nicht immer auch ein anderes Ich sucht.

Raffinierte Techniken gegen das Ich

Heute aber leben wir einerseits in einer Welt der Egoisten, andererseits schon fast mehr in einer Welt der Autisten. Der einzelne Mensch wird immer mehr zu einem Autisten und bildet eine Welt für sich, oft gepaart mit einer erstaunlichen Rücksichtslosigkeit gegenüber anderen. Und mit dieser Welt verbindet sich die Welt des Intellekts. So hat Steiner früher auch in bezug auf die Verbindung zwischen Zucker und Egoismus gesprochen, mit einem Blick in die heutige Zeit. Er wußte, daß der industrielle Zucker zu einer Substanz werden wird, mit der man auch das Menschen-Ich bekämpfen kann. Der äußerliche Krieg in immer mehr Ländern ist entsetzlich genug, aber es gibt auch eine Welt des inneren Krieges bei immer mehr Menschen, die aber gar nicht Krieg genannt wird. Ich denke hier z.B. auch an den Krieg der Industrie gegen den Menschen, den Krieg des Finanzwesens gegen den Menschen, an den Krieg von immer raffinierteren Techniken gegen das Ich. Der äußere Krieg ist leicht zu erkennen, den inneren Krieg durchschauen die Menschen häufig nicht, also z.B. die Einbindung von immer mehr Menschen, von immer mehr Zeit dieser Menschen in die gesamte virtuelle Welt; bis zur möglichen Steuerung ihres eigenen Körper- und Seelenlebens durch die Medien bzw. durch implantierte Chips. Jacques Lusseyran hat geradezu prophetisch von einer Verschmutzung des Ich gesprochen. (*Gegen die Verschmutzung des Ich,* Stuttgart 1972)

Gesundheitsbewußtsein in der Schule

W.W.: Eigentlich müßte man in den Schulen für alle die hier besprochenen Zusammenhänge ein Bewußtsein entwickeln, denn die gesamten Zusammenhänge von der falschen Ernährung bis zu den angesprochenen Ich-Fragen durchschaut ja kaum jemand.

V. Fintelmann: Auf jeden Fall. Ich halte die Idee von einer Patientenakademie, beginnend im Kindergartenalter, in der Kinder und Eltern zusammen eine Ausbildung bekommen, für absolut notwendig. Einige Ärzte und ich waren uns früher im Klinikzusammenhang klar, daß ab der 3. oder 4. Schulklasse eine nähere Schulung stattfinden müßte. Und wenn man das richtig angeht, beginnen die Kinder in diesem Alter auch schon eigene Verantwortung zu übernehmen. Natürlich braucht der Erwachsene auch eine Schulung, aber eigentlich ist es beim Erwachsenen schon zu spät. Deswegen ist das Bewußtsein für eine gesunde Ernährung eigentlich ein pädagogisches Problem.

Krebszellen lieben Zucker

W.W.: Was bewirkt Zuckergenuß, wenn man Krebs hat?

V. Fintelmann: Krebs hat einen anaeroben Stoffwechsel, also einen Stoffwechsel in einem sauerstofffreien Lebensraum. Auch Zucker kann ohne Sauerstoffzutritt verstoffwechselt werden. Insofern ist für die Krebszelle, für die Krebsgeschwulst, der Zucker der ideale Nährboden. Die Krebszelle kann Zucker verdauen.

W.W.: Krebszellen lieben also Zucker?

V. Fintelmann: So kann man es ausdrücken.

W.W.: Sehen Sie auch eine Beziehung zwischen ADHS und Zuckerkonsum?

V. Fintelmann: Auf jeden Fall, denn bei diesen Kindern findet man eine auffällige Nervosität. Bei der Nervosität greift das Ich nicht genügend in die Lebenskräfte hinein, und das entspricht dem Phänomen des künstlichen Zuckers. Insofern, ohne hier Fachmann zu sein, sehe ich einen starken Zusammenhang zwischen der Überzuckerung der Gesellschaft und dem immer stärker auftretenden Phänomen von ADHS bei immer mehr Kindern und Jugendlichen. Eigentlich müßte man diese Kinder nicht mit Ritalin, sondern mit einer umgestellten Ernährung behandeln.

Supermärkte als eine Art wirtschaftlicher Bauchspeicheldrüse

W.W.: Vielleicht sagen Sie noch abschließend ein Wort zu dem Verkaufstrick der vielen Diätprodukte ohne Fett, die aber mit Zucker angereichert sind.

V. Fintelmann: Das ist aus meiner Sicht ein vollkommen unsinniger Weg, der aber vollkommen von der Wirtschaft und dem Marketing gesteuert ist und der die Gutgläubigkeit der Menschen ausnutzt, aber in eine völlig falsche Richtung geht. Man kann sich gar nicht gesünder ernähren, als daß man sich natürlich ernährt. Dazu braucht man nicht die immer billiger werdenden Waren in den Supermärkten, denn zur Nahrung gehört immer auch der Qualitätsbegriff. Oft wird über die Demeter-Kost so gesprochen, daß sie viel zu teuer ist. Dann antworte ich meist, daß dies nur vordergründig so ist, denn von einer wirklich gesunden Kost braucht man eigentlich nur die Hälfte zu essen. Demeter-Kost sättigt viel schneller. Aber durch all die verschiedenen industriellen Zuckerstoffe in der Nahrung wird nur Insulin im Körper ausgeschüttet, es entsteht Hunger, man ißt dann wieder mehr – mit den Folgen der Dickleibigkeit und des Diabetes. Das ist wirklich ein toller Trick! So räumt man die Regale in den Kaufhäusern. Supermärkte sind sozusagen eine Art wirtschaftlicher Bauchspeicheldrüse.

Der weiße Schuß
Pädagogische Aspekte eines Suchtstoffes
Interview mit Dr. Wolfgang Schulze

von Matthias Klaußner

Wolfgang Schulze; *geb. 1953. Studium der Tiermedizin Uni München und Tierärztliche Hochschule Hannover, Promotion an der Tierärztlichen Hochschule Hannover, Postgraduierten-Studium am Lehrerseminar für Waldorfpädagogik Kassel.*

Tierärztliche Tätigkeit Stadt Kassel, kurative tierärztliche Tätigkeit in Selbständigkeit, Unterrichtstätigkeit an verschieden Freien Waldorfschulen in Deutschland, Österreich und Liechtenstein. Jährliche Gastepochen an der Freien Waldorfschule Kassel. Seit 2004 wissenschaftlicher Beirat der Pädagogischen Forschungsstelle beim Bund der Freien Waldorfschulen und seit 2008 Lehrbeauftragter der Alanus Hochschule, Dozent am Lehrerseminar für Waldorfpädagogik Kassel.

Mitbegründer und 1. Vorsitzender der Int. Tierärztlichen Gesellschaft für Anthroposophische Tiermedizin (IGAT). Seit 2001 Mitglied der Kommission F beim Bundesamt für Verbraucherschutz und Lebensmittelsicherheit (BVL) Bereich Anthroposophische Tierarzneimittel.

„Schüler setzt seinem Leben mit Überdosis Zucker ein Ende"

Die Überschrift ist übertrieben? Mehr noch, erfunden? Richtig! Ein Trick, um Sie gemäß dem journalistischen Grundsatz „Only bad news are good news" zu ködern. Nun, immerhin, Sie haben angebissen, wie man so sagt. Ich habe Sie manipuliert und bitte an dieser Stelle um Entschuldigung. Meine Absicht war, Ihnen dadurch etwas zu veranschaulichen.

Wie ist es im Falle unserer Nahrungsmittel? Wissen Sie, wann Nahrungsmittel manipuliert sind? Entscheiden Sie selbst, ob Sie zum Beispiel Zucker essen oder nicht? Wissen Sie überhaupt, wo Zucker enthalten ist – vor allem wieviel und welche Art von Zucker?

Haben Sie eine Vorstellung davon, woher der Zucker kommt, wie die Lebensbedingungen auf den Zuckerplantagen sind, wie er wirkt und was geschieht, wenn Sie auf ihn verzichten? Hat man Ihnen das in der Schule vermittelt? Nein? Warum nicht? Die Schule soll uns doch auf das Leben vorbereiten. Oder nicht?

Noch ist kein Schüler an einer Überdosis Zucker gestorben, zumindest nicht an einer einmaligen. Das hoffen wir mal, aber könnte das nicht irgendwann Realität sein? Die harmlose Variante: Eine Spritze voll Traubenzuckerlösung, um die Konzentrationsfähigkeit zu steigern? Wie praktisch!? Nach dem Motto: *„Ich drücke mir die Nadel rein, denn ich will wieder Bester sein!“*

Noch muß niemand zur Spritze greifen, wenn er Zucker braucht, noch genügen Traubenzuckerbonbons oder auch Coca Cola, Mars, Snickers, Twix, Knuspermüsli, Cornflakes, Erdnußcreme, Nutella, Apfelschorle, Eistee, Mulitvitaminsaft, Smarties ... Zum Glück geht der Zucker direkt vom Darm ins Blut, und das geht schneller, als man denken kann. Mit Zucker kann man wirklich – kurzfristig – schneller denken!!!

Aber die meisten von uns sind ohnehin schon süchtig! Moment mal: süchtig? Auf Droge? Ich doch nicht! So werden auch Sie vermutlich diesen Vorwurf einer allgemeinen Abhängigkeit von sich weisen. Vielleicht stimmt es ja, und gerade Sie sind nicht süchtig, da Sie nie industriell zugefügten oder gefertigten Zucker zu sich nehmen.

Zwei Experimente

Machen wir doch ein Experiment: Verzichten Sie einfach mal drei Tage auf Zucker: auf jeglichen Zucker! Auf sämtliche gesüßten Nahrungsmittel, den weißen Haushaltszucker, den braunen Rohrohrzucker, auf Fruchtzucker in Marmelade und Zuckerersatzstoffe.

Gut, ich schlage eine Ausnahme vor, denn Sie sollen ja nicht nach den drei Tagen schwere Gedächtnisstörungen oder einen Schwächeanfall erleiden: Sie dürfen Stärkehaltiges zu sich nehmen. Mais, Korn, Kartoffeln. Die Stärke ist ein Mehrfachzucker, und unser Körper macht daraus Einfachzucker, wir verstoffwechseln die Stärke aktiv, wir gewinnen daraus Energie, und das ist erst einmal eine vorteilhafte, sogar lebensnotwendige Sache. Das klingt jetzt schon ziemlich wissenschaftlich, meinen Sie? Es soll praktischer, anschaulicher werden? Verzichten Sie jetzt erst einmal drei Tage auf Zucker. Das, was Sie dabei erleben, ist schon sehr anschaulich!

Aber gut, hier ein konkretes Experiment, direkt zum Ausprobieren:

Kauen Sie einmal zwei Minuten auf Haferflocken oder Getreidekörnern herum. Was schmecken Sie? Süße? Tatsächlich? Warum? Das klärt sich später.

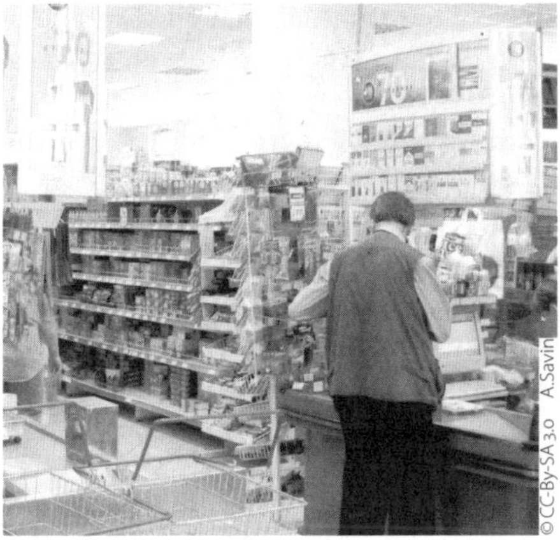

Nun schauen wir uns einmal an, wie die Regale im Supermarkt aufgestellt sind. Wo finden wir Süßigkeiten, wo finden wir Getreideprodukte, wo Eiweiß, und was finden wir an der Kasse? Neben Zigaretten, Alkohol und Kaugummi sehen wir an der Kasse Mars, Überraschungseier, Snickers; gut – auch Batterien, aber um die geht es hier nicht.

Schließen Sie jetzt einmal die Augen und denken Sie an Kinder an einer Supermarktkasse und ihre Eltern, die ... Mehr muß an dieser Stelle gar nicht gesagt werden.

Zucker in den Lehrplänen

Wenn Zucker ein Suchtstoff ist, so daß die Gier danach der insbesondere bei Kindern zu unkontrollierbaren Tobsuchtsanfällen führen kann, müßte man ihn dann nicht als Schwerpunkt in der Drogenberatung, vor allem in der Schule behandeln? Zumindest müßten junge Menschen doch irgendwann mit dem Thema in Berührung gebracht werden. Aber wie und wann wird das Thema Zucker und die damit verbundene Problematik eigentlich an Schülerinnen und Schüler herangebracht?

Der staatliche Lehrplan *„Chemie für Gymnasium im Land Sachsen"* veranschlagt *„Zucker"* bereits in der 7. Klasse – hierbei muß jedoch ein großes ABER erfolgen, denn es sollen laut Lehrplan *„Stoffe aus dem Alltagsbereich des Schülers"* wie Kochsalz, Zucker, Wasser, Eisen, Spiritus eine Rolle spielen.[1] Diese sind jedoch nur als Vorschläge zu verstehen. Obligatorisch kommen sie nicht vor. Die Lehrkraft könnte also auch Mehl, Seife und Fett wählen. Inwieweit Eisen und Spiritus im Alltag eines Schülers vorkommen, wird im Lehrplan nicht erläutert.

---

1 Sächsisches Staatsministerium für Kultus und Sport (Hrsg.): *Lehrplan Chemie für Gymnasium im Land Sachsen* 2004-2011; S.7

Obligatorisch soll Wissen über Stoffeigenschaften zur Einteilung der Stoffe erworben werden.[2] In der Jahrgangsstufe 10 werden dann zumindest Kohlenhydrate thematisiert.[3]

Eine Auseinandersetzung mit Zucker, seiner Herstellung sowie seinen potentiellen Gefahren erfahren Gymnasiasten und Gymnasiastinnen im Chemieunterricht nicht! Das ist umso erstaunlicher, als z.B. im sächsischen gymnasialen Lehrplan dem Grundsatz nach veranschlagt ist, daß die Schüler eine *„... vertiefte Reflexions- und Diskursfähigkeit [erlangen], um ihr Leben selbstbestimmt und verantwortlich zu führen. Sie lernen, Positionen, Lösungen und Lösungswege kritisch zu hinterfragen. Sie erwerben die Fähigkeit, differenziert Stellung zu beziehen und die eigene Meinung sachgerecht zu begründen."*[4]

In Nordrhein-Westfalen weist der Lehrplan das Thema Zucker lediglich als *„Vom Traubenzucker zu Alkohol"* bis zum Ende der 9. Jahrgangsstufe aus.[5]

Im Fach Biologie kommt Zucker immerhin als Thema vor, hier unter der Überschrift *„Nicht zuviel und nicht zuwenig: Zucker im Blut"* in der 5. und 6. Jahrgangsstufe[6] sowie als Energieträger, als Glukose bei der Photosynthese.[7]

Aber daß Zucker ein Suchtstoff ist und als solcher thematisiert werden sollte, steht in keinem der (genannten) Lehrpläne. Und auch wenn er nicht die unmittelbar sichtbaren und verheerenden Auswirkungen hat wie Crystal Meth oder Heroin, so kann er den menschlichen Organismus nachhaltig schädigen. Diabetes, Herz-Kreislauf-Erkrankungen und Krebs sind nur einige bekannte Beispiele.

Wolfgang Schulze unterrichtet am Kasseler Lehrerseminar Mittelstufenchemie und Biologie und gibt an der Waldorfschule Kassel Mittelstufenepochen in Chemie und Biologie. Er beschäftigt sich, seine Schüler und Schülerinnen sowie seine Studierenden seit Jahren auch mit dem Thema Zucker. Dabei versucht er auch, die damit verbundene Problematik zu veranschaulichen. Hierzu berücksichtigt er den Entwicklungsstand der Schüler, denn es ist ein Unterschied, ob

---

2 ebd.

3 ebd. S.20

4 ebd. S. IX

5 Ministerium für Schule und Weiterbildung des Landes NRW (Hrsg.): *Kernlehrplan für das Gymnasium, Chemie, Sekundarstufe I*; S.34

6 Ministerium für Schule und Weiterbildung des Landes NRW (Hrsg.): Kernlehrplan für das Gymnasium, Biologie, Sekundarstufe I; S.37

7 ebd. S.28

Schülerinnen der 8. oder der 11. Klasse die Zusammenhänge erfassen sollen.

Für alle Altersstufen sucht er folglich gleichermaßen nach passenden, konkret erfahrbaren Beispielen, um generell das Bewußtsein für das, was wir über die Nahrung zu uns nehmen, zu entwickeln und zu schärfen.

Das folgende Interview soll einen Einblick in die pädagogischen Zusammenhänge und Möglichkeiten hinsichtlich des Themas Zucker geben.

Matthias Klaußner: Was ist Zucker?

Wolfgang Schulze: Zucker ist süß. Und damit beginnt schon das Dilemma, weil ja eigentlich alle Menschen Süßes mögen, deswegen mögen alle auch gern Zucker. Damit haben wir dann fast schon ein Drama. Man könnte sagen, wir unterliegen alle einem Programm, das dazu dient, uns süchtig zu machen. Folglich ist „Zucker" ein heikles Thema, denn wir nehmen mit dem Zucker etwas zu uns, ohne großartig darüber nachzudenken; ohne sich mit der Frage auseinanderzusetzen, wann ich ihn zu mir nehme und was dabei mit mir passiert.

M.K.: Denken Sie bei Zucker zuallererst an die Suchtgefahr, oder haben Sie auch eine unbefangenere Einstellung zum Zucker?

W. Schulze: Wenn man sich so lange wie ich mit dem Thema beschäftigt, dann sieht man vor allem, welche Probleme der Zucker verursacht und daß er wirklich ein Suchtstoff ist. Aber als Naturwissenschaftler denke ich natürlich auch daran, daß Zucker ein Kohlenhydrat ist.

Zucker im Chemieunterricht der Waldorfschule

M.K.: Wenn man bedenkt, daß dieser Stoff fast unsere gesamte Nahrung durchzieht, wird es um so wichtiger, die Zusammenhänge und Gefahren mit dem Zucker den Kindern frühzeitig zu vermitteln. An der Waldorfschule spielt der Zucker im Chemieunterricht der 8. Klasse eine zentrale Rolle. Aber warum im Chemieunterricht, und warum erst zu diesem Zeitpunkt?

W. Schulze: Für den Chemieunterricht hat sich das aus den Lehrplanangaben von Rudolf Steiner ergeben; allerdings wird da die Problematik der Zuckers nicht explizit erwähnt – es sollen, ganz allgemein, Stoffe angeschaut werden, die in der Natur vorkommen (Zucker, Eiweiß, Stärke, Fett usw., Anm. M.K.). Zucker kann auch bereits im Rahmen der Ernährungs- und Gesundheitslehre in der 7. Klasse eine Rolle spielen.

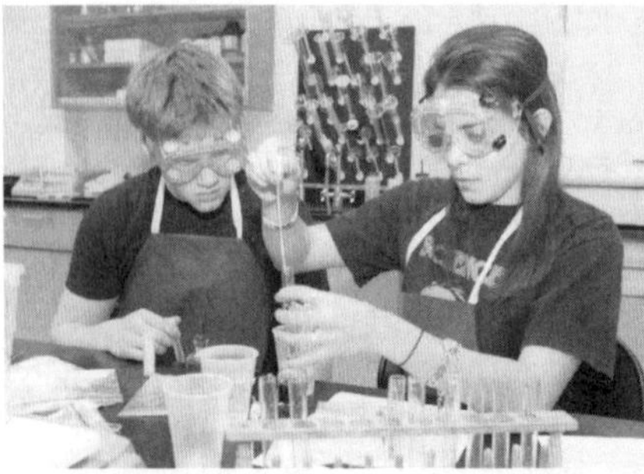
© PD NASA JSC Features

Hier sieht man sich Zukker, Eiweiß, Stärke und Fett anfänglich an, aber eher auf einer äußerlichen Ebene.

Im Chemieunterricht bietet sich Zucker an, weil dieser ein Stoff ist, der in feinen Spuren überall in der Natur vorkommt. Und den Zucker nehme ich mir nun heraus und schaue mir an, welche Wirkung er auf den gesamten Menschen hat. Mit Fetten und Eiweißen verhält es sich ebenso. Man betrachtet also die „großen" Auswirkungen dieser „kleinen" Stoffe auf den Organismus. Und der Zucker ist ein exemplarisches Beispiel für einen solchen Stoff.

Jetzt wird es *richtig* süß

M.K.: Wenn Zucker überall in der Natur vorkommt und alles durchzieht, dann ist doch schwer vorstellbar, daß er ein Suchtstoff ist. Wie kommt es eigentlich dazu?

W. Schulze: Das ist jetzt der nächste Punkt. Jeder Mensch hat in seinem Blut den Blutzucker, die Glukose. Glukose finden Sie auch in den Früchten – Weintrauben, Kirschen, Erdbeeren usw. –, und zwar in einem Gemisch mit anderen Zuckern wie z.B. Traubenzucker und Fruchtzucker. Zucker im Naturzusammenhang ist immer in etwas Wäßrigem gelöst und fließt durch alles hindurch. Letztlich fließt er auch durch die Pflanzen hindurch, indem er dort als Glukose, als Energieträger gebraucht wird. Damit sind seine Konzentration und auch seine Süße, die wir z.B. bei industriell hergestelltem Zucker schmecken, erst einmal nicht in der dortigen Form vorhanden.

Wenn man früher nach etwas Süßem verlangte, dann war das nur durch den Honig bzw. durch das Obst möglich. Das Zuckergemisch der Pflanze wird durch die Bienen in den Waben angereichert, die Imker schleudern es ab, und dann nehmen wir das als Honig zu uns. Aber das waren früher, im Gegensatz zu heute, sehr geringe Mengen. Man findet deshalb den Honig in historischen Rezeptbüchern des Mittelalters auch als Heilmittel. Das hängt wiederum mit der stärkenden, kräftigenden Wirkung des Zuckers zusammen.

Heute stellen wir Zucker u.a. in großen Mengen aus Zuckerrohr und Zuckerrübe her, so daß er überall verfügbar ist. Und damit bekommt die Süße einen vollständig anderen Charakter – jetzt wird es *richtig* süß!

Aufweckende Wirkung

M.K.: Heißt das, daß der natürliche Zucker zweckentfremdet ist?

W. Schulze: Jein. Der Zucker macht natürlich etwas mit den Menschen. Säugetiere wie Menschen haben Zucker in der Milch, den Milchzucker, und er hat an dieser Stelle eine bestimmte Funktion: Es ist der Stoff, der schnell und konzentriert – weil er in der Milch im Flüssigen ist – Energie bereitstellt.

Wenn wir müde und erschöpft sind und Zucker zu uns nehmen, z.B. Traubenzucker oder irgend etwas anderes Süßes, dann hat das auf uns eine aufweckende Wirkung. In einem solchen Moment komme ich wieder zu mir, ich bin dann wieder anwesend. Insofern hat der Zucker schon einen Sinn, auch bezüglich dieser aufweckenden Wirkung. Auf der anderen Seite ist überlastet man seinen Stoffwechsel, wenn der Zucker immer verfügbar ist. Dann hat er nicht mehr diese aufbauende, aufweckende Wirkung.

Abschied vom Familieneßtisch

M.K.: Richten wir den Fokus auf den Chemieunterricht der Waldorfschule und darauf, wie junge Menschen sich mit dem Thema Zucker auseinandersetzen können. Die wissenschaftlichen Aspekte werden an den Waldorfschulen nicht in der Form in den Vordergrund gerückt wie im staatlichen Lehrplan. Ich weiß, daß man versucht, das Wesen des Zuckers als *Kohlen-Hydrat,* also als Verbindung von Kohlenstoff und Wasser, ab der 8. Klasse zu vermitteln. Ist es nicht etwas spät, erst in dieser Jahrgangsstufe mit diesem Thema zu beginnen, obwohl die Kinder schon seit Lebzeiten Zucker essen?

W. Schulze: Es ist das Problem der gesamten Ernährungslehre, ob man für die Wirkungsweise bestimmter Nahrungsmittel in der Schule überhaupt ein Bewußtsein entwickeln kann. Ich unterrichte die Schüler und Schülerinnen in der Mittelstufe, 7. bis 9. Klasse. In dieser Phase sind die Schülerinnen und Schüler in der Pubertät und versuchen, sich sehr häufig von der Nahrung zu emanzipieren, die sie bislang im Elternhaus bekommen haben. Auf Eßstörungen gehe ich jetzt nicht ein. Diese Jungendlichen verabschieden sich vom Familieneßtisch, und das mündet dann in den Verzehr von Fastfood.

In der 7. und 8. Klasse versuche ich darauf zu schauen, was man an Nahrung zu sich nimmt und welche Auswirkungen sie auf den einzelnen, aber auch auf die gesamte Menschheit hat. Ich sage z.B. ganz klar, daß Zucker süchtig macht. Ich fange damit aber erst nach der 6. Klasse an. Vorher, in der 3. Klasse, gibt es ja die Ackerbauepoche; vom Korn zum Brot. Auf die Zeit vor der 7. Klasse habe ich wenig Einfluß; ich weiß nur, daß die Klassenlehrerinnen und Klassenlehrer wenig Wert darauf legen, das Thema Ernährung zu behandeln, außer auf Elternabenden. Mit den Schülern und Schülerinnen wird das selten besprochen.

Den meisten Erwachsenen ist auch nicht bewußt, daß Zucker süchtig macht. Auch die Klassenlehrer und Klassenlehrerinnen, die wegen der Chemieepoche ins Seminar kommen, wissen das häufig nicht.

Noch kein Problembewußtsein an den Schulen

M.K.: Wie äußert sich diese Sucht?

W. Schulze: Denken Sie an Genußmittel, die es seit fünfzig Jahren gibt, z.B. „Happen" und „Domino" von Langnese; zwei Eissorten, die für die immer älter werdende Generation gepflegt wurden. Diese Eissorten sind heute richtig süß geworden, viel süßer als zu meiner Kindheit. Es gibt Untersuchungen darüber, daß in solche Nahrungsmittel im Verlauf der letzten fünfzig Jahre immer mehr Zucker hineingemischt wurde, um den Verkauf weiter zu forcieren. (Siehe u.a. das Buch von Michael Moss, *Das Salz-Zucker-Fett-Komplott.* Wie die Lebensmittelkonzerne uns süchtig machen; Anm. W.S.)

Die Menschen brauchen es immer süßer, aber auch immer stärker gewürzt, immer salziger usw. Die Tendenz der Industrie geht dahin, die Lebensmittel immer mehr mit verschiedensten Stoffen anzureichern.

Wenn man sich diese Süße angewöhnt hat und dann ein paar Tage auf jeglichen Zucker verzichtet – jeder kann das im Selbstversuch ausprobieren –, wird man sofort merken, daß eine gewisse innere Unruhe entsteht, spätestens nach dem zweiten Tag. Man wird unkonzentriert, man fühlt sich unwohl und leitet ganz unbewußt seine Sinne und Handlungen so, daß man doch den Keks oder das Stück Schokolade zu sich nimmt. Und wenn man ständig diesem Sog unterliegt, bedient man die Industrie.

M.K.: Hätte man dann nicht die Verpflichtung, gerade an den Schulen ein obligatorisches Fach Kochen einzurichten, um auf diese

Weise die Ernährungslehre auch praktisch unterzubringen? Insbesondere an den Waldorfschulen müßte man sich doch aufgrund der Suchtgefahren viel frühzeitiger mit dem Thema befassen, indem man die Klassenlehrer miteinbezieht. Wie sehen Sie das?

W. Schulze: Ja, da müßte es Initiativen geben, um die ganze Ernährungslehre von der 3. Klasse an in die Mittelstufe zu überführen. Das sind Fragen des täglichen Lebens, die in jedem Lebensalter immer wieder neu ergriffen werden müssen. Da ist man vielleicht etwas schwerfällig, eben weil an vielen Schulen noch kein Problembewußtsein vorhanden ist und weil man nicht weiß, wie man dieses Thema in den Waldorflehrplan einfügen soll.

Es gibt von Steiner sinngemäß die Überlegung, daß von dem, was bei den Kindern noch vor der Pubertät instinktmäßig vorhanden ist, ausgegangen werden soll, um an dieser Stelle eine Ernährungslehre anzuschließen. Vor hundert Jahren war jedoch die Nahrung noch ganz anders. Man hatte diese Durchindustrialisierung, wie sie heute üblich ist, noch nicht. Und dieses Instinktmäßige, das Steiner meint, wird nun oft so gedeutet, daß die Kinder von sich aus wissen, was für sie gut wäre. Das ist aber heute nicht mehr der Fall, weil auch die Eltern es nicht mehr wissen.

Zucker macht kurzzeitig wach

M.K.: Dann stehen wir aufgrund der Industrialisierung der Nahrung vor unglaublichen Herausforderungen. Eine provokante These könnte lauten: Wir sind deswegen so schlau und so intelligent, weil wir so viel Zucker essen. Ist das nicht etwas Positives? Wie sehen Sie das?

W. Schulze: Das könnte man annehmen, aber durch Zucker wird man nicht schlauer oder intelligenter. Zucker kann höchstens für den Moment etwas wacher machen.

Das Aufkommen des Zuckers steht ja in Verbindung mit der industriellen Revolution, eigentlich mit der ganzen Neuzeit. Nachdem Kolumbus die ersten Zuckerrohrpflanzen in die Karibik

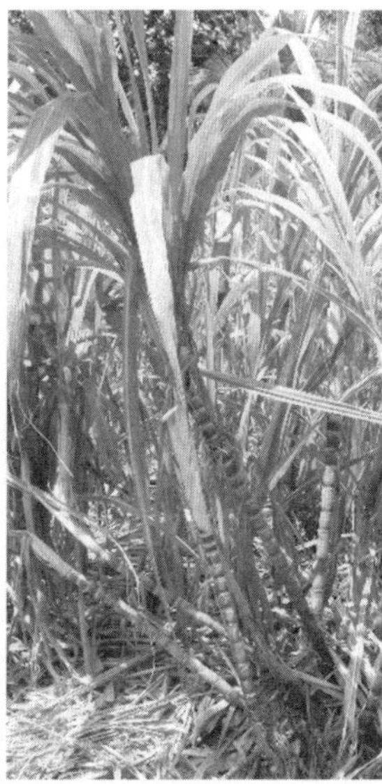

brachte, begann man dort im großen Stil Plantagen anzulegen, mit Millionen von Sklaven. Auf der einen Seite haben wir dieses entsetzliche Leid, auf der anderen Seite das Aufwachen gegenüber der materiellen Welt, mit allen Errungenschaften und allen Einseitigkeiten.

Die Frage der Menge ist wesentlich. Im Frühjahr 2014 hat sogar die WHO einen neuen Richtwert für Zucker empfohlen, und dieser Wert ist um die Hälfte reduziert worden. Früher sagte man, man benötige etwa 50 Gramm Zucker pro Tag, die WHO hat das auf 25 Gramm heruntergesetzt; für einen Erwachsenen. 25 Gramm sind vielleicht noch 4-5 Teelöffel Zucker. Das heißt, die WHO ist sich schon darüber klar, daß der Zuckerkonsum zu hoch ist. Aber wer hat schon davon gehört? Ich selbst habe es auch nur im Nachklang erfahren. Ich denke, daß kaum ein Mensch ein Bewußtsein für die Dimensionen dieses Themas hat.

M.K.: Sie erwähnten, daß Zucker wach mache. Ist diese Wachheit vielmehr eine scheinbare, keine Geistesgegenwart?

W. Schulze: Bei einem richtigen Zucker-Input bekommt man natürlich Energie. Es ist in gewisser Weise nur ein Aufwacheffekt für den Moment. Steiner betrachtet dies differenziert, vor allem in bezug auf die unterschiedlichen Temperamente und Individualitäten der Menschen. Vereinfacht gesagt: Menschen, die seelisch mehr aufwachen müssen, sollten etwas mehr, andere etwas weniger Zucker zu sich nehmen.[8]

M.K.: Waren eigentlich zu Rudolf Steiners Zeit, also vor hundert Jahren, schon Formen der Denaturierung des Zuckers vorhanden, so wie sie heute üblich sind?

W. Schulze: Selbstverständlich gab es den industriell hergestellten weißen Zucker schon seit dem Ende des 19. Jahrhunderts; aber er war nicht in den Massen wie heute im täglichen Gebrauch, schon gar nicht

---

8 Vgl. R. Steiner: *Natur- und Geistwesen. Ihr Wirken in unserer sichtbaren Welt.*, GA 98 (1983), S.203 ff., Stuttgart, 11. Februar 1908:
„Müssen wir, weil das richtig ist, einem Menschen anempfehlen, wenig Zucker zu essen, damit er selbstlos werde? – So bequem liegt die Wahrheit nicht. Die Menschen möchten am liebsten feste Regeln, die für alle Verhältnisse passen; eine Art gebundene Marschroute. Es gibt Menschen, die neigen durch ihre seelische und geistige Konstitution dazu, sich selbst leicht zu verlieren in eine fromme Form der Hingebung. Das ist etwas Gutes, das hilft ihnen zu den höchsten Seligkeiten der Erkenntnis. Aber das muß einen Gegenpol haben: solche müssen viel Zucker essen. Damit sie auf der Erde auch fest stehen, muß man ihnen viel Zucker geben. Andere dagegen sind überall darauf aus, ihr Selbst geltend zu machen, sie sind das Gegenteil von einer devotionellen Natur. Denen kann man Askese im Zuckergenuß anraten. So sehen wir, daß wir aus der Theosophie heraus uns die Fähigkeit aneignen müssen, allseitig zu werden, nicht aus der Abstraktion heraus rasch mit dem Urteil bereit zu sein."

in dem Maße in den meisten Nahrungsmitteln wie heute. Wenn Steiner von Zucker spricht, meint er mal den eher schädlichen industriell hergestellten Zucker, mal aber auch die notwendige Glukose im Organismus. Hier muß man sehr differenziert hinschauen. Man muß immer unterscheiden, ob man natürlichen Zucker – also z.B. Traubenzucker oder Fruchtzucker – in natürlicher Nahrung meint oder den industriell aus der Rübe oder dem Zuckerrohr hergestellten kristallinen Zucker. Weitgehend ist es der letztgenannte Zucker, die Saccharose, der in riesigen Mengen hergestellt und in alles hineingebracht wird, auch in die Tierfuttermittel. Das ist das wirkliche Problem, vor dem wir stehen.

Wenn man dagegen eine Kirsche oder eine Erdbeere ißt, dann sind die Zuckermengen – gerechnet auf das Gesamtgewicht der Nahrung – sehr gering. Nehmen wir aber ein Stück Schokolade oder den Schokoriegel, dann sind die Zuckermengen ungleich viel höher. Der Zucker in den Süßigkeiten liegt auch nicht mehr im Wäßrigen, sondern ist hochkonzentriert. Durch die moderne Ernährung bekommen die meisten Menschen eine viel zu hohe Zuckerlast, und das bereitet den Menschen die massiven Probleme mit der Fettleibigkeit und dem Diabetes.

Zuckerersatzstoffe

M.K.: Es gibt eine Vielzahl von Zuckerersatzstoffen. Wenn man heutzutage Schüler beobachtet, sieht man sie ab einer bestimmten Altersstufe an häufig Kaugummi kauen. Oft kommen dann Argumente, dieses zuckerfreie Kaugummi sei gut für die Zähne und die Konzentrationsfähigkeit; was sogar richtig ist. Aber Tatsache ist auch, daß diese Zuckeraustauschstoffe sehr umstritten und wohl auch sehr gesundheitsschädlich sind. Was erstaunlich ist, daß dazu keine Mengenangaben auf den Packungen zu finden sind. Erklären Sie die chemischen Verbindungen und die Gesundheitsgefahren der Zuckerersatzstoffe im Chemieunterricht?

W. Schulze: Ich erwähne die Zuckerersatzstoffe im Unterricht, wenn auch nicht umfassend. Letztlich gaukeln diese Stoffe nur das Erlebnis von Süße vor, z.B. bei *„Coca-Cola Zero“*, weil statt Zucker andere Austauschstoffe enthalten sind, aber meistens schmecken diese Sachen nur anders süß. Entscheidend ist unter dem Strich die tägliche Gesamtaufnahme des Zuckers, die durch Zuckeraustauschstoffe in manchen Genußmitteln oft kaum reduziert wird, denn wenn jemand ein Kaugummi ohne Zucker kaut, nimmt er vermutlich auf irgendeine andere Weise den Zucker wieder zu sich. Sinnvoll ist nur eine komplette Ernährungsstrategie bzw. möglichst natürliche Nahrung und ein Genuß in Maßen.

Zuckerersatzstoffe werden immer wieder für Degenerationen von Zellen verantwortlich gemacht. Das wird natürlich auch immer wieder dementiert. Es gibt aber genügend Untersuchungen, die belegen, daß diese Stoffe Magen- und Darmkrebs verursachen; andererseits auch wieder Untersuchungen, die belegen, daß dem nicht so sei. Es ist ja immer wieder die Frage, wer die Untersuchung antreibt und wer welche Ergebnisse haben möchte.

Konkrete Beispiele statt moralischer Grundsätze

M.K.: In den letzten Jahren konnte man verschiedene Presseberichte lesen, u.a. von der *ÄrzteZeitung* vom 26.02.2009, daß Wissenschaftler der Charité Berlin von einem jungen Mädchen mit diffusen Bauchschmerzen und einer fast 10fachen Menge Stuhlgang berichteten. Ursache für diese unnatürlichen Verdauungsvorgänge war das sehr häufige Kauen von zuckerfreiem Kaugummi mit Sorbitol. Bei einem Mann, der täglich 20 Streifen zuckerfreien Kaugummi kaute und etwa 200 g sorbitolhaltige Bonbons aß, betrug der Gewichtsverlust innert eines Jahres 22 kg. Sollte man den Schülern und Schülerinnen nicht unbedingt solche Beispiele erzählen?

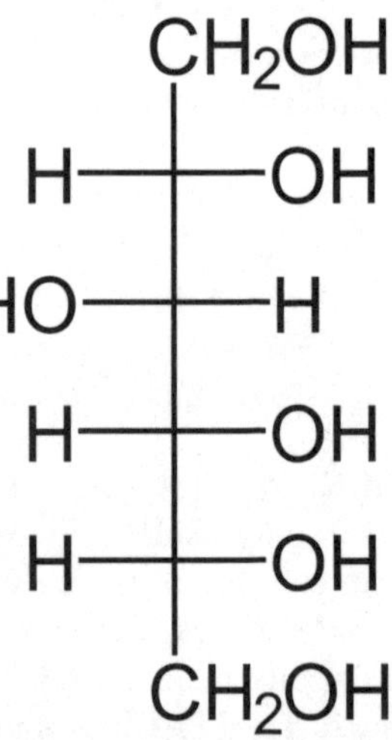

© PD NEUROtiker

Strukturformel D-Sorbitol

W. Schulze: Selbstverständlich. Gerade solche realen Beispiele sind besonders sinnvoll. Auch ich versuche im Chemieunterricht immer reale Bezüge herzustellen, indem man schaut, wo es etwas in der Welt des Zuckers gibt, was in der Welt des Zuckers alles geschieht. Und dann haben die Schülerinnen und Schüler Aha-Erlebnisse!

Ich hatte immer wieder Schüler und Schülerinnen, die am Wochenende probierten, auf Zucker zu verzichten, und mir am Montag stolz berichteten: *„Ich habe jetzt versucht, das ganze Wochenende zuckerfrei zu leben – und ich habe überall auf die verschiedenen Inhaltsstoffe geschaut."* Im Chemieunterricht weise ich oft genau darauf hin, was auf den Packungen steht. Bei vielen Nahrungsmitteln ist ja zumindest mengenmäßig durch die Reihenfolge der Zutaten angegeben, was in diesen Fertigprodukten enthalten ist. Die Schülerinnen und Schüler sollen das lesen und verstehen können.

Oft berichten die Schülerinnen und Schüler aber auch, daß sie es am Wochenende ohne Zucker versucht haben, es aber nicht geklappt hat. Hier sollte man aber niemals moralisieren, sondern es spricht für ein eigenes Erleben der Heranwachsenden. In der Pubertät ist das sehr wichtig.

Wenn ich das Mädchen kennen würde, von dem die Wissenschaftler der Charité Berlin berichteten, könnte ich natürlich noch persönlicher und lebendiger erzählen. Das wäre noch besser, denn dann kommt die Geschichte aus meinem Erleben, aus dem Erleben des Lehrers. Es ist wirklich wichtig, in dieser Altersstufe beim konkreten Erzählen zu bleiben und nicht zu moralisieren.

Man kann sich mit den Schülern und Schülerinnen die Mengenangaben der Inhaltsstoffe auf den Verpackungen anschauen, z.B. wie viele Kohlenstoffe bzw. Kohlenhydrate in 100 g enthalten sind. In bezug auf diese heißt es auf den Verpackungen meist oberflächlich differenziert: *„davon Zucker"*. Aber Zucker ist eben nicht gleich Zucker, denn es gibt die verschiedensten Zuckerstoffe. Aber mit den Schülerinnen und Schülern kann man sich vornehmen, für einige Tage kein Nahrungsmittel zu sich zu nehmen, auf dessen Verpackung „Zucker" steht. Dann merken die sie schon, was passiert, wenn sie versuchen, darauf zu verzichten.

„Kauf doch nicht immer dieses Öko-Zeugs!"

M.K.: Es geht also nun um möglichst konkrete Beispiele, nicht um Moral?

W. Schulze: Genau. Ich verdeutliche das mal an folgender Situation: Bis vor zehn bis 15 Jahren hatten wir in der Waldorfschule noch viele, um das mal neutral zu formulieren, „ökologisch bewegte" Elternhäuser. Diese wollten ihre Kinder aus Überzeugung auf die Waldorfschule geben. Die Kinder wurden zu Hause noch bewußt mit Rohrohrzucker und Ökobrot, Ökoketchup, Ökosandalen usw. erzogen. Die Kinder und Jugendlichen wuchsen in dieser Umgebung auf.

Wenn ich dann im Unterricht auf die Notwendigkeit von ökologischen Produkten im Unterricht hinwies, kam meist eine richtige pubertär-antipathische Geschichte dabei heraus, denn dann riefen die Kinder: *„Meine Eltern sagen das auch schon immer, und jetzt der auch noch …"*

Mein Sohn z.B. warf damals meiner Frau vor: *„Nun kauf doch endlich mal einen ordentlichen Ketchup und nicht immer dieses Öko-Zeugs!"*

Heutzutage ist das ganz anders geworden. Viele Kinder stammen nicht mehr aus dieser Art Elternhaus. Eltern wie Kinder haben heute in den seltensten Fällen noch eine Ahnung von der Qualität und der Wirkungsweise der Nahrung und meist keine Ahnung von der Gefahr des Zuckers. Deshalb verdeutliche ich im Unterricht, daß der Zucker eigentlich wie eine Droge ist; dann werden die Jugendlichen meistens wach und fangen an, sich darüber eine eigene Meinung zu bilden, und sie denken darüber nach, ob sie überhaupt eine solche Droge zu sich nehmen wollen. Wenn ich als Lehrer den Zucker als Droge benenne, ist das für die Schülerinnen und Schüler eine Art Aufwacherlebnis. Meist wollen sie sich dann damit auseinandersetzen; genauso wie mit Alkohol und Nikotin.

Und über diesen Aufwacheffekt, daß Zucker eine Droge ist und welche Wirkung er hat, schaffe ich bei ihnen ein Erleben, das aber nicht moralisierend ist.

M.K.: Aber was heißt nun „nicht moralisieren"? Es gibt doch moralische Zusammenhänge. Die muß ich doch vermitteln!

W. Schulze: Das ist das Problem! Wenn Sie sich als Erwachsener vor pubertierende Jugendliche hinstellen und sagen: *„Das geht nicht!"*, dann blockieren sie.

M.K.: Aber die Moral kann ja zwei Gesichter haben. Das eine ist die falsche und anmaßende Moral, indem ich die Schülerinnen und Schüler mit erhobenem Zeigefinger moralisiere; das andere ist aber, daß ich über die realen Beispiele die Schüler und Schülerinnen in eine Art des moralischen Urteilsvermögens führe.

W. Schulze: Genau das meine ich.

Zuckersklaven

M.K.: Ein sehr dunkler Zusammenhang mit dem Zuckerrohranbau ist der Sklavenhandel der vergangenen Jahrhunderte, der sogenannte Dreieckshandel mit Sklaven und den durch sie erarbeiteten Gütern, also der Handel zwischen Afrika, Amerika und Europa vom 17. bis zum 19. Jahrhundert. Es gibt Schätzungen, daß in dieser Zeit 13 Millionen Sklaven wegen des Zuckers ihr Leben lassen mußten. Auch heute gibt es noch sklavenartige Zustände auf vielen Plantagen, z.B. in Mittel- und Südamerika. Muß man nicht auch das mit den Schülern und Schülerinnen besprechen?

W. Schulze: Wichtig ist es unbedingt, aber das würde den Chemieunterricht sprengen. Hier müßte man überlegen, in welcher Form der Geschichts- und der Politikunterricht diese Inhalte vermitteln können. Eine umfassende Darstellung würde das frühestens ab der 10. Jahrgangsstufe mit den Schülern behandeln. In der 8. Klasse bekomme ich die Schüler allerdings dazu, mit den heutigen Zuckersklaven zu „trauern", ich bekomme also eine emotionale Reaktion auf die gegenwärtigen Zustände. Um ein konkretes Bild der Zusammenhänge zu erhalten, müssen die Schülerinnen und Schüler aber weiter sein; mindestens in der 10. Klasse, damit sie auch dazu Stellung beziehen können, um etwas Inneres, Eigenmoralisches aufzurufen, damit sie als erwachsene Menschen danach handeln können.

Das ist bei allen gegenwärtigen Problemen so, auch bei den umweltpolitischen Themen, z.B. dem Klimawandel. Ich bekomme jeden Siebt- und Achtkläßler, jede Siebt- und Achtkläßlerin dazu, zu heulen, wenn ich schildere, wie die Eisbären in der Arktis ertrinken, weil die Temperaturen steigen und das Eis abschmilzt. Das ist aber rein emotional und damit selten nachhaltig. Ich habe das immer wieder erlebt. Deshalb ist das Thema „moderne Sklaven" meiner Ansicht nach in der 8. Klasse noch nicht angebracht.

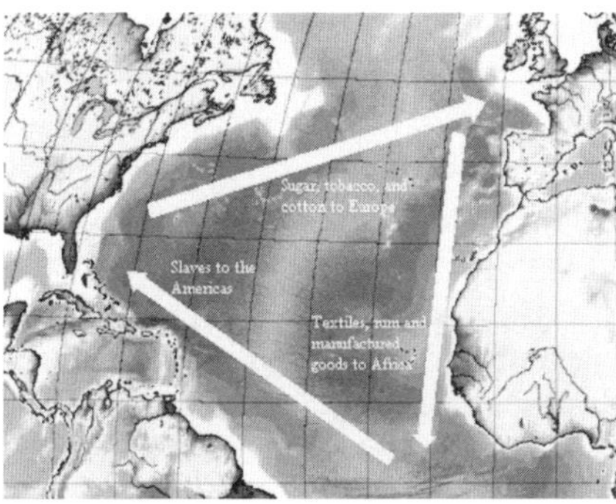

M.K.: Damit sprechen Sie die heutige Situation an. Wie steht es aber mit der Geschichte, in diesem Fall mit dem Dreieckshandel und seinen Millionen Opfern?

W. Schulze: Der Dreieckshandel ist ja ein Bild dafür, daß man Europäer und Zucker zusammengebracht hat und daß die Europäer den Zucker in der Folge haben wollten und dafür dann gute Preise bezahlt haben. Letztlich haben davon vor allem die sogenannten Zuckerbarone profitiert. Ihre Profite mit den Sklaven und dem Zuckerrohranbau waren immens. Das wäre also ein gutes Beispiel dafür, wie der Zucker nach Europa zieht und wie sich die Europäer den Zucker „reinziehen". Und darin liegt die Bedeutung dieses Bildes: Wenn man Bekanntschaft mit dem Zucker gemacht hat, kommt man schwer wieder davon los.

Und das ist dann auch schon genug Betroffenheit für die Schülerinnen und Schüler.

M.K.: Wenn die 7. und 8. Jahrgangsstufe mehr noch im Empfinden, im Mit-Leiden steht, gibt es dann in dieser Altersgruppe z.B. viele Vegetarier, weil ihnen die Tiere leid tun? Überwiegt bei den jungen Schülern und Schülerinnen der Mitleidsaspekt?

W. Schulze: Meiner Erfahrung nach sind immer etwa zwei oder drei Vegetarier in einer Klasse. Sie werden von den anderen wahrgenommen, haben aber immer ein Sonderstellung in der Klasse. Oft ist es ein emotionaler Aspekt, der dann eine Rolle spielt; manchmal auch geprägt vom Elternhaus, weil die Eltern vegetarisch leben und die Kinder damit aufgewachsen sind. Etwa am Ende der 8. Klasse sind es oftmals die Mädchen, die dann bewußt auf Fleisch verzichten. Ich denke, daß das Mitleid dabei eine Rolle spielt.

Chemische Vorgänge haben mit dem alltäglichen Leben zu tun

M.K.: Sie sind ja dafür bekannt, möglichst anschauliche Beispiele zu verwenden. Im Unterricht bringen Sie einen Burger mit und sagen dann: *„Den lassen wir jetzt mal ein paar Tage liegen und schauen, was mit ihm passiert."* Oder Sie rufen die Schülerinnen und Schüler dazu auf, in den Supermarkt zu gehen und herauszufinden, wie die verschiedenen Abteilungen angeordnet sind: Wo stehen Nahrungsmittel, die vorwiegend Zucker enthalten – Süßigkeiten –, wo diejenigen mit Eiweiß, Fett, Stärke, wo findet sich das Obst usw. Ist das Praxisbezug genug?

W. Schulze: Jein. Das gehört eigentlich nicht zum Chemieunterricht. Aber das ist der Chemieunterricht, der vom Kasseler Seminar (Lehrerseminar für Waldorfpädagogik, Anm. M.K.) geprägt ist. An anderen Seminaren ist das wiederum ganz anders. Da wird dann sehr viel Wert auf die chemischen Prozesse gelegt. Ich lege zwar auch Wert darauf, schaue aber darauf, was diese ganz konkret mit dem Menschen zu tun haben. Und ganz konkret haben sie damit zu tun, wie ein Supermarkt eingerichtet wird. Auf der nächsten Ebene wiederum hat es damit zu tun, daß den Menschen etwas suggeriert wird, die Menschen gelenkt und geführt werden.

Mehr könnte eine 8. Klasse in diesem Zusammenhang nicht leisten. Ein Achtkläßler, eine Achtkläßlerin hat danach ein Gefühl: *„Die Chemie hat Auswirkungen auf mein gesamtes Leben und das Leben meiner Eltern, und damit hat die Chemie ja etwas mit mir zu tun!"* Dadurch wird die Chemie phasenweise für die Schülerinnen und Schüler interessant. Das ist zwar nur ein schmaler Aspekt, das weiß ich. Aber man macht die Schüler und Schülerinnen z.B. auf die Anordnung im Supermarkt aufmerksam, den der Supermarktinhaber so einrichtet, daß eben an der Kasse Süßigkeiten sind. Warum? Weil die Kunden an der Kasse warten müssen, die Kinder quengeln und die Eltern dann schnell doch noch etwas Süßes kaufen. Darauf mache ich die Schüler aufmerksam. Das ist eigentlich nicht der Auftrag der Chemie, aber ich halte es für wichtig, damit die Schülerschaft den Zusammenhang zwischen sich und der Chemie konkret sieht. Und sie sollen merken, daß sie ein bißchen aufmerksamer werden müssen.

Ich weiß, daß ist ein ganz hoher Anspruch, den ich habe. Und ich erreiche auch nicht jeden Schüler damit, aber es ist wichtig.

Der Silberspiegel

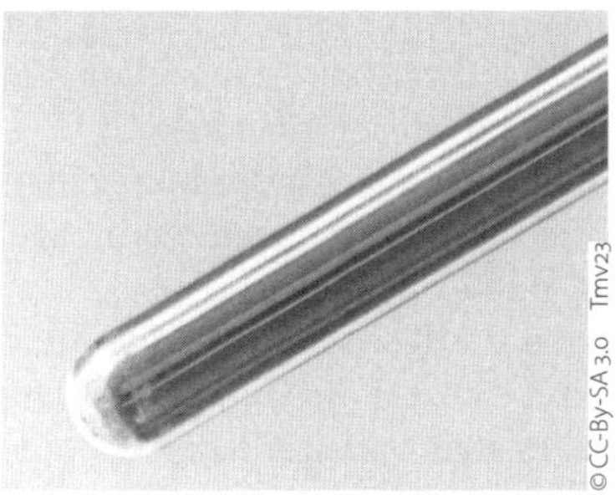

Positive Tollensprobe: Silberspiegel an der Reagenzglasinnenwand

M.K.: Es wird im Chemieunterricht an den Waldorfschulen oft ein beeindruckendes Experiment durchgeführt: die Sache mit dem Silberspiegel, den der Zucker erzeugen kann oder auch nicht. Dabei machen die Schülerinnen und Schüler eine durchaus verwunderliche Entdeckung. Die Saccharose, der Industriezucker, gleich ob als Rohrohrzucker braun oder weiß, kann diesen Silberspiegel nicht erzeugen. Könnten Sie kurz erläutern, was es damit auf sich hat?

W. Schulze: Man nimmt Silbernitrat. Dieses wird reduziert, quasi zurückgeführt in elementares Silber. Das kann z.B. der Fruchtzucker, auch der Traubenzucker, das kann aber nicht der Rüben- und der Rohrzucker. Letztere schaffen es nicht, diese Verbindung wieder zurückzuführen, so daß das Silber wieder in reiner Form auftritt. Das ist im Reagenzglas zu sehen.

M.K.: Wie reagieren die Schüler und Schülerinnen darauf?

W. Schulze: Im ersten Moment mit: *„Ooooh!"*, weil aus dem Nichts heraus im Reagenzglas Silber erscheint. Im nächsten Schritt wird es dann etwas schwierig, wenn es darum geht, den Prozeß zu verstehen, also wenn man ihnen erklärt, daß das nur bestimmte Zuckerarten können und der Rübenzucker eben nicht. Wenn man das im Experiment nachweist, dann hat man diesen Zucker eben noch einmal als einen

„Hauptverdächtigen", mit dem irgend etwas nicht stimmt, entlarvt. Er hat keine Kraft mehr, er ist unlebendig, er ist kristallisiert – aber er ist überall vorhanden. Die Schüler bekommen dadurch also ein gewisses Bild vom Zucker, das auch Aspekte des alltäglichen Lebens aufzeigt.

Das Element des Zuckers ist das Flüssige

M.K.: Welche Bedeutung hat die Kristallisation des Zuckers?

W. Schulze: Der Industriezucker kommt, im Gegensatz zum Honig, zum Ahornsirup usw. nicht in flüssiger Form vor. Diesen Zucker kann man also trocken, kristallförmig, mineralisch lagern. Damit ist er aus dem Kreislauf des Lebendigen herausgenommen, denn sein Wesen ist das flüssige Element.

Es geht im Unterricht um alle diese kleinen Versatzstücke: Da ist der Zucker aus dem Lebendigen herausgefallen, er macht süchtig, wir sind alle „Zucker-Junkies", der Zucker hat diese oder jene Stellung im Supermarkt, die Stärke ist dort, die Fette dort zu finden usw.

M.K.: Wenn Sie nun im Seminar angehenden Waldorflehrkräften Chemie beibringen, geht es dabei auch um diese Zusammenhänge, oder spielen da noch andere Aspekte eine Rolle?

W. Schulze: Es sind ja in der Regel die Klassenlehrerinnen und Klassenlehrer, die zu uns kommen, um sich auf die Chemieepochen vorzubereiten. Diese sind in den seltensten Fällen Chemikerinnen oder Chemiker. Und sie müssen sich erst einmal mit der Thematik vertraut machen und ein eigenes Bild dafür finden, ein eigenes Erleben haben oder entwickeln. Denn man kann die Schüler ja nur aus dem eigenen Erleben heraus unterrichten. Und ich merke immer, daß bei den Klassenlehrern ein großes Erstaunen ausgelöst wird, wenn Nahrungsmittel auf diese Weise, wie ich sie zuvor geschildert habe, betrachtet werden, also wenn z.B. erkannt wird, daß das Wesen des Zuckers eigentlich das Fließen ist, das Wesen der Stärke dagegen der Lagerzustand. Der Zucker ist im Saft der Frucht usw. Wenn ich in der Ausbildung der Lehrkräfte an diese klassische Art der Elementenlehre anschließe, also das Wäßrige des Zuckers und das Erdhafte der Stärke betrachte, dann merke ich schon, daß viele Lehrkräfte einen neuen Blick auf das Thema bekommen, es hochinteressant finden und es sich zu eigen machen. Und dann können sie aus diesem Erleben heraus den Schülern und Schülerinnen etwas erzählen.

M.K.: Eigentlich ist Stärke doch Zucker, Mehrfachzucker. Was ist der Unterschied zwischen Zucker und Stärke?

W. Schulze: Chemisch gesehen kann man das so bezeichnen, biologisch gesehen ist Stärke aber ein Reservestoff, den die Pflanze sich anlegt, um aus der Stärke Zucker zu gewinnen, um sie in Zucker umzuwandeln. Dieser Reservestoff ist in jedem Maiskorn, jedem Gerstenkorn, jedem Weizenkorn enthalten. Und dieser Stoff hat immer diese Lebendigkeit, auch wenn er abgelagert wird. Weizen kann bis zu 30 Jahren gelagert werden, und auch dann noch kann die Stärke wieder in Zucker oder Energie überführt werden, vorausgesetzt, das Weizenkorn hat noch die Keimfähigkeit bewahrt. Das heißt, da ist noch eine gewisse Lebendigkeit erhalten. Wir Menschen – Tiere auch – bauen die Stärke ab in Zucker. Das beginnt bei uns schon im Mund, durch den Speichel. Dabei entstehen dann Zucker, die wir wieder resorbieren können.

M.K.: Also wenn wir auf Brot kauen, dann spüren wir, daß es süß schmeckt?

W. Schulze: Ja, das muß man allerdings sehr lange kauen; der Kontakt ist bei den meisten Menschen zu kurz. Wenn Sie auf einer Brotkruste 40mal herumkauen, fängt sie an, leicht süß zu schmecken. Nun kaut kein Mensch 40mal auf irgend etwas herum. In der Regel merken wir also nicht, daß im Mund eine feinstoffliche Zuckerumwandlung stattfindet; das meiste geschieht im Darm.

M.K.: Haben die Menschen sich früher also mehr von Stärke als von Zucker ernährt?

W. Schulze: Wir ernähren uns auch heute noch von Stärke. Stärke ist in unseren Breiten immer noch *das* Grundnahrungsmittel. Wir sind keine Inuit, die eine reine Fleischnahrung haben, sondern wir haben die Getreidenahrungsmittel, und die sind im Grunde Stärketräger. Das, was heute dazukommt, das, was mehr ist, ist der industriell hergestellte Zucker.

M.K.: Könnten wir also auf zusätzlichen Zucker völlig verzichten?

W. Schulze: Das ist so. Wenn man statt Zucker ausschließlich Stärke zu sich nimmt, steigt der Blutzuckerspiegel nicht so stark an und fällt wiederum nicht so jäh ab. Damit habe ich nicht sofort wieder Hunger auf Zucker, und somit ist, was den Zuckerspiegel betrifft, die Stärkenahrung bekömmlicher. Denn diese Extremwerte, die der Zukker verursacht, erschöpfen letztlich die Bauchspeicheldrüse. Das steht dann wieder im Zusammenhang mit der hohen Quote von Diabetikern und Diabetikerinnen, die wir heute haben. Das vermittle ich auch den Lehrern und Lehrerinnen im Seminar.

M.K.: Haben sie dahingehende Erfahrungswerte, ob sich die jeweilige Nahrung auf die Schülerinnen und Schüler auswirkt?

W. Schulze: In den Waldorfschulen haben wir ja eher ein Bildungsbürgerklientel, das eher auf Ernährung achtet; insofern habe ich da keine Erfahrungswerte.

Auch in Grundschulen auf dem Land, hier im Umkreis von Kassel, finden Sie oft noch intakte soziale Verhältnisse, es gibt noch funktionierende Dorfstrukturen, es wird auch in den Familien noch gemeinsam gegessen, morgen und abends. Die Kinder erleben noch, wie aus einem Gemüsekorb eine Mahlzeit auf den Teller gezaubert wird. Das ist ja in vielen Waldorffamilien auch noch der Fall – noch! In anderen sozialen Bereichen ist das weitaus schlimmer.

Ratten entwickeln sich im Versuch zu Junkies

M.K.: Mich interessiert noch etwas, da Sie ja Veterinärmediziner sind. Wie ist es bei den Tieren: Würden sie freiwillig Industriezucker fressen, oder sind sie eher davon abgestoßen?

W. Schulze: Ich gehe einmal von den europäischen Haustieren aus. Wenn sie einmal Zucker gefressen haben, mögen sie alle gerne Zucker. Aber sie finden ja in der Regel draußen keinen Zucker.

M.K.: Und wenn wir denen Leckerli geben oder Ratten eine Zuckerlösung?

W. Schulze: Dann fressen sie Zucker. Man hat vor etwa drei oder vier Jahren Versuche mit Ratten gemacht. Dabei hat man neurologische Veränderungen nachweisen können, wenn man die Ratten auf Zucker-Entzug gesetzt hat. Wenn man die Ratten erst einmal richtig süchtig gemacht hat und dann den Zucker wieder absetzt, erleben sie einen regelrechten Entzug wie ein Junkie, mit allen den Symptomen, die man bei Süchtigen feststellen kann.

Im Haustierbereich wird dem Futter oft Glukose beigesetzt, oder man verfüttert Zuckerrübenschnitzel mit einer gewissen Restsüße, einfach um die Nahrung zusätzlich zu aromatisieren und um damit wieder die Akzeptanz des Zuckers zu erhöhen. Welche Auswirkungen das hat, kann man nicht sagen. Es wird der Gesundheit bestimmt nicht förderlich sein, denn Hund und Katze sind energetisch ohnehin schon ständig überversorgt, und wenn der Zucker obendraufkommt, entwickeln sich die gleichen Degenerationserkrankungen wie beim Menschen.

M.K.: Also eine schleichende Vergiftung auch der Haustiere?

W. Schulze: Ja, das könnte man sagen. Eine schleichende Vergiftung bis zur Degeneration. Diabetische Katzen oder Hunde, die dann auch mit Insulin gespritzt werden müssen, werden nicht weniger.

Ernährungsdiskussionen objektiv führen

M.K.: Finden Sie sich leicht mit der gegenwärtigen Situation der Zuckerüberversorgung ab? Wie gehen Sie damit um?

W. Schulze: Die gesamte Ernährungsfrage, auch in Deutschland, beschäftigt mich schon sehr. Ich esse kein Fleisch, und immer wenn ich das erwähne, wird nach etwa zwei Minuten gefragt: *„Du bist tatsächlich Vegetarier?" „Nein, ich esse einfach kein Fleisch"*, sage ich dann. Nach drei Minuten geht es dann meist wieder los: *„Ja, wir essen ja eigentlich auch kein Fleisch ..."* Ich will damit sagen, daß wir in Deutschland eine Ernährungsdiskussion haben, die hochgradig emotional geführt wird.

M.K.: Wie sollte die Diskussion statt dessen geführt werden?

W. Schulze: Objektiv. Die Diskussion z.B. zwischen Fleischbefürwortern und Fleischgegnern wird immer sehr von Emotionen geleitet; es ist auch nicht einfach, diese komplexe Thematik sachlich zu erfassen. Aber es wird schwierig, wenn man in die Extreme hineingerät.

M.K.: Ist das beim Zucker ähnlich?

W. Schulze: Ja, das verhält sich genauso. Man gerät bei Gesprächen grundsätzlich zwischen die Fronten. Meistens wird gerechtfertigt, ein Stück Schokolade habe noch nie jemandem geschadet, oder es sei sogar ganz gut. Und dann kommt der Zucker wieder löffelweise in den Kaffee. Dann raufe ich mir die Haare.

Bei den Schülern ist dies nicht so; sie wachsen ja noch in die Welt hinein. Und ich würde sie gern auf die Gefahren aufmerksam machen und dann hoffen; aber bei den Erwachsenen ist das schon manchmal sehr ernüchternd.

M.K.: Vorhin haben Sie gesagt, andere Seminare setzen andere Schwerpunkte, als Sie das in Kassel machen. An den Waldorfschulen, so sagen Sie selbst, hat man immer noch einen entsprechenden Bildungshintergrund der Elternhäuser. Dennoch: Müßte man nicht viel deutlicher auf Zeiterscheinungen und Degenerationen reagieren, zumindest stärker in die pädagogische Diskussion einsteigen, gerade weil sich die Ernährungsfrage stärker stellt?

W. Schulze: Ich will es am Beispiel Biologie verdeutlichen: In der 7. Klasse kommen z.B. die Klassenlehrer zu mir und fragen mich, wie sie die Sexualkunde unterrichten können. Es geht dann mit Fragen einher, daß Sexualkunde mehr sein muß als nur das Fach; es muß das Thema Pubertät, das Thema Initiation mit herein, auf dieses und auf jenes soll Rücksicht genommen werden. Dabei entstehen dann riesige Diskussionen.

Ich sehe das immer sehr pragmatisch. Wenn z.B. das Thema Sexualität in der 3. Klasse durch irgendwelche Fragen akut wird, dann sollte ich darauf eingehen und einen Art Sexualkundeunterricht, angepaßt für die 3. Klasse, durchführen; dafür bin ich doch Lehrer. Auch in der 4., in der 5. und auch in der 10. Klasse kommen Fragen zur Sexualität. Das heißt, man sollte das nicht programmatisch in Epochen unterrichten, sondern sich vielleicht zwei Tage dem Thema widmen.

So ähnlich stelle ich mir das beim Thema Ernährung auch vor. Dann schaut man eben in der 4. Klasse, nach der Ackerbauepoche der 3. Klasse, was für Fragen ernährungsmäßig vorhanden sind oder entstehen und wie man mit dem Thema umgehen kann; und entsprechend in den höheren Klassenstufen. Also an den Fragen orientiert, nicht am Programm.

M.K.: Nehmen Ihnen die Schüler ab, was sie z.B. über Süßigkeiten sagen?

W. Schulze: Wir haben unterhalb der Schule einen Supermarkt. Wenn ich dort einkaufe und Schüler aus der 8. Klasse ein bis zwei Wochen nach der Chemieepoche hinter mir mit Süßigkeiten an der Kasse stehen, dann gucken sie mich immer etwas verlegen und schmunzelnd an. Nach dem Motto: *„Oh, jetzt hat er mich erwischt!"* Ich lächle dann zurück, sage aber auch kein Wort weiter dazu. Die Situation spricht für sich.

Sucht hängt wie ein Damoklesschwert

M.K.: Selbst Jugendzeitschriften wie *Geolino* beleuchten das Thema Zucker kritisch. Wissen die Schülerinnen und Schüler von sich aus von den Gefahren, die der Zucker birgt?

W. Schulze: Eher nicht. Da ist vielleicht mal ein Schüler oder eine Schülerin, der oder die sich mit Ernährung oder auch mit Chemie und Biologie auseinandergesetzt hat. Aber das Thema Zucker ist bei Eltern und in der Schülerschaft kein Thema. Das nimmt man so hin, weil der Zucker allgegenwärtig ist.

M.K.: Ist denn großes Interesse seitens der Schüler und Schülerinnen vorhanden?

W. Schulze: Ja, vor allem wenn man ihnen vermittelt, daß der Zucker ein Suchtstoff ist, und ihnen klarmacht, daß sie selbst mit drinhängen und es noch gar nicht gemerkt haben. Durch das Stichwort Sucht wachen sie auf. In der Pubertät hängt dieses Thema wie ein Damoklesschwert über ihnen. *„Bloß nicht süchtig werden!"* – und damit bekommt das Thema Zucker eine hohe Brisanz. Das ist wie ein emotionaler Anker, den man als Lehrerin oder Lehrer rauswirft und den die Schülerinnen und Schüler dann ergreifen.

M.K.: Haben Sie Konsequenzen beobachtet? Verzichten vielleicht einige Schüler oder Schülerinnen vollständig auf Zucker?

W. Schulze: Ich glaube, es geht den meisten so, daß schon etwas im Innern bewegt wird, so wie ich es ja auch bei der Reaktion der Schüler an der Supermarktkasse erlebe, wenn sie mit drei Tafeln Schokolade hinter mir stehen. Aber Achtkläßlern fällt die Umsetzung schwer. Beim Vegetarismus wäre das ähnlich.

M.K.: Wenn Sie folgenden Satz vollenden müßten: Das Thema Zucker muß ...

W. Schulze: ... man richtig, richtig ernst nehmen.

M.K.: Aus welchem Grund?

W. Schulze: Weil man sonst wie durch eine schleichende Vergiftung überzuckert wird. Und wenn wir in zehn Jahren die Schoko-Kekse essen, haben wir bestimmt 20 % mehr Zucker darin als heute.

M.K.: Das sind keine sonnigen Aussichten.

W. Schulze: Nein. Alles wird süßer und auch salziger. Alles wird schneller, höher, leistungsstärker und vor allem extremer – auch im Bereich des Würzens. Ich merke das selbst. Das Domino-Eis von Langnese, das ich mir im Frühjahr gekauft habe, war so ekelhaft süß, daß ich es nicht zu Ende essen konnte.

Ich glaube also, das Thema Zucker ist wirklich sehr ernst, weil mit uns etwas passiert, was wir im ersten Moment nicht merken.

Autoren und Interviewer

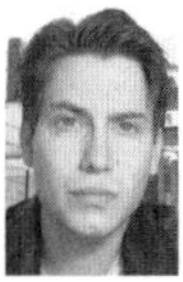

Tomas Götz, geb. 1985 in Frankenthal. Studium der Geschichte und Germanistik an der Universität Heidelberg, tätig als Schriftsteller, Regisseur und Veranstalter.

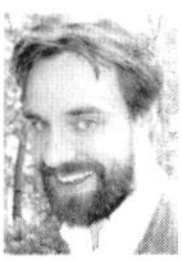

Matthias Klaußner, geb. 1969 in Hagen, lebt mit Familie in Leipzig. Vater von drei Kindern, eine Tochter gehörlos. Schauspieler, Kulturwissenschaftler, Lehrer für Musik und Deutsch sowie Waldorfpädagoge. Langjährige Tätigkeit als Klassenlehrer an den Freien Waldorfschulen in Leipzig und Halle.

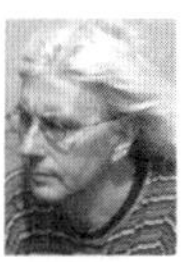

Wolfgang Weirauch, geb. 1953 in Flensburg, Studium der Politik und Germanistik. Studium der Theologie an der Freien Hochschule der Christengemeinschaft. Herausgeber der Flensburger Hefte, Politiklehrer, Vortragsredner, Mitarbeiter beim Fernstudium WaldorfPädagogik Jena.

Die Titelbildgestalterin

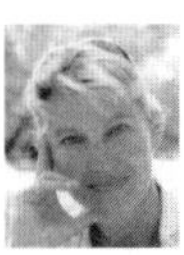

Veronika Emendörfer / VER⊙, geb. 1957 in Stuttgart, Studium der Aquarellmalerei in Regensburg. Seit 2000 freischaffende Künstlerin in Darmstadt mit eigenem Atelier. Mitglied im Berufsverband Bildender Künstler (BBK, Frankfurt/Main). Seit 1982 regelmässig Ausstellungen in privaten und städtischen Galerien. Gestaltung von Buchtiteln, Kunstkarten und Kalendern. Aquarellkurse bei der VHS Darmstadt. www.veronika-emendoerfer.de